国家卫生健康委员会"十四五"规划教材
全国高等学校教材

供医学影像技术专业用
本套理论教材均配有电子教材

新形态教材

医学影像技术学导论

Introduction to Medical Imaging Technology

主　　编　吕发金　陈　晶
副 主 编　耿左军　严福华　孙家瑜

数 字 主 编　吕发金
数字副主编　张瑞平

人民卫生出版社
·北 京·

图书在版编目（CIP）数据

医学影像技术学导论 / 吕发金，陈晶主编 .—北京：人民卫生出版社，2023.12（2025.8重印）
全国高等学校医学影像技术专业第二轮规划教材
ISBN 978-7-117-35686-2

Ⅰ. ①医…　Ⅱ. ①吕…　②陈…　Ⅲ. ①影像诊断 － 高等学校 － 教材　Ⅳ. ①R445

中国国家版本馆 CIP 数据核字（2023）第 250694 号

人卫智网	www.ipmph.com	医学教育、学术、考试、健康，购书智慧智能综合服务平台
人卫官网	www.pmph.com	人卫官方资讯发布平台

医学影像技术学导论
Yixue Yingxiangjishuxue Daolun

主　　编：吕发金　陈　晶
出版发行：人民卫生出版社（中继线 010-59780011）
地　　址：北京市朝阳区潘家园南里 19 号
邮　　编：100021
E - mail：pmph @ pmph.com
购书热线：010-59787592　010-59787584　010-65264830
印　　刷：人卫印务（北京）有限公司
经　　销：新华书店
开　　本：850 × 1168　1/16　印张：11
字　　数：310 千字
版　　次：2023 年 12 月第 1 版
印　　次：2025 年 8 月第 2 次印刷
标准书号：ISBN 978-7-117-35686-2
定　　价：42.00 元
打击盗版举报电话：010-59787491　E-mail：WQ @ pmph.com
质量问题联系电话：010-59787234　E-mail：zhiliang @ pmph.com
数字融合服务电话：4001118166　E-mail：zengzhi @ pmph.com

编 委
（以姓氏笔画为序）

韦智晓 （广西医科大学第一附属医院）　　张瑞平 （山西省人民医院）

尹建忠 （中南大学湘雅医学院附属海口医院）　　陈　文 （湖北医药学院附属太和医院）

吕发金 （重庆医科大学附属第一医院）　　陈　晶 （中南大学湘雅医学院附属海口医院）

刘　岚 （上海健康医学院附属崇明医院）　　郁仁强 （重庆医科大学附属第一医院）

刘　虎 （中国医科大学附属第一医院）　　岳文军 （川北医学院附属医院）

许森奎 （中山大学肿瘤防治中心）　　岳松伟 （郑州大学第一附属医院）

孙家瑜 （四川大学华西医院）　　胡贵祥 （首都医科大学燕京医学院）

严福华 （上海交通大学医学院附属瑞金医院）　　耿左军 （河北医科大学）

吴湖炳 （南方医科大学南方医院）　　徐丽莹 （武汉大学中南医院）

何乐民 （山东第一医科大学）　　高志鹏 （天津医科大学肿瘤医院）

张红霞 （哈尔滨医科大学附属肿瘤医院）

编写秘书
魏　淼 （重庆医科大学附属第一医院）　　郁仁强 （重庆医科大学附属第一医院）

数字编委
（数字编委详见二维码）

数字编委名单

3

全国高等学校医学影像技术专业
第二轮规划教材修订说明

2012年，教育部更新《普通高等学校本科专业目录》，医学影像技术成为医学技术类下的二级学科。为了推动我国医学影像技术专业的发展和学科建设，规范医学影像技术专业的教学模式，适应新时期医学影像技术专业人才的培养和医学影像技术专业高等教育的需要，2015年，人民卫生出版社联合中华医学会影像技术分会、中国高等教育学会医学教育专业委员会医学影像学教育学组共同组织编写全国高等学校医学影像技术专业第一轮规划教材。第一轮规划教材于2016年秋季顺利出版，是一套共有19个品种的立体化教材，包括专业核心课程理论教材8种、配套学习指导与习题集8种，以及实验课程教材3种。本套教材出版以后，在全国院校中广泛使用，深受好评。

2018年至2020年，人民卫生出版社对全国开设了四年制本科医学影像技术专业的高等医学院校进行了调研。2021年成立了全国高等学校医学影像技术专业规划教材第二届评审委员会。在广泛听取本专业课程设置和教材编写意见的基础上，对医学影像技术专业第二轮规划教材编写原则与特色、拟新增品种等进行了科学规划和论证，启动第二轮规划教材的修订工作。通过全国范围的编者遴选，最终有来自全国80多所院校的近300名专家、教授及优秀的中青年教师参与到本轮教材的编写中，他们以严谨治学的科学态度和无私奉献的敬业精神，积极参与本套教材的编写工作，并紧密结合专业培养目标、高等医学教育教学改革的需要，借鉴国内外医学教育的经验和成果，努力实现将每一部教材打造成精品的追求，以达到为专业人才的培养贡献力量的目的。

本轮教材的编写特点如下：

（1）**体现党和国家意志，落实立德树人根本任务。**根据国家教材委员会印发的《习近平新时代中国特色社会主义思想进课程教材指南》要求，本轮教材将结合本学科专业特点，阐释人民至上、生命至上思想；培养学生爱国、创新、求实、奉献精神；建立学生科技自立自强信念；引导学生全面认识医学影像技术在保障人类健康方面的社会责任，提升学生的社会责任感与职业道德。

（2）**坚持编写原则，建设高质量教材。**坚持教材编写三基（基本理论、基本知识、基本技能）、五性（思想性、科学性、先进性、启发性、适用性）、三特定（特定对象、特定目标、特定限制）的原则。党的二十大报告强调要加快建设高质量教育体系，而建设高质量教材体系，对于建设高质量教育体系而言，既是应有之义，也是重要基础和保障。本轮教材加强对教材编写的质量要求，严把政治关、学术关、质量关。

（3）**明确培养目标，完善教材体系。**以本专业的培养目标为基础，实现本套教材的顶层设计，科学整合课程，实现整体优化。本轮修订新增了5种理论教材：新增《医学影像技术学导论》，使医学影像技术专业学生能够更加全面了解本专业发展概况，落实立德树人的育人要求；新增《核医学影像技术学》，满足核医学相关影像技术的教学；新增《医学影像图像处理学》，提升学生对医学影像技术人员必须具备的医学影像图像处理专业技能的学习；新增《口腔影像技术学》，满足了口腔相关特殊影像技术的教学；新增《医学影像人工智能》，推动"医学+X"多学科交叉融合，体现人工智能在医学影像技术领域中的应用。

（4）**精练教材文字，内容汰旧更新。**内容的深度和广度严格控制在教学大纲要求的范畴，精练文字，压缩字数，力求更适合广大学校的教学要求，减轻学生的负担。根据医学影像技术的最新发展趋势进行内容删减、更新，涵盖了传统医学影像技术（如X线、CT、MRI等）以及新兴技术（如超声、核医学、人工智能等）的基本原理、临床应用和技术进展。做到厚通识，宽视野。

（5）**实现医工融合,注重理论与实践相结合**。编写过程中注重将医学影像技术与医学工程学科有机结合,深入探讨医学影像仪器设计与制造、影像质量评价与优化、图像处理与分析等方面的内容,培养学生的综合素质和跨学科能力。教材编写注重理论与实践相结合,增加临床实例和案例分析,帮助学生将理论知识应用于实际问题解决,培养他们的实践能力和创新思维。

（6）**推进教育数字化,做好纸数融合的新形态教材**。为响应党的二十大提出的"加强教材建设和管理""推进教育数字化",本轮教材是利用现代信息技术及二维码,将纸书内容与数字资源进行深度融合的新形态教材。特色数字资源包括虚拟仿真、AR 模型、PPT 课件、动画、图片、微课以及电子教材。本套教材首次同步推出电子教材,其内容及排版与纸质教材保持一致,支持手机、平板及电脑等多终端浏览,具有目录导航、全文检索等功能,方便与纸质教材配合使用,进行随时随地阅读。

第二轮规划教材将于2024年陆续出版发行。希望全国广大院校在使用过程中,多提宝贵意见,反馈使用信息,为下一轮教材的修订工作建言献策。

主编简介

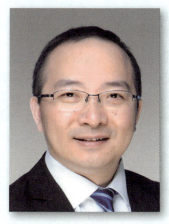

吕发金

主任医师，教授，博士生导师。重庆医科大学医学影像技术学系主任、重庆医科大学附属第一医院放射科主任兼放射诊断学教研室主任。社会任职包括中华医学会影像技术分会副主任委员；中国医师协会医学技师专业委员会常务委员；中国民族卫生协会放射医学分会常务委员；重庆市医学会第三、四届影像技术分会主任委员，第五届影像技术分会前任主任委员；重庆市医师协会放射医师分会会长（第二届）。

从事教学工作22年，是国家级一流专业（医学影像技术）及重庆市多门一流课程负责人，主编、副主编、参编全国医药院校医学影像技术专业规划教材6部，临床医学专著5部；2021年荣获重庆医科大学"钱悳名师"称号及教学创新大赛二等奖。主持完成10余项省部级课题，在专业学术期刊杂志上发表CT、MRI研究论文170余篇，其中以第一作者发表论文51篇，SCI论文30余篇。近5年，发表教学论文4篇，主持国家级产学合作项目，市级重点、市级一般及校级重点教学课题各1项。

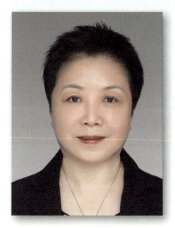

陈　晶

主任技师，博士生导师，在中南大学湘雅医学院附属海口医院先后担任放射科技师长、副主任、主任及医学影像中心主任。学术兼职：中华医学会影像技术分会第六至八届委员；中国医师协会医学技师专业委员会常委；中华医学会放射学分会第十六届基层放射科能力提升工作组副组长；中华医学会影像技术分会第九届学科发展学组副组长；中华医学会高级职称评定组审题专家等。

近5年来，以第一作者及通讯作者发表论文30余篇，国家发明及实用新型专利20项。主持省、市级课题16项。从事教学工作19年，兼任影像医学与核医学和放射影像学教研室主任。以主编、副主编、编委身份参编"十三五""十四五"本科、研究生规划教材及专著等17部。获得省、市科研奖项，以及中南大学新技术、新项目，一、二、三等奖12项。荣获"第十七届全国职工职业道德建设标兵个人"。获"国之名医·卓越建树"荣誉称号；海南省有突出贡献优秀专家；海南省"领军人才"；海南省五一劳动奖章等。

副主编简介

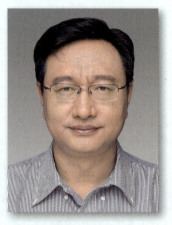

耿左军

　　主任医师,二级教授,博士生导师。河北医科大学医学影像学院院长,河北医科大学第二医院副院长,河北医科大学第二医院影像科主任。历任河北省医学会放射学分会主任委员,河北省医师协会放射医师分会会长。

　　从事教学工作 30 年,承担国家自然科学基金面上项目 1 项,河北省科技厅重点研发计划 5 项;获河北省科学技术进步奖一等奖 1 项以及多项市厅级奖励。研究领域为神经退行性疾病影像学,发表相关国内外学术论文 70 余篇。主编教材 1 部,培养博士、硕士研究生 70 余人。

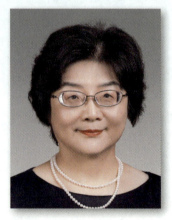

严福华

　　教授,主任医师,博士生导师。现任上海交通大学医学院附属瑞金医院放射科主任、上海交通大学医学院医学影像学系主任、上海交通大学医学院医学技术学院影像技术系主任。担任国际医学磁共振学会(ISMRM)中国区主席、亚洲医学磁共振学会(ASMRM)第一届主席、中华医学会放射学分会常委兼磁共振学组组长等多个职务。

　　从事教学工作至今有 34 年,学术方向主要为 CT 及 MRI 新技术的研发及转化应用,尤其在肝脏影像学领域具有深厚造诣。作为负责人承担多个国家级项目,在国内外期刊发表论文 300 余篇,获国家科技进步奖二等奖等 10 余项,主译专著 2 部,主编、副主编、参编专著及教材 20 余部。

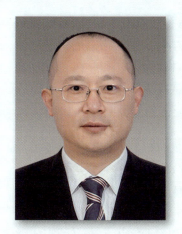

孙家瑜

主任技师,硕士生导师,四川大学华西医院放射科副主任。第三届四川省临床技能名师。中华医学会影像技术分会委员;中国医师协会医学技师专业委员会委员;四川省医学会影像技术专委会第七届委员会候任主任委员。

从事教学工作 26 年。以第一作者及通讯作者发表论文 40 多篇,其中 SCI 文章 20 余篇;副主编、参编教材和专著共 4 部。以第一发明人获得国家发明专利 2 项、实用新型专利 2 项。荣获四川省科学技术进步奖一等奖 1 项,四川省医学会科技奖一等奖 1 项,中华医学科技奖三等奖 1 项。

前　言

　　医学影像技术是现代医学领域中的一项重要技术，它通过使用各种成像设备和方法，通过体外对人体内进行观察，形成影像，帮助医生准确地诊断和评估疾病。随着科技的不断进步和创新，医学影像技术也在不断发展和演变，获得更精准的影像，为医学界带来了巨大的变革和机遇。

　　本教材旨在为读者提供一个全面而系统的医学影像技术导论，帮助读者了解医学影像技术的历史、现状及最新进展，以及其特点与临床应用。我们将逐步介绍各种成像技术，如放射影像技术、核医学与分子影像技术、超声影像技术、放射治疗技术、介入放射技术等。

　　本教材的编写过程中，我们汇集了来自医学影像技术领域的专家和学者的知识和经验，力求为读者提供准确、全面和易于理解的内容。我们希望读者通过本书的学习，能够对医学影像技术专业有清晰的认识，学生通过学习，能够适应大学学习生活，树立牢固的专业思想，掌握正确的学习方法，并运用所学知识在今后的职业生涯中取得更好的成果。

　　最后，我要感谢所有参与本教材编写的专家和学者，他们的辛勤努力和专业知识为本书的完成做出了重要贡献。同时，我也要感谢很多医学影像技术先辈的指导及重庆医科大学等各高校的医学影像技术本科毕业生的宝贵意见，使得我们的教材更接地气！

　　希望本书能够成为读者学习和研究医学影像技术的敲门砖和引路人，同时也希望它能够激发读者对医学影像技术的兴趣和热情；通过本书的学习，获得知识的启发和收获，为医学影像技术的发展做出更大的贡献！

　　由于作者的水平有限，书中难免有不足和错误，恳请广大读者批评指正！

吕发金　陈　晶

2023 年 7 月

目　　录

第一章 绪 论

　　医学影像技术学是一门研究和应用医学影像技术的综合性学科,在医疗领域中具有极大的价值和意义,它对提高诊断的准确性、提供更好的治疗选择、降低医疗风险以及促进医学研究和教育都发挥着重要的作用。

第一节　医学影像技术学的定义和工作范畴

　　在国务院学位委员会第六届学科评议组编制的《学位授予和人才培养一级学科简介》中,对医学技术专业进行了定义和规范:医学技术是除临床医学、护理学专业以外的一组医学专业的总称。该专业通过提供一系列诊断、治疗、营养、康复等技术直接服务于患者,以及通过为临床医生提供技术支持等方式来保证医疗体系的正常运转。

　　在 2012 年修订的专业目录中,医学技术属于一级学科。该专业包括约 100 多种亚专业,不同国家对医学技术的亚专业方向有不同的界定,目前国际公认的达到 54 种,我国已经开展医学技术的主要学科方向包括医学影像技术、医学检验技术、眼视光、呼吸治疗技术、临床营养、病理技术、康复治疗技术及听力与言语康复学等。

　　医学技术是研究与发展疾病防、诊、治技术与仪器装备的学科,具有高度的实践性和应用性。在 2022 年新一轮研究生医学门类学科专业目录修订中,经过调整,将原有医学技术一级学科学术型学位类别调整为专业型。这一变化是为了应对新一轮科技革命和产业变革的挑战,旨在推动我国加强在原创性、引领性科技攻关方面的努力。这意味着我们要坚决赢得关键核心技术攻坚战,以更快的速度突破一批药品、医疗器械、医用设备、疫苗等领域的关键核心技术。近几年,我国部分高校开展了医学技术应用型研究生培养探索,例如在部分高校内试点开展呼吸治疗、眼视光、放射物理、康复治疗、口腔修复工艺等领域高级人才的招生培养。医学技术专业学位注重专业实践技能的提升,并紧密联系服务区域、行业产业发展,积极拓展与高新技术企业、研究机构等单位合作,从而培养大批适应新时代要求的高层次复合型医学技术专门人才。

　　医学影像技术学是研究医学影像摄影与采集、传输、处理和存储,以及放射防护和治疗的一门学科,其学科内容涉及临床医学、解剖学、病理学、病理生理学、物理学、现代物理学、计算机网络、信息学、数字图像处理、影像检查技术学、介入放射技术等。其主要研究对象是医学图像的影像检查技术与采集方法、图像数据的传输存储、图像后处理技术、介入放射学技术方法。工作中要结合不同影像设备的特点,基于患者和疾病的个性化采集方案的研究,在有效采集图像的基础上,本着保护患者安全、解决患者问题、节约医疗资源的原则,选择最佳的影像学检查方法和技术。为保证大量医学图像资源的有效利用,将数字图像处理为适合诊断和治疗需要,能反映器官功能状态的优质影像,对临床医生选择治疗方案、实施治疗措施有着重要指导意义。

　　在临床工作中,医学影像技术的工作范畴主要包括放射影像技师岗位、放疗技师岗位及核医学技师岗位所涉及的领域等,共同点是使用各种医疗设备进行临床诊疗工作。作为临床医生最重要的"眼睛",医学影像技术在临床决策的制订中起到不可替代的作用。

第二节 医学影像技术学的学科特点

医学影像技术学是医学技术重要的分支之一,在医疗领域占有重要地位。医学影像技术学的学科特点有:

1. 学科范畴广泛 医学影像技术学从出现到发展至今,学科范畴越来越丰富,所涉及的学科比较多。作为一门交叉性学科,涉及基础医学、临床医学、医学影像学、电子计算机学、图像处理学等学科,该专业是随着医学影像学学科和设备快速发展而成立的新专业,不仅要求具备扎实的临床专业知识和医学影像技术专业知识,还应具备医学物理学、电子计算机学、人工智能学等相关学科的知识和技能。

2. 专业分支差异大 医学影像技术学大致分为放射影像技术、放射治疗技术、核医学技术、超声技术等,各个专业分支方向从成像原理、检查技术到临床应用,都不尽相同。

3. 操作实践性强 医学影像技术学最终的培养方向是临床应用型人才,要求对影像科的各类医疗设备有所了解,精通某一方向的检查技术,最终可以胜任某一方向的临床工作或其他相关工作。

4. 知识更新速度快 医学影像技术学与其他学科的界限不断突破、渗透和融合,大量的新技术不断涌现,并在临床应用和科学研究中占有重要的地位。

只有学好本专业实际工作所必需的医学影像技术学的基本理论、基本知识和基本技能,掌握常见病、多发病的诊疗规律,同时不断更新相关学科知识,才能在将来工作中正确应用医学影像检查技术,为临床疾病的诊断和治疗服务。

第三节 医学影像技术专业的课程架构与人才培养

教育部在 2012 年将医学影像技术专业列入普通高等学校本科专业目录中,作为独立的本科专业招生,规定医学影像技术本科专业学制为四年。

一、课程架构

目前,各个高校在医学影像技术专业课程架构的设置上各具特色。但总的来说,医学影像技术的主干学科均涵盖基础医学、临床医学、医学影像技术学等学科。开设的课程大体上包括公共基础课程、基础医学课程、临床医学课程、专业核心课程及临床实习。

1. 公共基础课程 公共基础课程大致可分为三大模块。

(1)社会科学公共基础课,如马克思主义基本原理等。

(2)自然科学公共基础课,如大学计算机基础等。

(3)实践环节公共基础课,如军事训练等。

公共基础课程是为培养德、智、体、美、劳全面发展的人才,为进一步学习提供方法论的不可缺少的课程。

2. 基础医学课程 基础医学课程是现代医学的基础课程。基础医学是研究人类生命和疾病现象的本质及其规律的自然科学,通过基础医学课程的学习,学生能够具备自然科学、生命科学和医学科学的基本理论知识和实验技能,基础医学所研究的关于人类健康与疾病的本质及其规律,为其他所有应用医学所遵循。基础医学课程的学习为学生们今后在高等医学院校和医学科研机构等部门从事基础医学各学科的教学、科学研究及基础与临床相结合的医学实验研究工作打下坚实的基础。通过生物化学、人体解剖学、组织胚胎学、病理学、医学遗传学、生理学、医学免疫学、药理学、病理生理学和实验诊断学等课程的学习,学生可以熟练掌握医学的基础理论和知识。

3. 临床医学课程 临床医学课程可以使同学们牢固地掌握临床医学的基本理论、基本知识和基本技能,了解临床常见疾病的诊断和防治要点,以及合理药物治疗的有关知识与原则,提高防治疾病的能力,为今后从事本专业、服务患者、解决工作中遇到的问题打下良好基础。

4. 专业核心课程 专业核心课程可以使同学们牢固地掌握医学影像技术学的基本理论、基本知识和基本技能,掌握各种医学影像检查技术的成像原理、设备构造、技术要点等。

5. 临床实习 临床实习是医学专业学生适应医学模式转变及成长为高素质实用型人才过程中至关重要的环节。临床实习中,可以将学到的理论知识应用于临床,用理论来指导实践,用实践来验证理论,实现专业理论知识与实践有机结合,在培养医学影像技术人才中具有重要作用。临床实习是专业技能培养的主要手段之一,其效果直接关系到人才培养质量。

二、人 才 培 养

我国医学影像技术专业本科教育时间不长,由于各个高校所开设的课程和实施情况不同,所配置的师资情况有所差异,各高校人才培养的设置也有所差异。大部分开设医学影像技术专业的高校依托于医科,也有部分院校依托于理科或工科。截至 2018 年,全国开设医学影像技术专业的本科院校已达 100 余所,医学影像技术人才培养的飞速发展同样带来很多挑战,传统的医学影像技术人才培养模式已不能满足国家卫生事业发展的需求。

近年来,随着数字化 X 射线摄影(digital radiography,DR)、计算机断层扫描(computed tomography,CT)、磁共振成像(magnetic resonance imaging,MRI)、数字减影血管造影(digital subtraction angiography,DSA)、放射治疗、超声及核医学等技术突飞猛进,以及医学影像设备的升级换代,医学影像检查的应用范畴不断扩大,为临床疾病诊断提供了有效的依据。因此,各级医疗机构及部分科研机构急需专业技术硬、实践能力强的高素质应用型医学影像技术人才。

医学影像技术人才的培养没有固定的模式,在新医科背景下,各大高校医学影像技术人才的培养也呈现出多元化。实践证明,医学的任何一次革命性突破,都离不开与相邻学科发展成果的交叉融合,医学影像技术学的不断发展既需要具有坚实的医学知识和技能的应用型人才,又需要具有广博的自然科学等相关领域理论知识的创新型人才。因此,在有条件的情况下,如在毕业后教育和研究生教育中,医学影像技术的人才培养内容还应该增加人工智能、生命科学等先进领域的知识。

（吕发金　陈文　郁仁强）

第二章　医学影像技术学的历史与现状

X 射线摄影、计算机断层扫描（CT）、磁共振成像（MRI）、超声成像、核医学成像及放射介入作为医学影像学传统与现代技术的延续和发展，在疾病诊断及治疗中，各有特色，有助于临床精准诊疗和正确决策。如同人类认知疾病的规律，无论是 X 射线、CT、MRI、超声、放射介入还是核医学，从技术发展角度都经历了从冗繁到简便、从单一功能到多种功能、从机械化到智能化的不断更新与迭代；即与理工学科技术的进展与革新密切相关，特别是材料学科、光学、计算机学科的发展已然使这六大技术进入飞速发展的时代。随着人工智能的不断深入，期待有更新颖、更精准、更人性化、操作更便捷的特色技术问世。

第一节　放射影像技术的起步与发展

本书所介绍的放射影像技术主要包括 X 射线摄影、CT 及磁共振成像（MRI）。

一、X 射线技术

（一）X 射线的发现及其在医学领域里的早期应用

1. X 射线的发现　1895 年，德国物理学家威廉·伦琴（Wilhelm Roentgen）偶然发现了 X 射线，开启了放射学的新时代（图 2-1）。

2. X 射线的早期应用　1897 年，杜菲埃（Tuffier）将一金属导丝经导管置入输尿管内并成功在 X 射线下显影。当然，早期的 X 射线机构造简单，仅能发出微弱的 X 射线，因此患者必须保持制动超过半小时才能摄取到 X 射线照片。

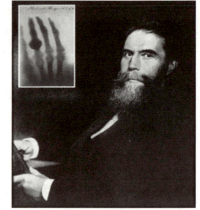

图 2-1　威廉·伦琴

1904 年，美国发明家托马斯·爱迪生（Thomas Edison）的助手克拉伦斯·达利（Clarence Dally）死于癌症。由于达利生前的研究工作广泛接触 X 射线，他的去世令科学家更加严肃地审视 X 射线的辐射风险和危害，从而注意控制 X 射线的剂量。

3. 介入放射学的起步与发展　20 世纪 20 年代，血管造影技术开始出现。贝尔贝里希（Berberich）和赫希（Hirsch）获得了四肢血管的影像。埃加斯·莫尼兹（Egas Moniz）成功进行了脑血管造影。1929 年，沃纳·福斯曼（Werner Forssmann）成功进行了心导管造影，并因此研究获得了诺贝尔生理学或医学奖。1941 年，法里纳斯（Farinas）首次完成了主动脉造影。1951 年，比尔曼（Bierman）首次完成了选择性内脏动脉造影并进行了动脉灌注化疗。1967 年，美国放射学家马戈利斯（Margolies）首先提出介入放射学（interventional radiology）。放射学开始从单纯检查诊断向治疗拓展。

（二）X 射线设备的发展

早期 X 射线设备借助屏 - 片系统记录被检者的信息，经显影、定影、水洗、干燥，获得 X 射线照片。30多年前,自动洗片技术的出现,摆脱了手工操作的繁杂和冲洗影像质量的不稳定。激光干式相机实现了全明室操作。20世纪80年代出现的计算机X射线摄影取代了屏-片系统。21世纪以来,随着数字X射线摄影的普及,真正实现了X射线成像的数字化。电视透视系统、数字胃肠机、DSA等大型设备现已完全取代了传统透视。

二、CT技术

(一) CT的发明

在X射线机应用于医学诊断的年代,由于人体软组织对X射线的吸收差别极小,前后重叠组织的病变难以准确定位。于是,需要寻找一种新技术来弥补X射线检查中的不足,随后CT技术问世。

1971年,亨斯菲尔德(Hounsfield)发明了一种可用于临床的断层摄影装置,即CT扫描仪(图2-2)。他与神经放射学家阿姆勃劳斯合作,将人体组织对X射线吸收的差异记录转换,经电子计算机的处理转换为横断面图像,在荧屏上显示,获得了第一例脑肿瘤的照片。1972年4月,研究成果在英国放射学年会上首次披露。1973年11月,亨斯菲尔德带着他的CT扫描仪来到北美放射学年会,展示结果轰动了整个医学界。因此,他获得了1979年诺贝尔生理学或医学奖。

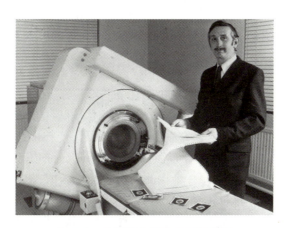

图2-2 亨斯菲尔德和CT扫描仪

(二) CT技术的发展

在CT成像技术的发展过程中,CT机的研发主要围绕着提高图像质量、缩短扫描时间、完善特殊扫描功能、降低辐射剂量等问题进行,经历了传统CT、单层螺旋CT和多层螺旋CT三个主要阶段。

1. 第一代CT 旋转-平移扫描方式(图2-3),属于头颅专用机。由一个X射线球管和两个或三个晶体探测器组成。由于X射线束被准直成铅笔芯粗细的线束,故又称为笔形扫描束装置。由于采用笔形X射线束,且只有1~2个探测器,因此所采数据少,所需时间长,图像质量差。

2. 第二代CT 仍为旋转-平移扫描方式(图2-4),X射线束转变成扇形,探测器增加到3~30个,每次扫描后的旋转角由1°提高到3°~30°。其优点是缩小了探测器的孔径、加大了矩阵、提高采样的精确性,因此图像质量明显改善。缺点是由于探测器呈直线排列,对于扇形的射线束中心和边缘部分的测量值不等,需后续校正避免伪影,否则影响图像质量。

3. 第三代CT 第三代CT机改变了扫描方式,为旋转-旋转方式(图2-5)。探测器数目增加到300~800个,扫描时间再缩短到2~9s或更短。这种方式探测器或探测器阵列排列成彼此无空隙的弧形,数据的采集以X射线球管为焦点,随X射线球管旋转得到不同方位的投影,这种排列使扇形束的中心和边缘与探测器距离相等,无须后续的校正。缺点是扫描时需要对每一个相邻探测器的灵敏度差异进行校正,否则同步旋转的扫描运动会产生环形伪影。该扫描方式是 X 射线球管 360° 旋转扫描后,X 射线球管和探测器系统仍需要反向回到初始扫描位置,再作第二次扫描。

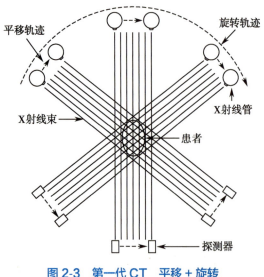

图 2-3　第一代 CT　平移 + 旋转

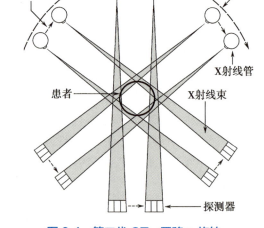

图 2-4　第二代 CT　平移 + 旋转

近年发展的螺旋 CT(spiral CT,helical CT)扫描方式,其基本结构仍归类为第三代 CT 扫描机。但它的滑环技术(slip ring technique,SRT)取消了往复的旋转,是单向的连续旋转。

4. **第四代 CT**　第四代 CT 机的扫描方式只有 X 射线球管的旋转(图 2-6)。X 射线束的扇形角比第三代 CT 机更大。因此减少了 X 射线球管的负载,使扫描速度可达 1~5s。此类 CT 机具有更多的探测器,可达 600~1 500 个,分布在 360° 的圆周上。扫描时无探测器运动,只有 X 射线球管围绕患者作 360° 的旋转。其每一个探测器所得的投影值,相当于以该探测器为焦点,由 X 射线球管旋转扫描一个扇形面而获得,故此种扫描方式也被称为反扇束扫描。探测器可获得多个方向的投影数据,能较好地克服环形伪影。但随着第三代 CT 探测器稳定性的提高以及在软件上采用相应改进措施,第三代 CT 机与第四代 CT 机已无明显差异。

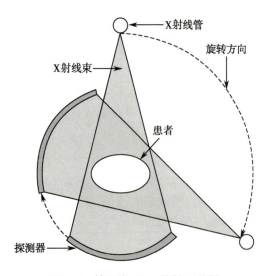

图 2-5　第三代 CT　旋转 + 旋转

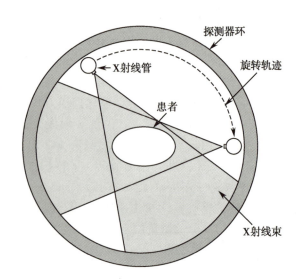

图 2-6　第四代 CT　旋转 + 静止

5. 第五代 CT 1983 年美国开发超高速的第五代 CT,又称电子束 CT(electron beam CT,EBCT)(图 2-7)并应用于临床;即用电子束扫描替代机械运动扫描,扫描速度提高到毫秒级。为心脏、大血管及冠状动脉疾病的检查提供有力武器。其最大的特点是 X 射线发生装置和探测器都是静止的,检查中无扫描机架的机械运动。

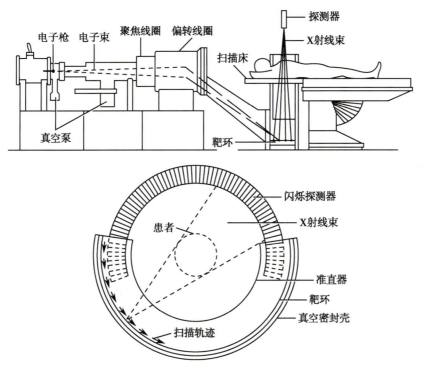

图 2-7 第五代 CT 电子束 CT 工作原理示意图

6. 螺旋 CT 扫描机 旋转 + 旋转扫描方式(R/R)。螺旋 CT 扫描机是建立在滑环技术上快速发展的新型扫描机。自发明以来,探测器迅速从单排发展到 2 排、4 排、8 排、16 排、32 排、64 排、128 排、256 排、320 排等。与第三代 CT 相比,螺旋 CT 采用 X 射线球管旋转与匀速进床的扫描模式的螺旋轨迹,X 射线束为锥形线束。由于大大提高了扫描速度,最短扫描时间约为 0.25s,螺旋 CT 扫描机得到临床的广泛认可。

7. CT 后处理技术 CT 检查特点为强大的图像后处理功能。由于计算机技术的飞速发展,专业化软件的研发及应用为 CT 检查赋能,衍生诸多的重建技术以及满足诊治需求的后处理图像,明显提升了诊治效能。

后处理技术包括:

(1)多平面重组(multiplanar reformation,MPR):冠状面和矢状面在内的任意切面成像。

(2)曲面重组(curved planar reformation,CPR):将某个曲面拉伸或重建成一个平面进行观察,血管、泌尿系统及牙齿等部位较为常用。

(3)最大密度投影(maximum intensity projection,MIP):广泛应用于显示血管、骨骼和软组织肿瘤等病变。

(4)表面遮盖显示(shaded surface display,SSD):3D 表面重建,用于 3D 打印设计,少用。

(5)容积再现(volume reformation,VR):对整个扫描部位进行 3D 重建,应用多而广。

(6)虚拟内镜(virtual endoscopy,VE):模拟腔镜,观察空腔脏器、气道及支架管等腔内情况。

(7)血管探针(vascular probe technique,VP):将血管拉直显示,主要用于冠状动脉等。

（三）CT 设备的种类与作用

1. 根据成像方式分类 ①非螺旋 CT：仅应用于颅脑、椎间盘等少数部分的扫描；②螺旋 CT：按探测器排数分为单排、2 排、4 排、16 排、64 排、128 排、256 排及 320 排等。

2. 根据能量成像分类 包括单能量 CT 和双能量 CT。

（1）单能量 CT：目前占大多数，扫描机架内仅有一只 X 射线球管，单次只能发射一种能量的射线用于成像。

（2）双能量 CT：目前双能量 CT 技术的方法大致可以分为两类，一类是基于探测器端的方法，另一类是基于球管的方法。

1）基于探测器的双能量实现方法：双层探测器（单球管双层探测器、双球管双层探测器）、光子探测器。

2）基于球管的双能量实现方法：单源管电压旋转切换、单源管电压瞬时切换、双源 CT（双球管双层探测器）。

3. 根据功能和范围分类 ①综合型 CT：是目前医院大多使用的 CT 设备，可对人体绝大部分器官成像；②专用 CT：特定器官或组织的成像，如牙颌、四肢关节、耳鼻、乳腺及心脏专用 CT 等。

三、MRI 技术

（一）MR 成像

MR 成像是利用射频（radio frequency，RF）电磁波对置于磁场中的含有自旋不为零的原子核的物质进行激发，发生核磁共振（nuclear magnetic resonance，NMR），用感应线圈采集核磁共振信号，按一定数学方法进行处理而建立的成像方法。

1. MR 现象 1946 年美国加州斯坦福大学布洛克（Bloch）和哈佛大学的普塞尔（Purcell）同时发现了核磁共振现象。由于这一发现在物理、化学、生物化学、医学上具有重大意义，两人于 1952 年获得了诺贝尔物理学奖。

1946—1972 年 NMR 主要用于有机化合物的分子结构分析，即磁共振波谱分析（magnetic resonance spectroscopy，MRS）。

1971 年美国纽约州立大学的达曼迪恩（Damadian）在《科学》杂志上发表了题为《NMR 信号可检测疾病》和《癌组织中氢的 T_1、T_2 时间延长》等论文，提出了 MRI 在医学领域应用的可能性。

2. MR 成像 1973 年美国人劳特伯（Lauterbur）用反投影法完成了 MR 的实验室的模拟成像工作。

1975 年恩斯特（Ernst）提出采用相位和频率编码及傅立叶转换方法进行磁共振成像，并因在傅立叶转换方法上所取得的成就于 1991 年获得诺贝尔化学奖。1977 年英国人曼斯菲尔德（Mansfield）发展了平面回波（echo planar imaging，EPI）技术。

1978 年英国第一台头部 MRI 设备投入临床使用。1980 年全身 MRI 研制成功。2003 年劳特伯和曼斯菲尔德因磁共振成像方面的重要成就而荣获诺贝尔生理学或医学奖。

以 MRI 来替代 NMR，去掉核（"nuclear"）这个字，是为了避免人们过度联系，并且可以突出 MRI 的主要优势是没有电离辐射。

（二）MRI 系统

MRI 成像设备主要由主磁体、射频系统、梯度线圈、计算机系统及辅助设备等五部分组成，各系统间相互连接，由计算机控制、协调。

1. 主磁体 主磁体是 MR 成像仪最基本的构件，负责产生主磁场，其性能直接影响 MR 图像质量。根据磁场产生的原理，主磁体分为永磁体、常导磁体及超导磁体。目前临床上使用最多的是超导磁体。根据磁体产生静磁场强度大小，分为低场（0.5T 以下）、中场（0.5~<1.0T）、高场（1.0~<2.0T）及超高场（2.0T 及以上）。

2. 射频系统　射频系统主要由射频脉冲发射单元和射频脉冲接收单元两部分组成。射频系统的作用是发射射频脉冲,使磁化的质子吸收能量产生共振,并接收质子在弛豫过程中释放的能量,而产生 MR 信号。

射频线圈可有不同分类,按功能可分为发射/接收两用线圈及接收线圈,如体线圈、头线圈及表面线圈模式等;按适用范围可分为全容积线圈、部分容积线圈、表面线圈、腔内线圈及相控阵线圈等。

3. 梯度线圈　梯度线圈是 MRI 设备最重要的硬件之一,由梯度线圈、梯度放大器、数模转换器、梯度控制器、梯度冷却装置等构成,梯度线圈安装于主磁体内。梯度线圈的作用是产生线性变化的梯度磁场(图 2-8)。

梯度磁场的主要作用有:①进行 MRI 信号的空间定位编码;②产生 MR 回波,磁共振梯度回波信号是由梯度场切换产生的;③施加扩散敏感梯度场,用于水分子弥散加权成像;④进行流动补偿;⑤进行流动液体的流速相位编码等。

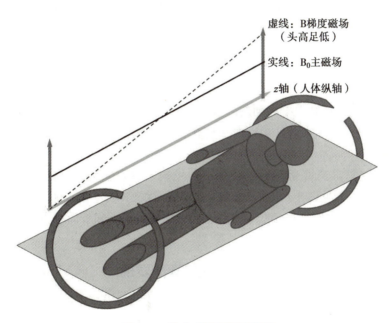

虚线:B梯度磁场（头高足低）
实线:B_0主磁场
z轴（人体纵轴）

图 2-8　梯度磁场原理示意图

4. 计算机系统　计算机系统控制着 MRI 设备的射频脉冲激发、信号采集、数据运算和图像显示等功能。计算机技术的发展还显著减轻了并行采集及后处理数据引起的数据负担,使实时高分辨快速成像技术的临床应用成为可能。

5. 辅助设备　MRI 设备除了主磁体、射频系统、梯度线圈和计算机系统外,还需要一些辅助设施方能构成一个完全的系统,完成患者的 MRI 检查。辅助设备主要包括:

(1)检查床及定位系统:用于检查时承载患者,并进行精确定位。MRI 设备的检查床可以下降高度,有利于老年或体弱患者上下床;部分 MRI 设备的检查床可以脱离主机,并可推到患者的担架或床旁,危重或不能起立行走的患者可直接从担架床移到检查床。

(2)液氦及水冷却系统:超导磁体需要浸泡在超低温的液氦密封罐中,而目前新型的高场 MRI 设备一般在 1~2 年甚至更长时间才需要添加一次液氦。梯度线圈等则需要水冷却系统进行降温。

(3)生理监控仪器:绝大多数患者在 MRI 检查过程中无须进行生理监控,但部分危重或特殊的病例则需要进行生理监控。MRI 设备本身装备的生理信息探测装置只能供 MRI 生理性门控如呼吸门控、心电门控等技术使用,并不能用作患者的生理监控。普通的生理监控设备易受磁场干扰,在磁场环境中还有可能导致金属抛射等危险,因此不能在 MR 磁体室内使用。

医学影像技术在医学诊疗中受到广泛认可。随着科学技术的不断发展以及相关研究的不断深入,在未来一定会呈现更多的优秀成果。经过技术人员一代代的研究,未来的医学影像技术将会有更广阔的发展前景。

第二节　核医学与分子影像技术的起源与发展

核医学是研究放射性核素发出的射线在医学中的应用及其理论的学科。临床核医学包括诊断和治疗两大部分,其奥妙之处,即核医学的精髓,是示踪技术。放射性核素发出的射线,被核医学的仪器探测;示踪技术就是利用核医学的仪器监测放射性核素在体内的行踪,了解其所在位置及数量,并显示为数据或图像,核医学的影像技术就此诞生,而且其方法不断革新,目前已经发展到分子影像技术的水平。

一、X 射线和放射性物质的发现

1895 年,德国物理学家伦琴发现了 X 射线。伦琴在研究希托夫氏管放电现象的实验中发现,给希托夫氏管加上电压时,其产生一种新的射线(后来称为 X 射线)。随后,X 射线应用于医学诊断,伦琴也因此荣获了 1901 年诺贝尔物理学奖。X 射线的发现,开创了体内诊断的先河,也揭开了核物理学的序幕。

1896 年,法国物理学家贝克勒尔(Becquerel)发现了放射性物质。受伦琴 X 射线研究的鼓舞,贝克勒尔进行了一系列的科学研究,发现铀盐产生射线,具有"放射性"。为了纪念贝克勒尔,国际单位制中的放射性物质剂量单位命名为贝克勒尔(Becquerel),简称贝克(Bq),并一直沿用至今。

二、放射性核素的发现

"放射性(radioactivity)"这一术语,是由法国物理学家居里夫人(Marie Curie)所提出。1897 年,居里夫人利用静电计进一步研究铀"射线"。她分析了沥青铀矿,发现其放射性的量是纯铀的 4~5 倍,推测沥青中有比铀元素更为"活跃"的新元素。后来经居里夫妇研究证实,沥青内含有放射性比铀元素更强的钋元素和镭元素。居里夫人凭借这项发现荣获 1911 年诺贝尔化学奖。为纪念居里夫妇,放射性活度的单位又习惯命名为居里(Curie,简称 Ci)。

三、中子的发现

20 世纪初,英国物理学家卢瑟福(Rutherford)提出了关于原子的粗略模型,认为原子由带正电的质子和带负电的电子所组成。卢瑟福继续深入研究,率先发现元素可以通过人工方法转换成另一种元素。在使用 α 粒子轰击氮气后,他发现有时 α 粒子被阻止了,同时有高能的质子被释放出来,即 $^{14}N(\alpha, p) \rightarrow {}^{17}O_2$,这是人类第一例人工核反应。同时,卢瑟福预言原子核内存在有一种不带电的物质(后来称为中子)。

英国物理学家查德维克(Chadwick)通过能量守恒定律和动量守恒定律,发现了中子的存在;这对原子结构的理解和放射性核素的生产十分重要。

四、人工放射性的发现及医用同位素的应用

居里夫妇利用 α 粒子,轰击了一系列元素,包括氢、氦、锂、铍、硼、碳、氮、氧、氟、钠、镁、铝、

钙、镍、银,其中只有三种元素最后产生了人工放射性。其中,对 Al 的反应如下:

$$^{27}_{13}\text{Al} + ^{4}_{2}\text{He} \rightarrow ^{30}_{15}\text{P} + ^{1}_{0}\text{n}$$

随后发生衰变:

$$^{30}_{15}\text{P} \rightarrow ^{30}_{14}\text{P} + ^{1}_{0}\text{p}$$

通过对硼元素进行类似的操作,他们证实了新人工元素的形成。他们也因合成新放射性元素而荣获 1935 年的诺贝尔化学奖,这项工作奠定了放射性药物化学合成的基础,是核医学的根基所在。

与此同时,劳伦斯(Lawrence)研发了第一台回旋加速器,并利用这台回旋加速器产生了人工放射性元素,有了劳伦斯对回旋加速器的研发,加上居里夫妇关于人工放射性的一系列研究,碘 -131、锝 -99m 以及氟 -18 等得到成功生产,成为良好的医用同位素,为核医学的显像技术提供了良好的显像剂。劳伦斯因此荣获 1939 年的诺贝尔物理学奖。

五、各种显像剂的研发与应用

随着人工放射性元素研究的推进、回旋加速器的发展、核反应堆的建设以及第二次世界大战中"曼哈顿计划"部分研究成果民用化,诸多放射性元素成为放射性药物应用于医学,如碳 -11、碳 -14、氮 -13、氧 -15、氟 -18、钠 -24、磷 -32、锝 -99m 等。随着生物化学、放射化学、核化学等学科的发展,各种新型放射性药物、相关配套的标记化合物及显像方法相继诞生,如碘 -123、碘 -131甲状腺显像,锝 -99m、镥 -177 单光子显像,氟 -18、碳 -11、氮 -13 正电子显像等,极大地丰富了核医学显像技术所用的显像剂。

六、显像仪器的研发与发展

核医学仪器的研发及发展,是核医学的进步和发展的巨大标志。核医学仪器分为两大类型,即显像仪器和非显像仪器,这些仪器共同的原理是:将射线的能量转换成可以记录的电或光信号,然后记录射线的位置及数量。显像仪器是核医学仪器中最重要、最有代表性的仪器。其通过探测放射性药物在人体内的分布与变化,得到各种脏器功能和形态的图像,从而对相关疾病做出诊断。最初,放射性核素的探测仪器仅有盖革 - 米勒计数器(Geiger-Müller counter),需要手动将计数器移至感兴趣区进行放射性核素摄取的测量。

1951 年,卡森(Cassen)发明了第一台直线扫描仪,可逐点打印获得脏器放射性分布图像。

20 世纪 50—70 年代,CT、超声还没有广泛应用于临床,因此,直线扫描仪是当时获取影像最准确的方法。安格(Anger)于 1957 年发明了 γ 相机,通过应用准直器和光电倍增管,实现器官的一次性成像。与直线扫描仪相比,是一个巨大的飞跃。

20 世纪 60 年代,库尔(Kuhl)引进了纵向和横向断层的概念,并发明了核医学的断层成像装置,这便是后来单光子发射计算机断层仪(single photon emission computed tomography,SPECT)的前身。亨斯菲尔德(Hounsfield)继续改进放射成像中的横轴断层显像,这为正电子发射计算机断层仪(positron emission computed tomography,PET)的发展奠定了基础。1975 年,应用滤波反投影法的 PET 成像设备终于诞生,核医学显像又迈进了可喜的一步。

20 世纪 80—90 年代,SPECT 及 PET 技术日趋成熟,体现在设备性能日趋优化以及 SPECT、PET 与 CT、MRI 的融合。如 SPECT 和 CT 融合成为 SPECT/CT,PET 和 CT 融合成为 PET/CT,PET和 MRI 融合成为 PET/MRI。21 世纪,核医学显像仪器进入高速发展阶段,成为目前医学显像的顶级设备,其优势在于能够集功能显像、代谢显像和解剖形态显像于一体,把变化多端的疾病以不同的图像展现给临床,大大提高了医生的诊断能力。核医学显像仪器实现了从平面到断层、从静态到动态、从单一成像到融合成像、从低分辨率到高分辨率以及从纯人工诊断到人工智能辅助的飞跃。

七、分子影像技术的发展

20世纪70年代,戈德伯格(Goldenberg)将人结肠癌GW-39肿瘤细胞种植到仓鼠体内,利用碘-125标记抗-癌胚抗原免疫球蛋白G(Anti-CEA IgG),完成了首次肿瘤靶向免疫电泳放射自显影成像。这项研究属于分子水平的成像,标志着分子影像技术的诞生。

1995年,蒂瓦耶夫(Tjuvajev)首次利用SPECT技术实现基因水平的分子显像,这标志着分子影像技术从此得到了重大突破。随后,第一台PET/CT在1998年成功装机,实现了真正意义上的功能与解剖影像的融合。

1999年,在国际影像学会议上,韦斯莱德(Weissleder)率先提出了分子影像学的概念。2002年,第一届世界分子影像学大会在美国波士顿召开,会上宣布成立分子影像学学会(Society of Molecular Imaging, SMI),并创刊了 *Molecular Imaging*。2012年,《中华核医学杂志》也更名为《中华核医学与分子影像杂志》。

八、人工智能与影像组学

人工智能是一门研究、模仿和拓展人的智能,从而实现机器智能的科学;其长期目标是实现人类水平的机器智能。可以预想,随着科学技术的进步,人工智能的迅速发展将深刻改变人类社会生活。

影像组学是一门计算机科学与医学影像学相结合所形成的交叉学科,通过计算机算法,从医学影像数据中高通量地提取影像特征,挖掘深层次的影像信息,从而实现图像分割、模型构建等功能,使得医学影像学能够更好地辅助临床,协助其完善相关的决策。

当今世界是大数据的世界,医学数据随着信息技术的发展呈现出爆炸增长的趋势,而影像数据作为医学数据的重要组成部分,具有数量大、维度高、模态丰富等特点,其必然在将来的数据分析中起到举足轻重的作用。核医学所具备的独特的核素显像技术,必将携手其他影像学方法,与生物化学、计算机科学等其他科学领域融会贯通,在大数据时代、人工智能时代引领影像学的发展浪潮。

九、中国的核医学与分子影像学

中国的核医学,在一代代核医学人的艰苦奋斗下,经历了从无到有、从小到大、由弱到强的发展历程,如今在国际上的地位和影响力已经越来越大。在重要国际会议和国际论坛上,中国核医学专家的身影越来越多,声音越来越响,所展示的学术成就和临床应用成果也越来越丰富。科学技术的发展,推动着核医学的进步,而核医学的前进,正是我国综合国力增强的一个鲜明注脚。

20世纪50—60年代,中国面临着严峻的国际形势;在当时,研制核武器,发展原子能工业,是国家独立、民族自强的重要保障。为了给社会主义建设创造一个和平、安定的环境,1955年1月15日,中共中央书记处召开扩大会议,提出了中国建立和发展原子能事业的战略决策。1955年3月21日,毛泽东在中国共产党全国代表会议上,向全党发出要"钻现代化的国防""钻原子能"的号召。

1956年,在卫生部的领导下,在第四军医大学(现空军军医大学)举办了生物医学同位素应用训练班,由中国核医学之父、中国科学院院士——王世真主持该班工作,这标志着我国核医学的诞生。训练班的内容包括同位素的基本原理、辐射防护、同位素示踪应用和辐射效应、放射性探测仪器的安装。第一批核医学学科的骨干,带着星星之火,从此燎向全国。当时,产生了国内诸多"第一",如第一批放射性同位素测试仪器、第一批合成标记化合物、第一次放射性自显影实验,由此揭开了中国实验核医学研究的序幕。

1957 年,我国最早的同位素研究所成立,同年,第一个同位素医院成立。1958 年 3 月在北京举办的第一个放射性同位素临床应用训练班,标志着核医学进入临床应用阶段。随后,三期训练班先后在天津、上海、广州举办,培养了我国第一代临床核医学工作者。同年,中国科学院近代物理研究所(现中国原子能科学研究院)建造的实验型重水反应堆正式运行,可生产 33 种放射性同位素。1960 年,中国第一台线性扫描仪建成。1961 年,中国开始研制放射性药物,随后,1965 年中国科学院近代物理研究所生产的碘化钠溶液和磷酸盐溶液在全国范围内出售,我国第一家放射性药物生产单位由此正式产生。1973 年,中国引进首台 γ 相机。另外,关于学科的名称,也历经几次更名,1958—1972 年称为放射性同位素实验室,1972—1980 年改称同位素科(室),1980 年正式定名为核医学科。1977 年,核医学作为一门独立专业学科纳入第一批高等医学院校本科生必修课。1980 年,由山东医学院(现山东大学齐鲁医学院)主编,人民卫生出版社出版的第一部《核医学》教材诞生。1980 年 5 月在石家庄,由王世真院士等推动,中华医学会核医学分会成立,并由王世真院士担任首届主任委员。1981 年创办《中华核医学杂志》,于 2012 年更名为《中华核医学与分子影像杂志》。1983 年,中国引进首台 SPECT。1998 年,中国首个 PET 中心建成。同时,核技术发展也得到高度重视,2014 年 10 月在北京举行的中华医学会第十次全国核医学学术会议,评选并表彰了首届全国十佳优秀技师、十佳新锐技师,充分体现了核医学对显像技术以及相关技术人员的高度重视。

据《2020 年全国核医学现状普查结果简报》,截至 2019 年年底,我国现有 1 148 个核医学科,设立门诊的有 654 个,设立核素治疗病房的有 736 个,从事核医学相关工作的人员有 12 578 人。在显像设备方面,国内单光子设备(SPECT 和 SPECT/CT)装机 903 台,年检查数 2 514 142 例,正电子设备(PET/CT 和 PET/MRI)装机 427 台,年检查数 864 037 例,医疗回旋加速器装机 120 台,2020—2023 年,新投入临床使用的显像设备正在迅速增加。在体外检测分析方面,共有体外分析设备 1 364 台,年项目量约 4 086 万人次。由此我们可以看到,我国核医学发展迅猛,愈发强大,将为人民的健康提供更为优质的服务,为健康中国战略的全面实施保驾护航。

国民健康长寿,是国家富强、民族振兴的重要标志,也是全国各族人民的共同愿望。当前心脑血管疾病、癌症、神经退行性疾病等已成为严重威胁人类健康的主要因素。利用核医学医用同位素的独特优势进行诊断、治疗疾病,是提高人民健康水平不可缺少的重要手段。在诊断方面,核医学可提供人体分子水平的血流、功能和代谢等信息,对尚未出现形态结构改变的病变进行早期诊断;在治疗方面,核医学可利用医用同位素的放射性杀伤病变组织,实现微小病灶的精准清除,达到较好的治疗效果。目前,精准医疗、多学科联合诊治已经越来越需要核医学的参与。推动医用同位素高质量发展对于推动健康中国建设意义重大。2021 年 6 月 24 日,国家原子能机构联合科技部、公安部、生态环境部、交通运输部、国家卫生健康委、国家医疗保障局、国家药品监督管理局等共 8 部门正式发布《医用同位素中长期发展规划(2021—2035 年)》。这是我国首个针对核技术在医疗卫生应用领域发布的纲领性文件。文件中还要求推广核医学科的建设,实现三级综合医院核医学科全面覆盖(2021—2025 年),在全国范围内实现"一县一核医学科"(2026—2035 年)。

核医学的百年,是激动人心的百年,在一代代科学家和核医学人的努力下,使我们对核医学内涵的认识去粗取精、去伪存真、由此及彼、由表及里、在实践中日益深化、日臻成熟。随着物理学、生命科学、材料学、计算机科学等学科的发展,核医学必定能够大放异彩,为守护人民生命健康作出重要贡献!

第三节　超声影像技术的起源与发展

1877 年瑞典物理学家斯特拉特（Strutt）发表了《声音的理论》，清楚地描述了声波在不同介质中的起源和传播过程，被认为是现代声学理论的基础。超声（ultrasound）是声波的一种，是频率超过可闻及声波频率（20 000Hz）的机械波。

一、超声波的发现

人类发现超声要归功于蝙蝠。1794 年意大利生物学家斯帕兰扎尼（Spallanzani）对黑夜中能够自由飞行，且还能捕捉猎物、躲避障碍物的蝙蝠产生了兴趣，好奇蝙蝠是怎么做到的。研究后他发现：黑夜中的蝙蝠不是依靠视觉识别障碍物、捕捉猎物的，蝙蝠的路是"听出来"的。蝙蝠的喉咙会发出一种超声波，超声波碰到物体后会被物体反射回来，蝙蝠的耳朵接受反馈回来的超声波，根据其强度、延迟和频移，来判断空间中物体大概种类、距离和移动速度，从而解锁回声定位，躲避障碍物，发现和成功捕捉猎物。至此，非视觉定位理论诞生，超声波走进人类，开始了被研究、开发、使用的历程。

二、压电效应的发现为人类应用超声波奠定了基础

1880 年和 1881 年法国物理学家居里兄弟先后发现了压电效应和逆压电效应，即当某些电介质（压电晶体）在一定方向上受到压力或拉力时，在发生形变的同时其内部会产生极化现象，即在电解质两侧表面上出现正负相反的电荷，反之如果在电解质极化方向上施加电场，则电解质会发生形变，这种压力与电荷互相转换的物理现象称为压电效应（piezoelectric effect），由机械能的压力转变成电荷（电能）为正压电效应，由电荷（电能）转变成机械能压力为逆压电效应，具有这种转换能力的电解质称为压电晶体（piezoelectric crystal），通常也称作换能器，从此人类可以通过电子学技术，人工产生超声波，开启了超声技术应用的历程。

三、超声波的人类应用起源

最早的超声技术应用并不是在医学领域中，而是在军事工业上。发生于 1912 年 4 月的泰坦尼克号与冰山相撞沉船的事故，以及第一次世界大战中德军潜艇击沉盟军大量军舰的事件，驱动着科学家们致力于水下探测技术的研究。由于超声波具有方向性好、穿透能力强、易于获得较集中的声能、在水中传播距离远等特点，很快就将超声波用于水下定位技术和潜艇探测器的研究。1915 年，法国物理学家保罗·郎之万（Paul Langevin）发明了水听器，被世界医学超声大会誉为世界上"第一个换能器"。在他的研究基础上，1921 年美国海军用于探测潜艇的声呐技术研究成功，1939 年以后超声检测也开始在工业无损探伤等方向应用。1942 年奥地利医生杜西克（Dussik）受探伤技术的启发，第一次将工业探伤原理应用于医学诊断；他利用两条相互垂直的连续超声波经过颅内的衰减来确定颅内肿瘤及肿瘤的大小，这次超声在人体上的应用被认为开启了医学超声技术应用的先河。

四、医学超声发展史

自 1942 年奥地利医生杜西克将超声应用于医学诊断后，1948 年美国医生路德维希（Ludwig）研制出用于检测胆结石的 A 型超声仪器，自此开启了专业医学超声的发展史。经过仪器处理后的回波信号显示在屏幕上，医生通过显示的波形、曲线、特征影像，结合解剖学知识、正常与病理

的结构辨析,来判别人体组织结构的生理和病理信息,诊断所检查的组织、器官是否患病。把超声波的物理学特性运用于人体,通过人体组织、器官的生理、病理声学特性的不同,得出不同的超声检查结果,应用于临床疾病的诊断或治疗,医学超声就此诞生。

随后,医学超声进入蓬勃发展期,科学家们进行了大量卓有成效的医学超声领域的研究和实践应用。20世纪50年代相继研制出M型超声、B型超声、连续和脉冲多普勒超声技术。B型超声是目前超声影像技术应用的基础,其成像原理是按照某种顺序发射多条脉冲超声进入人体,超声在人体内遇到界面会发生反射及折射,并因被人体组织吸收而衰减;因为人体各种组织形态与结构的不同,发生反射、折射以及吸收衰减的程度也不同,利用脉冲-回波技术接受这些强弱不同的回波信号,以不同等级的灰阶进行编码,因此B型超声又被称为二维灰阶超声成像。1952年B型超声开始用于肝脏标本的显像。1953年被誉为"超声心动图之父"的瑞典医生艾德勒(Edler)和工程师赫兹(Hertz)成功完成了世界上第一例超声心动图检查。1957年苏格兰妇产科医生唐纳德(Donald)团队将超声检查技术扩展到妇产科。

20世纪50年代,日本学者野村将多普勒技术用于经皮测量血管内血流速度,20世纪60年代脉冲多普勒超声技术与M型超声结合用于超声心动图。随着电子学、计算机技术和材料学的快速发展,医用超声检查设备也获得了突飞猛进的发展。20世纪60年代超声设备开始转化成医用设备商品推向市场,由此开始了超声影像技术的大规模临床应用。自超声影像技术开始应用于临床后,其发展可谓"生生不息"。1971年美国科学家克斯狄斯(Kostis)等将脉冲多普勒超声技术应用于左室后壁运动速度的测量。1974年美国科学家贝克(Baker)、巴伯(Barber)与里德(Reid)成功发明了第一台双工型脉冲多普勒超声扫描仪,解决了探测血流与观察结构采样方向不一致的矛盾。1982年日本学者滑川、河西和美国学者博默尔(Bommer)最先研制成功彩色多普勒成像技术,它的原理是一方面采用脉冲-回波技术来生产二维灰阶图像,另一方面基于运动目标显示器及自相关技术在同一方向多次发射超声波,对回波信号的相位变化进行比较统计,获取并分析相位差,从而可以准确获得这个方向上红细胞的运动信息,进行编辑处理,实现了二维灰阶超声图像与彩色多普勒超声图像的融合成像。

1983年日本生产出第一台彩色多普勒血流显像仪。1986年彩色多普勒超声开始用于周围血管血流成像,它可以无创、实时提供血管的二维结构和血流信息,随后彩色多普勒超声技术应用范围逐步扩大,应用于各组织、器官的相关血流信息的检查。随着计算机技术与超声探测技术的深入融合,1986年日本学者马场一宪研发了三维超声成像技术,并用于胎儿成像。三维超声成像又可分为静态三维、动态三维、实时三维三大类。1992年英国学者迪肯(Dicken)将彩色编码技术用于组织运动的研究,组织多普勒超声技术诞生。

20世纪90年代一种能够增强组织、器官二维超声影像和血流多普勒信号的造影剂出现在超声诊断应用中,超声造影(CEUS)技术开始临床应用,在外周静脉注入微泡超声造影剂,造影剂随血液循环达到要观察的目标组织或器官。通过造影剂来增强血液的背向散射,能增强感兴趣区的微血流灌注显示。通过观察造影剂在正常和病变组织的分布不同,能有效地提高病变显示率,从而达到对某些疾病的诊断和鉴别诊断的目的。超声造影最早用于先天性心脏病的诊断,随后开始在肿瘤的检出和定性诊断中进行研究应用。在肝肿瘤数量的诊断方面,声学造影优于常规超声,尤其在检测1cm以下的亚厘米级病灶方面,声学造影的敏感性可优于或至少与螺旋CT持平,被称为是继B型超声、彩色多普勒超声后,超声影像技术发展史上的第三次革命。

与超声造影同时代出现的超声弹性(ultrasonic elastography,UE)成像技术,又给超声影像技术增加了新模式。1991年美国学者欧斐尔(Ophir)在全球率先提出弹性成像的完整概念,这种成像技术能够获得常规医学影像技术无法获得的组织弹性信息,通过检测病变组织与正常组织之间弹性应变的差异,来识别病变、评价病变,为临床疾病的诊断提供帮助。弹性成像技术扩展了医学超声影像技术的内涵,为传统医学超声技术补充了新内容,是继传统的A(Amplitude)模式、M（Motion）模式、B（Brightness）模式、C（Color）模式、D（Doppler）模式之后的 E（Elastography）模式（图 2-9）。2002 年法国研发了世界第一台用于肝脏硬度评估的超声弹性成像仪，自此开启了超声弹性成像在腹部和其他领域的应用。目前超声弹性成像技术主要有应变式弹性成像、剪切波弹性成像，已经在肝脏硬度评估、乳腺良/恶性结节评估、前列腺疾病的评估、宫颈疾病及宫颈功能状态评估等方面开始研究应用工作，弹性成像的相关技术指标已经被写入世界医学与生物学超声联合会指南。

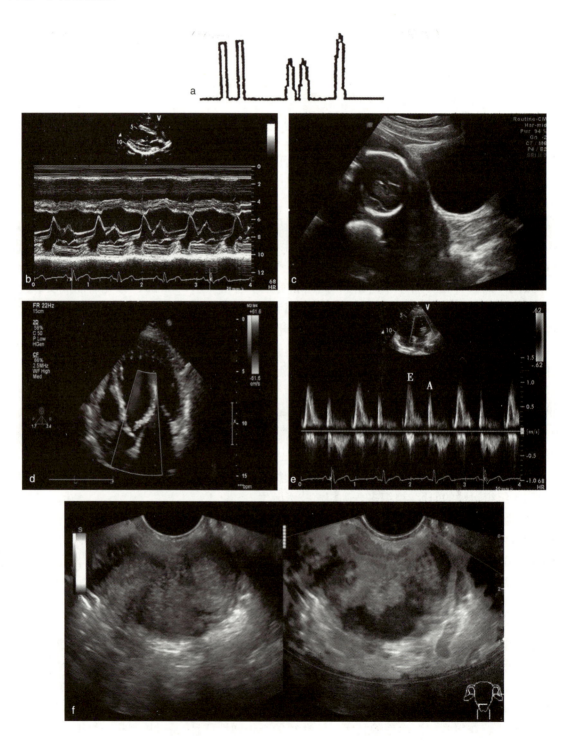

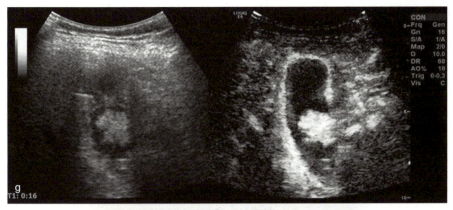

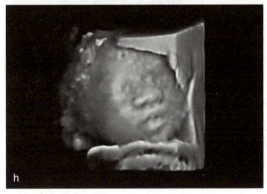

图 2-9　超声成像模式发展过程

a. A 型超声图；b. M 型超声图；c. B 型超声图；d. 彩色多普勒超声图；e. 频谱多普勒超声图；
f. 弹性超声图；g. 超声造影图；h. 三维超声图。

五、中国医学超声发展史

在奥地利医生杜西克首次使用超声技术用于脑部疾病诊断的十多年后，中国也开始了超声影像技术的临床应用研究。在上海市第六人民医院草坪上有一块大石碑，镌刻着"上海市第六人民医院·中国超声诊断发源地"。1958 年 9 月，安适、周永昌等医学前辈在上海市第六人民医院创造性地将工业超声检测传统 A 超运用到医学诊断中，成功检查癌肿 250 例，并于 1958 年年底宣告超声波探测癌肿获得成功，这一年被确定为中国超声医学的元年。

当下在我国医疗体系中，超声影像技术已经成为一个独立的诊断体系，与 X 射线、CT、MRI 并称为四大影像体系。从一级社区卫生服务中心到三级甲等医院都配有超声设备，适用范围涵盖了循环系统、消化系统、泌尿系统，妇产、血管、甲状腺、乳腺、眼、颅脑等相关诊疗，为临床诊治提供了包罗万象的医学信息，超声检查已经成为我国医疗工作中体量最大的影像学检查项目。今天，超声影像技术已经从为临床提供诊断依据，延伸到参与临床的治疗工作中，已成熟开展了多种多样的超声引导下活检和介入治疗，成为临床诊治工作的左膀右臂。因为我国人口基数大，有众多的疾病类型和患病量，特有的学科设立、大量的超声专业人才等，都使我国超声影像技术在专业领域的研究丰富多彩、成果倍出，为世界超声医学做出了巨大的贡献。未来超声影像技术还将在疾病的早期发现、早期干预、早期治疗的"健康中国"战略中发挥独特的作用。

随着超声影像设备的不断更新进步、分辨能力越来越高，图像显像越加清晰。显示帧频的提高，使得超声影像可以实时动态地进行组织结构观察，加上超声检查过程中可以灵活地进行多平面成像，能够获得更多的诊断信息。超声影像技术还具有无电离辐射、适用面广、多种技术模式可以同时使用、检查实时、检查结果即检即出、检查过程简便易行等诸多技术优势，这些优势让超声影像技术在临床工作中有越来越多的应用场景。如今,超声影像技术在某些方面已经成为首选或唯一的检查方法,如甲状腺、乳腺疾病的检查筛查、随访复诊;孕期胎儿生长发育及附属物的监测等。超声影像技术已经成为现代医学诊断学和临床治疗学中最重要的影像学检查方法之一。

第四节　放射治疗技术的起源与发展

一、放射治疗技术概述

(一) 概念

放射肿瘤学(radiation oncology)是一门专门研究应用放射性物质或放射能在临床上治疗肿瘤的原理和方法的学科。放射治疗是和外科手术治疗、药物内科治疗并列的恶性肿瘤的三大治疗手段之一。放射治疗技术(radiation technology)是放射肿瘤学的重要组成部分,和临床肿瘤学、放射物理学、放射生物学一起构成一个独立而完整的放射肿瘤学科。放射治疗技术是研究如何借助射线的电离辐射作用对恶性肿瘤(偶尔用于良性疾病)进行治疗的一门学科,其主要操作对象为放疗技师,关注的重点在于临床治疗的实践和操作技巧,即怎样运用放射治疗设备及辅助设施将放射治疗医生和物理师设计好的放射治疗计划、方案实施到患者身上。其根本目的是将计划好的放射治疗剂量精确地传递到靶区,同时尽可能地保护周围正常组织,在最大限度地消灭肿瘤的同时,提高患者的生存质量。随着肿瘤诊断技术和放射治疗设备的不断发展,放射治疗技术也日臻完善。

肿瘤放射治疗是一个多环节的诊疗过程,包括疾病诊断和治疗方案确定、体位固定、模拟影像获取、计划设计、计划验证、复位、治疗实施、随访等。在整个肿瘤放射治疗过程中,需要放射治疗医生、物理师、剂量师、技师共同参与完成。其中,技师主要负责的环节包括体位固定、模拟影像获取、复位以及治疗实施。

(二) 分类

1. 按照射方式的不同　可以分为外照射和内照射。

(1)外照射:放射源与患者身体保持一定距离进行照射,射线从患者体表穿透进入体内一定深度,集中照射人体某一部位,达到治疗肿瘤的目的。

(2)内照射:也称为近距离照射,即将放射源密封置入被治疗的组织内或放入人体的天然腔隙内进行照射。

内照射与外照射有以下几点区别:①内照射所使用的放射源多为放射性同位素;外照射现多使用各类直线加速器的高能 X 射线,既往也使用放射性同位素作为放射源,如 ^{60}Co 远距离治疗机。②内照射与外照射相比,其放射源的活度较低、治疗距离较短。③内照射靶区内剂量分布不均匀,距放射源越近的组织剂量越高,而外照射常采用多野照射技术,使靶区内获得均匀的照射剂量。

2. 按射线源的不同　可以分为光子线放射治疗和粒子线放射治疗。

(1)光子线放射治疗:是电磁波形式的能量传递,射线能量进入人体后逐渐衰减,直至穿透人体,因此治疗过程无法避免穿射性射线损伤及散射性射线损伤。最为常见的是利用加速器产生的高能 X 射线或者天然放射性核素产生 γ 射线进行放射治疗,也是目前使用最多的放射治疗方式。

(2)粒子线放射治疗:是物质形式的能量传递,因为质量远远高于光子线,因此射线能量也远远高于光子线。另外,粒子线有特殊的"布拉格峰"物理特性,即粒子线以较低的能量进入人体,到达肿瘤组织后瞬间释放全部能量,肿瘤后方组织无能量照射,避免了穿射性射线损伤。目前最为常见的粒子放射治疗技术为质子、重离子放射治疗技术,即利用高能质子束或重离子束,精确轰击肿瘤组织,使肿瘤细胞受到高剂量的电离辐射而损伤死亡。

二、放射治疗技术的起源与发展

随着计算机技术的发展和现代医学理论的更新,放射治疗技术飞速发展,由最初的二维、三维适形放射治疗技术发展到目前的图像引导放射治疗技术,由 γ 射线放射治疗技术到高能 X 射线放射治疗技术和质子/重离子放射治疗技术。放射治疗的靶区定位精确度、靶区照射精准度以及照射剂量分布均匀度和适形度随着技术的发展都有了较大的提升,对靶区周围危及器官的放射损伤也在慢慢减小,放射治疗技术朝着治疗实施精度高、速度快、安全性好、疗效佳的方向不断发展。

(一)二维、三维适形放射治疗技术

自 1895 年伦琴发现了 X 射线开始,放射治疗的发展距今已有 100 多年的历史。1896 年 1 月格鲁柏(Grubbe)用 X 射线来治疗乳腺癌,开启了 X 射线治疗肿瘤的先河。1898 年居里夫妇又发现了天然放射性元素镭,并将其应用在临床治疗中。1922 年出现了深部 X 射线机,并公开报道了治愈喉癌的病例,开始了"深部 X 射线治疗"的时代,深部 X 射线主要应用于表浅肿瘤的治疗。1934 年约里奥·居里(Joliot Curie)合成了人工放射性核素,其后开始使用重水型核反应堆获得了大量的人工放射性 ^{60}Co 源,促成了远距离 ^{60}Co 治疗机的大批问世。^{60}Co 远距离治疗机其深度剂量与深部 X 射线机相比明显提高,在临床上开始治疗深部肿瘤。1951 年世界上第一台医用电子感应加速器投入使用,1953 年英国最早安装了 8MV 的直线型医用行波加速器。20 世纪 60 年代便有了医用电子直线加速器,其至今仍是临床应用最广的放射治疗设备。

早期的放射治疗,受到设备和技术的限制,只能根据临床经验对患者进行固定和定位,采用二维平面的照射,称为二维放射治疗技术。二维放射治疗只能在二维平面上进行射野调整,照射几个相对固定的角度,射野形状与肿瘤靶区在三维方向上的形状不完全相符,而人体肿瘤的立体形状是不规则的,且和周边的正常组织/器官紧密相连,二维放射治疗时不可避免地对周边无须照射的正常组织/器官产生额外的剂量照射。

20 世纪 60 年代,随着计算机技术的发展,放射治疗技术由手工计算发展为单片机计算。1973 年,斯特林(Sterling)等将三维剂量计算和显示方法引入治疗计划系统,1978 年,布朗大学的研究小组研制出真正具有临床意义的三维放射治疗计划系统。伴随着计算机技术的发展和 CT、MRI 的引入,放射治疗进入了三维计划的新时代,三维放射治疗技术极大地提高了放射治疗剂量计算的精确性。

三维适形放射治疗(3-dimensional conformal radiation therapy,3D-CRT)依据患者采集的三维 CT 图像,在不同方向上设计一系列照射野,采用铅挡块或多叶准直器等物理手段实现不同方向照射野与肿瘤靶区实际形状一致,从而提升肿瘤靶区的照射剂量,降低病灶周围正常组织和危及器官的受量。3D-CRT 技术在全世界范围内被应用于肿瘤放射治疗的临床实践,但 3D-CRT 在空间上的剂量分布率控制能力较差,比较适用于形状不规则的凸形肿瘤,对于凹形肿瘤则仍需要在常规放疗后期提升肿瘤靶区的剂量。

(二)调强放射治疗技术

调强放射治疗(intensity modulated radiation therapy,IMRT)是 20 世纪 80 年代末开展起来放射治疗新技术,目前在国内已日趋普及。调强放射治疗以计算机新技术应用为背景,依托先进的仪器设备,在临床上要求辐射野内剂量强度按一定目标进行调节,在各处辐射野与肿瘤靶区外形一致的条件下,针对靶区三维形状和周边危及器官的具体解剖关系对射线束强度进行调节,单个

辐射野内剂量分布是不均匀的,但是整个靶区体积内剂量分布是均匀的。在照射剂量范围最大限度地适合于肿瘤形状且肿瘤得到最大照射剂量的情况下,正常组织受到的照射剂量则降到最低,有效地保护了正常组织,提高了肿瘤治疗的增益比。

调强放射治疗大体上可以分为静态调强、动态调强和容积调强这几种类型。

1. 静态调强 由调强计划系统根据临床数据将各个射野要求的强度分布进行分级,利用多叶光栅(multi-leave collimators,MLC)将每个照射野分成若干个子野,每个子野内的强度是均匀的。治疗时各个子野分步按顺序进行,在实施治疗过程中,叶片运动到第一个子野规定的位置停下,加速器出束,达到规定跳数停下,然后叶片运动到下一个子野的规定位置后加速器再出束;如此进行下去,使得每个子野的强度累加,直到完成整个射野,所有子野的束流强度相加形成要求的强度分布。

2. 动态调强 利用MLC的叶片运动来实现射野内剂量强度的调节,即在每个射野的照射过程中,由计算机系统按照调强计划给出的数据进行控制,在MLC叶片做变速运动时,加速器不停地以变化的剂量率出束,由此得到所要求的强度分布。动态调强的技术特点是:一对相对的叶片总是向一个方向运动,并在运动过程中不断形成各种形状的窗口(即子野)扫过靶区。

3. 容积调强 将动态MLC与加速器机架的弧形运动相结合,用旋转射束来实现优化剂量分布的调强放射治疗技术。在容积调强治疗过程中,机架围绕患者旋转,MLC叶片位置跟随靶区形状不断变化,并与楔形板结合使用多共面或非共面弧形照射野,所有弧形照射野的累计剂量分布与计划期望的分布一致从而达到调强的目的。

此外,针对肿瘤在照射过程中体积及位置的变化,摆位误差、器官运动,特别是呼吸运动带来的肿瘤位置不确定性,进一步发展了图像引导放疗(image-guided radiation therapy,IGRT),它有效减少了各种治疗误差,提高了放疗的精度。IGRT将医用加速器与现代影像设备完美结合,在治疗过程中考虑到了患者呼吸动度、患者身体治疗部位的摆位、肿瘤的位置、靶区剂量分布等因素所造成的误差,应用影像设备在患者治疗前、治疗中采集患者相关影像信息,实时监控肿瘤及其周围的正常组织和器官,保证射线对靶区的精准照射,使放射治疗的精确度更高。

(三)立体定向放射治疗技术

1951年瑞典神经外科医师莱克赛尔(Leksell)提出了立体定向放射外科(stereotaxic radio-surgery,SRS)的概念,即采用单次或少数分次精确地对肿瘤靶区进行高剂量照射,其主要特点就是对肿瘤靶区实施准确的高剂量照射的同时,实现靶区外剂量快速地递减。1968年莱克赛尔等成功研制了世界首台颅脑γ刀;1985年科隆博(Colombo)等将改进的医用直线加速器引入到立体定向放射外科领域,发明了颅脑X刀;1996年瑞典成功研制了世界首台体部X刀。从此放射治疗学引入了立体定向技术,创立了立体定向放射治疗(stereotactic radiation therapy,SRT)的新技术体系。21世纪初图像引导放疗(IGRT)、全身立体定向放射治疗(stereotactic body radiation therapy,SBRT)开始在临床逐步开展起来。

SBRT从不同方向通过聚焦等中心照射,于单次短时间或多次较长时间内给予肿瘤超常规的致死剂量的照射,达到毁损瘤区细胞的目的。该技术主要用于5cm以下肿瘤的根治和转移瘤的局部治疗,具有三维、小野、大分割照射的特点,在提高肿瘤局部剂量、降低周围正常组织损伤上具有不可替代的优势。目前最常见使用的有γ刀治疗技术、X刀治疗技术、射波刀治疗技术等。

1. γ刀治疗技术 一种融合现代计算机技术、立体定向技术和放射治疗技术于一体的治疗性设备,它将^{60}Co发出的γ射线经几何聚焦后集中于病灶,一次性、致死性地损毁靶点内的组织,并且剂量锐减,边缘如刀割一样,周围正常组织受量极小,形似手术达到的效果,因此又称为"γ刀"。

2. X刀治疗技术 X刀是以医用电子直线加速器为辐射源,通过在直线加速器上采用三级准直系统等形成非共面多弧照射,使剂量集中于靶点的立体定向放射外科装置。X刀使高剂量照射集中在靶区,靶区外剂量递减迅速,靶区周边正常组织剂量小,起到手术刀的作用,其特点是小射野、聚束、大剂量。

3. 射波刀治疗技术 由阿德勒(Adler)于1987年研发出的一种无须立体定位框架的全身肿瘤立体定向放射治疗技术。该系统将X波段6MV能量的小型的直线加速器安装在机器人治疗臂上,可以在一个预置的工作空间里进行不同平面多方位投照,结合实时的影像监控、追踪技术系统对治疗过程中的肿瘤位移进行实时的修正及追踪,避开正常组织、器官,对运动肿瘤靶区进行精准地追踪照射治疗,具有更高的精确性和灵活性。射波刀采用了六轴机器手臂驱动小型直线加速器,其射线方向可由机器臂控制,机器臂有较高的灵活度,实现类似球面方向的非共面聚焦照射方式,可采用等中心及非等中心的照射方式。

(四)质子、重离子放射治疗技术

1946年美国物理学家威尔逊(Wilson)提出质子射线治疗肿瘤的设想。1954年,美国加州伯克利大学首次利用质子束对晚期乳腺癌患者进行了治疗,拉开了质子、重离子治疗恶性肿瘤的序幕。1990年美国加利福尼亚州洛玛琳达大学医学中心(LLUMC)安装了同步加速器Conibrma3000,这是世界上第一台安装在医院内的专为治疗患者用的质子放射治疗系统。

质子、重离子治疗是指利用高能质子束或重离子束,精确轰击肿瘤组织,使肿瘤细胞受到高剂量的电离辐射而损伤死亡的肿瘤治疗技术。质子和重离子放射治疗同属粒子放射治疗,与X射线、γ射线等传统肿瘤放射治疗技术相比,带电粒子表现出了独特的物理特性和生物学特性。带电粒子进入组织后,可在其深度剂量曲线末端形成独特的布拉格(Bragg)峰,峰前为低剂量坪区,峰后的剂量骤降为零,实现针对肿瘤的"立体精准爆破",和传统的放射治疗相比具有独特的优势。因此,质子和重离子的物理特性较好,能提供更高剂量的肿瘤照射治疗,且可通过改善靶区的剂量分布,保护邻近的放射敏感器官和正常组织。传能线密度(linear energy transfer,LET)是指各类电离辐射作用于生物物质时,以产生电离和激发的形式传递能量。LET是单位长度上的能量转换。按照LET值,可大致将不同辐射分为低LET和高LET两类。重离子束为高LET射线,对氧的依赖性小,因此对于常规放射治疗无效的肿瘤也具有良好的临床疗效。

20多年来,质子、重离子治疗在儿童肿瘤、头颈部肿瘤、前列腺癌、肝癌、肺癌、胰腺癌、乳腺癌等各种复杂、疑难肿瘤病种已取得了显著疗效,全球已有超过12万人接受了此项放射治疗技术。据不完全统计,我国已投入运行的质子、重离子放射治疗单位已超过3家,在建或计划建设的质子、重离子放疗单位50余家。截至2021年,国家卫生健康委批准的质子、重离子设备配置许可指标已超过15个。质子、重离子放射治疗应用于恶性肿瘤的优势是显著的,然而其设备庞大、购置和维护费用较高、技术复杂、场地和人员要求高,且部分生物学效应尚待进一步验证,使其发展与应用极大地受限。质子、重离子放射治疗的具体机制还需进一步研究与探索,在不久的将来,质子、重离子治疗可能成为肿瘤放射治疗的一种主流方式。

(五)近距离照射治疗技术

1899年首次体验近距离照射的人是物理学家贝克勒尔(Becquerel),他在实验中皮肤被镭灼伤,引起经久不愈的溃疡,这可以说是人类首次的近距离照射;1903年哥柏加(Goldberg)等首先采用镭盐管直接贴近患者皮肤基底细胞癌表面的方式来治疗,并取得了人们意想不到的疗效,这可能是人类近距离放射治疗的首创;1924年菲尔拉(Failla)首次将含有氡气的金属粒子永久性地植入肿瘤组织内,开始了正规的近距离放射治疗;20世纪30年代英国佩特森(Paterson)和帕克(Parker)建立了镭针插植规则以及剂量计算方法,使组织间插植照射技术成为有效的综合治疗手段之一。20世纪50年代末至60年代初,英国、瑞士等国的几个医疗中心,研制了"后装式腔内放射治疗的机械装置",并用此种类型的机械治疗恶性肿瘤。如亨施克(Henschke)及瓦尔斯坦(Walstam)等报告用后装装置治疗宫颈癌,他们的开拓思想对后装机的发展产生了十分重要的影响。

近距离放射治疗又称为内照射,是将封装好的放射源,通过施源器或输源导管直接植入患者的肿瘤部位进行照射的一种治疗方法。其基本特征是放射源可以最大限度地贴近肿瘤组织,使肿瘤组织得到有效的杀伤,而邻近的正常组织,由于辐射剂量随距离增加而迅速跌落,受量较低。近距离照射很少单独使用,一般作为外照射的辅助治疗手段,可以给予特定部位如外照射后残存的瘤体,给予较高的剂量,进而提高肿瘤的局部控制率。

近距离照射主要分为以下几种照射方式:腔内照射、管内照射,组织间插值照射,敷贴照射和术中照射等。

1. 腔内照射、管内照射 是通过施源器将放射源直接放入到人体内的自然管腔内进行照射的一种简单易行的放射治疗方法,其临床应用广泛,如鼻咽、鼻腔、气管、食管、宫颈、直肠等部位肿瘤的治疗。

2. 组织间插植照射 指预先将空心针管植入靶区瘤体后,再导入步进源,对肿瘤组织进行高剂量照射的一种近距离放射治疗方法,包括暂时性插植和永久性植入两种。组织间插植照射的应用范围很广,如舌癌、口底癌、颊癌、脑瘤等。

3. 敷贴照射 主要是将施源器按照一定的规律固定在适当的模具内,然后敷贴于肿瘤表面进行照射的一种放射治疗方法。主要用于治疗非常表浅的恶性肿瘤,特别适用于肿瘤浸润深度小于 5mm 者。敷贴照射也可以作为外照射后残存肿瘤或腔内残存肿瘤补充照射的手段。

4. 术中照射 指术中置管和术中植入放射性核素粒子,如用碘 -125 对瘤床进行照射的一种治疗技术,其优点是可以将正常组织移开高剂量区域或在照射时进行部分保护。术中电子线照射主要用于不规则或表面不平整的区域或狭窄的窦腔等处的肿瘤。因受解剖部位的限制,同时具有放射线防护的手术室较少,术中照射应用较少。

第五节　介入放射技术的起源与发展

介入放射技术是利用医学影像设备(DSA、US、CT、MRI 等)的监测和引导,以影像诊断学和临床诊断学为基础,结合临床治疗学原理,将介入器材如导管、导丝、穿刺针等通过穿刺和导管技术送入到体内特定器官、组织,对病变进行针对性的治疗或采集组织学、细菌学及生理、生化资料进行诊断的技术。介入放射技术是在影像诊断学、选择或超选择性血管造影、细针穿刺和细胞病理学等新技术基础上发展起来的,已成为临床疾病早期诊断和精准治疗的又一重要技术。

一、介入放射技术的起源与发展

介入放射技术的起源和发展与其他学科一样,历经了漫长的探索过程,其发展离不开血管造影诊断、血管造影学家的创新性思维和实践,以及影像设备和介入器材的不断改进和开发。

1895 年伦琴发现 X 射线,这是介入放射技术的萌芽。同年哈希克(Haschek)首次在截肢上做动脉造影尝试。1896 年莫顿(Morton)等人用石膏作对比剂,开始做尸体动脉造影的研究,由于当时没有可以在活体上使用的对比剂,这类研究一直在尸体上实施。到 1910 年弗兰克(Franck)和阿尔文斯(Alwens)才成功地将对比剂注射到活狗及活兔的动脉内,至 1923 年血管造影才应用于人类。1924 年美国的布鲁克斯(Brooks)用 50% 的碘化钠成功地做了第一例动脉造影。1927 年莫尼兹(Moniz)用直接穿刺法做颈动脉造影获得成功。1928 年桑托斯(Santos)等完成了第一例经皮直接穿刺主动脉造影,1931 年桑托斯首次报道了用针穿刺腹主动脉造影术,开创了血管造影的先河。1940 年古巴放射学家法里纳斯(Farinas)采用股动脉切开的方法将导管送入主动脉,但是此方法由于操作繁杂并未被推广。20 世纪 40 年代,根据库曼德(Coumand)及理查兹(Richards)

的经验开展了右心房、右心室及肺动脉的导管介入技术。20世纪40年代后期,瑞典学者琼森(Jonsson)首先采用同轴针经皮穿刺颈总动脉,将细针芯抽出后,通过外套管送入细银线,再通过细银线作引导,将外套针向下送至主动脉弓处行血管造影。综上所述,在20世纪上半叶,科学家们冒着很大的风险,进行了艰难的探索和尝试,为今后介入放射学的发展奠定了良好、坚实的基础,但这一时期的发展步伐较为缓慢,直至"Seldinger技术"的出现,血管造影术这一介入放射学的基本操作技术才真正迅速地发展起来。

1951年皮尔斯(Peirce)通过套管做经皮置管术,同年比尔曼(Bierman)用手术暴露颈动脉和肱动脉的方法做选择性内脏动脉置管造影术,并以此作为化疗药物推注的途径。直到1953年,瑞典医生塞尔丁格(Seldinger)首创了经皮股动脉穿刺以及钢丝引导插管的动、静脉造影技术,由于此法操作简便、容易掌握、对患者损伤小、不须结扎修补血管,因而很快被广泛应用,被称为"Seldinger技术"。3年后,厄德曼(Oedman)、莫里诺(Morino)和蒂尔纳德(Tillnader)等改进了导管头的弯度,开创了腹腔内脏动脉选择性插管造影术的先河。20世纪50年代末至60年代初,导管置入术在美国越来越流行,到60年代中期血管造影术已成为一种公认的诊断医学技术。1963年多特(Dotter)认识到导管在血管内手术中应用的潜力,1964年开发了使用同轴导管系统的血管成形术,也因此,多特被誉为"血管成形术之父"。1965年萨诺(Sano)用导管法成功地栓塞了先天性动、静脉畸形。1967年普洛茨曼(Porstman)采用经腹股沟两支针穿刺插入特制的导管进行栓塞的方法,栓塞未闭的动脉导管,取得了成功。同年,鲍姆(Baum)和努斯鲍姆(Nusbaum)经导管灌注血管升压素治疗消化道出血取得了成功,接着又开展了血管栓塞术治疗出血性疾病。1968年纽顿(Newton)用栓塞血管的方法治疗脊柱血管瘤,为神经介入治疗开创了先河。这些技术在美国并不受重视,但于20世纪60年代在的欧洲扎根。直到20世纪70年代中期,经导管治疗才在美国推广开来。1969年考阿(Kaua)首先报道了经皮肝穿刺胆管引流术,介入放射技术在非血管性疾病的治疗和诊断中也开始开展起来。

到了20世纪70—80年代,随着自然科学、生物技术的发展以及新材料的发现,介入相关器材得到了极大的改善和迅速的发展,从而大大促进了经皮穿刺技术的应用和发展。尤其是近年来得益于高分辨率影像增强器和数字减影血管造影技术的普及,全身各部位的血管造影以及血管腔内介入疗法,侵袭程度小,治疗效果显著,在世界各国广泛、迅速地开展起来。非血管性介入疗法如经皮、经肝胆管引流术,经皮脓腔或囊腔穿刺引流术等也都是采用这种方法,北美放射学会因此而授予塞尔丁格(Seldinger)荣誉会员称号。

20世纪70年代还引入了其他治疗程序,包括胆道和泌尿生殖系统的治疗干预。1970年克里斯托弗森(Christorffersen)在剖腹直视下,对胰腺肿块进行穿刺活检。1972年奥斯卡森(Oscarson)在选择性动脉造影引导下,对胰腺和胃肿瘤行细针穿刺活检。1974年格兰金戈(Grunzig)发明了双腔带囊导管,用以做腔内血管成形术,较多特(Dotter)的同轴导管又先进了一步;3年后他又用这种导管成功地为一位在清醒状态下的患者做了冠状动脉成形术,这是介入治疗心脏病发展史上的最重要的里程碑。此后,医学界设计了多种导管用于扩张血管。随着技术及学科的发展,导管不仅用于血管,也用于许多非血管性疾病。1978年霍维尔斯(Hoevels)做了胆管内、外引流的报道。在此基础上,发展到经引流导管做活检和抽吸胆汁行细胞学检查;可帮助明确病因,植入胆管支架,以及经T形管用取石钳和取石网篮抓取胆道手术残余的结石。1981年埃尔曼(Ellman)等首次报道了一种用无水酒精消除组织或器官功能的方法来治疗栓塞肾脏,且获得成功。1983年多特(Dotter)和克拉格(Cragg)分别报道了用镍钛合金丝制成热记忆合金内支架的实验结果,标志着内支架的系统研究进入了一个新纪元。1984年马斯(Mass)报道了使用金属不锈钢圈制成了自扩式双螺旋形内支架。1985年赖特(Wright)和帕尔马斯(Palmaz)分别报道了用不锈钢丝制成的自扩式Z形内支架和由不锈钢丝编织成的球囊扩张式网状管形内支架,次年改进为一种超薄壁无缝钢管式内支架。1987年以后,西格瓦特(Sigwart)等相继报道了一些新研发的内支架。

随着内支架材料、形态、投递技术的研究逐渐深入,其种类不断增多,应用范围越来越广。

到今天,这一先进的技术仍在蓬勃发展,因其不仅适用于外科手术,又适用于内科治疗,更适用于影像综合诊断,加上其特有的导管、导丝等操作技能,故在某些疾病的诊断和治疗方面有其他学科所不能及的作用,具有微创、高效、安全、并发症少、恢复期短、可重复性强、不破坏原解剖结构、应用范围广泛等优点,显示出了旺盛的生命力。

影像设备的改良在介入放射技术的发展中也起了重要的作用。1932 年莫尼兹(Moniz)与卡尔达斯(Caldas)第一次使用人工快速换片机,连续进行了动脉相、毛细血管相及静脉相摄片。1943 年佩雷斯(Perez)开始使用自动换片机。20 世纪 80 年代以后,介入放射学的发展更为迅速,如影像增强器、自动注射器等,随之出现了电视影像增强透视、电影摄影和电视录像。约翰逊(Johnson)等利用杠杆原理发明了不锈钢高压注射器,其后不久,瑞典人吉德伦德(Gilund)发明了第一个高压注射器与双向卷片换片器。DSA 的出现,是介入放射学发展历程上的一个里程碑,它能够使用浓度较低的对比剂,并且得到清晰的减影后的血管造影图像,使介入放射学更易于开展。

在监视手段上,超声应用到临床之前,一般依靠普通 X 射线通过骨性解剖标志进行穿刺,这固然存在着危险性大、准确性小的问题。超声实时监视穿刺和 CT 引导穿刺方法的出现,降低了血管损伤等并发症的出现,穿刺成功率明显提高。随后又出现了 MR 引导下的介入操作,使介入诊断与治疗更加精确与丰富,并且减少了介入放射学医生的放射性损伤。

对比剂也由不良反应较多且易发生过敏的离子型对比剂,改良为非离子型对比剂。由于对比剂的不良反应轻微,不至于掩盖与疾病本身相关或手术相关的症状,术者能够准确判断出现某种症状的原因,从而进行有针对性的处理,使并发症大为减少,进一步有利于介入放射学的开展。

在影像监视手段不断提高和完善的同时,介入放射学使用的器材也得到巨大的改进,为介入放射学安全、高效、可靠的发展提供了基本的条件,如穿刺针、导管等经皮导入的介入器材整体由外径较粗、内径较小,对患者损伤较大,不便于介入操作,逐渐发展到外径越来越细、内径越来越大,为介入操作提供了方便。球囊导管的外径越来越小的同时,球囊的可达直径则越来越大,所能承受的内压也越来越大;同样,金属支架在保证生物相容性的基础上,推送器的直径越来越小,而支架的直径越来越大,并且更能适应生理弯曲,使得管腔成形术蓬勃发展起来。除了一些传统的可直接应用到介入放射学的器材,一些本来在其他领域得到广泛应用的激光、微波等热源亦发展到可以通过穿刺途径,送达肿瘤内部进行治疗的阶段。另外,还有将旋切技术与导管技术相结合发明出来的旋切导管,可以应用到血栓治疗等方面。当前,有越来越多新的技术和新的器材不断出现并应用到介入放射学中。

二、我国介入放射技术的发展及前景

在我国,介入医学起步于 20 世纪 70 年代末,经过了几代人 30 余年的不懈努力,经历了起步、发展、成熟阶段,大部分技术已经达到国际先进水平,进入规范化应用时期。现在已经能够完成目前世界文献中报道的所有介入治疗方法,并且在某些疾病的治疗方法上和效果上具有世界领先水平。我国介入放射学事业的早期工作,大都是从肿瘤化疗栓塞术及经皮穿刺技术开始的,主要与国内此类患者较多有关,部分医院还开展了管腔成形术,如食管球囊导管成形术治疗食管癌术后吻合口狭窄、肾动脉球囊导管扩张治疗肾性高血压等。随着对介入放射学认识的加深,我国学者开始涉足各种管腔成形术,尤其在支架应用方面更取得了可喜的发展。

我国在 1984 年开展了支气管动脉抗癌药物灌注治疗肺癌,1985 年开展了食管球囊扩张术,1986 年开展了肾动脉扩张术。1986 年中华放射学会在山东潍坊召开首届介入放射学学术会议,会议以肝细胞癌的介入放射学治疗为主要内容,对介入放射学在我国的蓬勃发展起到了里程碑的作用。1993 年国内首先报道了经颈静脉肝内门体静脉支架分流术,作为一项由放射科独立完成的治疗肝硬化、门静脉高压和消化道出血的方法,一度风靡全国,对介入放射学的发展起到了重要作用。但由于支架再狭窄出现较早、效果与费用的比例不符合国情等问题不能得到解决,近年来已对其持谨慎态度。1993年报道了沸腾盐水直接注入法,1997年报道了加热碘油栓塞肝动脉治疗肝细胞癌,1998年报道了灌注治疗肝脏肿瘤,为肝脏肿瘤的治疗提供了更多的选择,同时降低了对正常肝细胞的损伤,提高了肿瘤治疗效率,为肝脏肿瘤的治疗提供了新的思路。近年来,对于胆管、气管支架成形术的研究也见诸报端。

虽然我国的介入放射学研究工作同国际上相比,基础研究和实验研究较少,在一定程度上阻碍了介入医学的进一步发展,但是20世纪90年代中后期,我国学者逐渐认识到了这一点,正在逐步开展和加强基础实验研究。我国介入医学技术虽然年轻,但是发展迅速,展示了广阔的前景,改变了许多传统治疗模式,已成为现代医学中最活跃、最有生机、最具有发展前景的技术。尤其是近十几年来,介入医学发展迅速,许多新的技术和治疗手段不断涌现,临床应用的范围也不断扩展,为过去许多难治或不治之症开辟了新的有效治疗途径。

(陈晶 韦智晓 刘岚 许森奎 张瑞平)

第三章 医学影像技术学的最新进展

X射线、CT、磁共振、超声、核医学等诊断设备和放射治疗、介入治疗中的成像设备,是医学影像技术的硬件基础。随着人类科学技术的不断发展,这些影像设备的性能得到了不断的提高,为分子影像技术、功能影像技术、人工智能技术高速发展提供了有力支撑,这些技术产生的海量信息促进了医学影像信息技术和人工智能的快速发展。

第一节 医学影像设备发展趋势

一、X射线设备

近年来,国内外在医用X射线机的研究现状及未来发展趋势上呈现以下几个特点。

1. 医用X射线机的分类更细,专业性更强 按临床应用及功能区分,医用X射线机大体分为:摄影X射线机、胃肠X射线机及专用X射线机(包括床旁X射线机、乳腺X射线机、牙科X射线机、手术X射线机和血管造影X射线机)。在各自的专业和领域内,专用X射线机功能更加完善。

2. 高性能硬件的应用 高性能硬件的应用主要体现在以下方面。

(1)一体化、高灵敏度、高分辨率平板探测器的使用:平板探测器能够捕捉X射线并进行数据转换,直接得到数字信号;通过重建软件将数据转化为影像。平板探测器最重要的组成部分就是感光层。感光层是由一些特殊的晶体化合物组成。目前常用的晶体化合物是硫氧化钆和碘化铯。碘化铯闪烁体作为X射线的转换介质,具有成像速度快、影像质量高的特点,同时也相应地降低了辐射剂量。

(2)模块化设计的高性能高压发生器、高频逆变整流等新技术的应用,可以平稳输出高压电流。

(3)大热容量X射线球管能保障高精度、高稳定性X射线的输出,图像质量均衡,提高了患者检查的质量和效率。

(4)高精度限束器可以全自动控制光野大小,根据不同拍摄部位自动投射该部位标准的光野范围,保证图像精准度的同时,避免不必要的射线吸收。

3. 摆位操作智能化 根据投照协议中所设定的空间位置和投照角度,球管和探测器实现垂直和水平方向的自动对中与跟踪,完成临床投照的摆位。通过视频画面实时观察患者情况,同步显示患者摆位以及平板、自动曝光控制区域的覆盖提示。这样便能够实现远程遥控摄影,实现"无接触"隔室摄影检查。

4. 融入AI的后处理软件功能更加强大 融入AI后图像的后处理,如图像的反转、放大、缩小、窗宽窗位的调节、图像增强以及拼接等功能,将趋于智能化。

5. 动态DR的广泛临床应用 动态DR采用最新的动态探测器技术来实现数字化摄影、数字化透视、数字化胃肠、数字化造影等多种功能,在成像质量、成像速度、成像稳定性、成像尺寸等方面都有其他产品无法逾越的优势。

6. 互联网+技术的应用更加广泛　X射线机的直接数字化趋向,以及云存储、云传输的广泛应用,为互联网医院提供了可靠的影像查询浏览功能。

7. 碳纳米管X射线源　X射线源通常以热阴极技术为主,存在启动慢、功耗大、无效辐射剂量多等问题。碳纳米管X射线源的优势在于碳纳米管场发射是以冷阴极取代热阴极,光子效率高、低功耗、可控发射、易于集成,可以做到微型化。作为一种新型X射线源,碳纳米管X射线源有望为X射线设备带来结构上的突破。

二、CT设备

CT机自诞生以来,50余年间,无论是硬件设备还是软件操作都得到了突飞猛进的发展,使CT从单一参数向多参数发展,把对病变的定性、定量分析变成可能。CT未来发展趋势呈现以下几个特点:

1. CT分类更细,专业性更强　如根据临床应用的不同,分为乳腺CT、牙科CT、移动CT、小动物CT等。

2. CT硬件设备性能的提升　随着高新技术和材料的发展,超静音快速动床设计,配合高速旋转机架和高灵敏度探测器,是未来CT设备发展的主要方向。

(1)探测器:探测器是CT数据采集系统中A/D转换的核心部件。对于z轴覆盖范围4cm以上的宽体探测器,其散射伪影、锥束伪影以及探测器的几何失真等因素仍是对核心技术的挑战,需要多重硬件、软件技术协同来克服。而探测器新材料的应用,使得图像的密度分辨率和空间分辨率更高,辐射剂量更低。探测器厚度和排数直接影响z轴分辨率,相比目前0.5mm探测器单元,未来更薄的采集层厚探测器将具有更卓越的低噪声性能。

(2)扫描速度:扫描速度的提高可以增加系统的时间分辨率,不仅能够显著提升心血管成像效果,在大范围血管成像、全脏器灌注成像和功能评估方面也提供了可靠的保证。目前CT设备的X射线球管的物理旋转速度,虽然已经采用了双源扫描方式,但还是逐渐接近极限,大幅度提高的趋势已经不明显。

(3)更高热容量X射线球管的使用,可为能量扫描、灌注扫描、大范围强化扫描以及连续高强度扫描提供可靠的保障。

(4)大孔径CT为患者提供了更加舒适的检查体验,并为多种临床场景创造了灵活操作空间。

3. 人工智能CT(AI CT)　目前AI技术已经深入到医学影像的方方面面,并得到蓬勃发展。

(1)AI赋能的智能检查流程和全智能导航系统,为每一位患者构建数字模型,实现智能定位、智能追踪、智能摆位等全智能扫描导航功能。

(2)在扫描方面,AI技术通过识别定位像关键解剖结构,智能推荐扫描位置、扫描角度和重建视野,为患者定制扫描方案。

(3)在图像重建及后处理方面,基于深度学习的AI重建算法,在不增加辐射剂量的情况下、保持真实影像的前提下,能够有效地降低噪声伪影,获得更高的图像质量。更加智能化的后处理工作站,通过简单的操作可以为临床提供更加丰富的形态学影像信息。

(4)在辅助诊断方面,如判断肺结节、诊断心血管疾病以及骨龄测定等,已经取得了不错的成绩,未来在更多疾病的诊断方面将更加深入地应用。

(5)基于5G时代互联网+、云存储及云传输技术的广泛应用,为互联网医院提供了可靠的影像查询浏览功能。

4. 超高分辨率CT(或称显微CT)　目前CT设备的空间分辨率相比100μm级别的DR设备,其图像的空间分辨率仍然比较低。对于微小病灶的检查,超高分辨率CT非常必要。当前虽然有的CT机型空间分辨率已经达到150μm,但如果CT的空间分辨率达到微米或近微米(10μm)水平,即可清楚地显示细胞和组织的结构。

5. 光子计数 CT　光子计数 CT 基于半导体材料,通过预设阈值的脉冲数进行计数,每个 X 射线光子到达探测器后都会产生一个脉冲信号,其强度与光子能量成正比。当强度大于预设的阈值系统才进行计数,低于阈值的不做处理。这样可以消除暗电流导致的假计数,实现零噪声。与使用能量积分探测器的传统 CT 相比,光子计数 CT 具有更低的辐射剂量、更高的分辨率和多能量等优点。

6. 相位对比 CT(phase-contrast CT,PC CT)　PC CT 使用的是一种新的成像机制。目前常规 CT 成像是基于 X 射线光子的衰减理论而获得对比分辨率,而 PC CT 成像是利用 X 射线通过物体时产生的吸收衰减和相位移动差,使物体成像,其后图像重建与常规 CT 相同。PC CT 和常规 CT 相比,是一种非破坏性的成像方法,根据成像原理,属于吸收对比成像,能更好地显示软组织,其空间分辨率可提高到微米量级,密度分辨率可提高到 1 000 倍,是一种有待进一步完善的成像方法。

三、MRI 设备

磁共振系统主要包括主磁体、梯度线圈、射频系统、数据采集和图像重建系统、主计算机和图像显示系统、射频屏蔽与磁屏蔽、MRI 软件等。其中主磁体、梯度线圈、射频系统是磁共振的主要硬件设备。

1. 主磁体　主磁体是 MRI 设备最基本的构件,是产生磁场的装置。主磁体最重要的技术指标包括场强、磁场均匀度及主磁体的长度。超导磁体的液氦冷却技术的发展也是磁体发展的重要方向。

医用磁共振的超导磁体场强已从原来的 1.5T 及 3T 提高到 5T 及 7T,目前 11.7T 超高场人体磁共振已经诞生。场强的提高极大提升了磁共振的图像分辨率,为进一步研究病理课题提供了平台。

短磁体和大孔径(70cm 及以上)MRI 设备正成为磁共振发展的趋势。在这些设备上进行检查时,被检者的体验更加舒适,有助于更好地协助医生进行临床和科研工作。此外,这类设备还具备与放疗、代谢 / 极化成像等拓展功能技术兼容的特点。而且,短磁体和大孔径 MRI 设备磁场均匀度已经达到甚至赶超标准孔径。

"无液氦"磁共振指的是"无液氦挥发"磁共振。目前主流的 1.5T 及 3.0T 超导磁体都采用了液氦零挥发技术。理论上一台超导磁体可以永久不添加液氦。"无液氦"磁体技术则极大地简化了磁体结构,与传统磁体的 2 000L 左右液氦量相比,液氦用量极少,磁体腔体里只需约 7L 液氦,因此称之为"无液氦"磁共振。"无液氦"磁共振还处于技术探索阶段;随着技术的成熟,有比较好的应用前景。

2. 梯度线圈　梯度线圈是指与梯度磁场有关的一切单元电路,提供线性度满足要求的、可快速开关的梯度场,以便动态地修改主磁场,实现成像体素的空间定位,是 MRI 设备最重要的硬件之一。梯度线圈的主要性能指标包括梯度场强和切换率(slew rate)。

梯度线圈性能的提高对于 MRI 设备超快速成像至关重要。高梯度场强及高切换率不仅可以缩短回波间隙、加快信号采集速度,还有利于提高图像的信噪比(SNR)。现代新型 1.5T MRI 设备的常规梯度线圈场强已达 25mT/m 以上,切换率达 120mT/(m·ms)以上;1.5T MRI 设备高配置的梯度线圈场强已达 60mT/m,切换率超过 200mT/(m·ms);3.0T MRI 设备高配置的梯度线圈场强已达 120mT/m,切换率超过 220mT/(m·ms)。

3. 射频系统　射频系统包括射频发射单元和信号接收单元。射频发射单元是在时序控制器的作用下,产生各种符合序列要求的射频脉冲的系统;射频接收单元是在时序控制器的作用下,接收人体产生的磁共振信号的系统。主要参数有射频场均匀性、灵敏度、线圈填充容积等。

多源发射技术是高场磁共振射频技术的发展方向之一。多源发射技术采用多个独立的射频源,实现基于个体差异的射频参数调节,从根本上消除高场磁共振的介电阴影,并有效降低局部高 SAR(电磁波吸收比值),大幅提高磁共振的扫描速度和安全性。

超高场(如 7.0T 或 7.0T 以上的场强)射频线圈是新的技术发展趋势。在超高场上,需要用到数学算法和软件来计算和优化磁场均匀性和 SAR。目前国内超高场射频线圈技术与国外先进技术水平差距很大。

另外,可穿戴式的射频线圈、数字化/无线式的射频线圈、超柔线圈现已成为射频线圈的新兴方向。

四、超声设备

医学超声设备起源于工业探伤超声设备,20 世纪 50 年代真正用于医学诊断的 A 型超声设备的研发,标志着医学超声设备开始起步。随着超声设备的不断完善和快速发展,其在医学领域的应用范围也在不断扩展,成像模式从收集回波振幅变化信息的 A 型、M 型、B 型超声,扩增到提取回波信号中频率变化的彩色多普勒 C(Color)型超声、连续和脉冲多普勒 D(Doppler)型超声,可以同时提供结构变化和血流动力学变化信息。90 年代超声设备又增加了从回波信号中提取二次谐波、亚谐波信号的谐波技术,与组织基波成像比较,谐波成像频率更高、成像信噪比更大、分辨率也更高、图像质量更好,利用此技术的超声造影模式使超声影像技术在结构观察的基础上增加了功能性成像,为超声设备的临床应用翻开了崭新的一页。超声设备成像从一维线性、二维平面发展到三维立体成像,从静态显像发展到实时动态成像。同时,90 年代出现的超声弹性成像丰富了超声设备的成像方式和功能,被称为超声的 E(Elastography)型模式。超声设备除了在成像模式上的进步外,近年来在超声探头的结构和功能方面也有很大的进步,探头频率从常规的中频探头、高频探头发展到超高频探头,如用于皮肤超声检查的 50MHz 超高频探头;探头的功能应用范围也更加多元化、专业化,如心脏探头、介入探头、术中探头等。随着临床应用范围的拓展、检查方式的变化,超声探头由传统的经体表检查探头,扩增了腔内检查探头、内镜探头、血管内探头,使应用领域进一步拓宽。计算机数字化技术与超声设备的结合应用,大大提高了超声图像处理、存储及管理能力,促进了超声设备向高性能、智能化的发展,一键操作可以完成多项功能调节,使设备操作简单化,提高了工作效率。同时超声设备也向小型化、多形态、兼容性更强的方向发展,20 世纪 80 年代,美国率先进行掌上超声设备的研发,目前便携超声、掌上超声、手机超声都已开始临床应用。超声探头和主机的连接方式也从传统的有线连接发展到无线连接,掌上超声探头也演变出多种形态及功能,主要分为一机单头单用、一机单头多用、一机双头和一机多头(图 3-1)。

超声设备的应用已经走出超声科,走进临床各学科,也走进了床旁和家庭病床。21 世纪人工智能(AI)技术迅速发展,随着云计算技术和大数据的广泛应用,人工智能的深度学习技术也被用于超声设备中,AI 技术可以辅助超声科医生的工作,降低工作强度,帮助克服超声影像技术高度依赖操作者以及患者个体差异大的缺点,提高诊断准确率,让未来超声影像如 CT、MRI 一样客观和可再现。目前信息化建设已经构建了高通量的网络体系,为实现超声视频、音频、扫描影像及会诊报告等多维度医疗数据的远程采集、传输和展示提供了支撑,使超声设备不但可以完成远程会诊,还可以实现远程操作控制检查。未来在超声医学教育方面,超声设备还可以融入教学软件,与人工智能相结合,虚拟现实超声诊断场景,模拟超声操作训练;多种教学模块的应用将超声专业教育融于仿真场景中,有利于学生将理论与实践相结合,提升专业教学效果。未来的超声设备必将随着相关技术和制造业的发展而不断完善,进一步拓宽应用场景和适用领域,更好地服务于临床、服务于患者,助力健康事业。

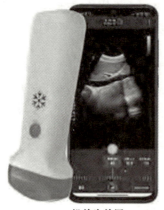
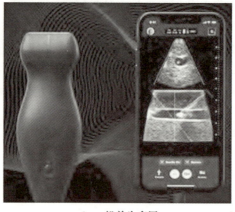
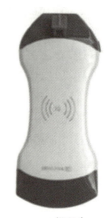

a. 一机单头单用　　　　　　　　　b. 一机单头多用　　　　　　c. 一机双头

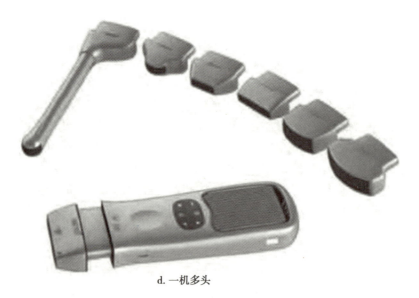

d. 一机多头

图 3-1　掌上超声探头

五、核医学设备

核医学设备是用于探测和记录放射性核素发出的射线的仪器。射线是看不到、摸不着的,具有辐射能,核医学的仪器把射线的能量转换为光能或电信号,从而探测射线。按使用目的,可将核医学仪器分为显像仪器和非显像仪器。

本节主要介绍显像仪器,其特点是测定人体内放射性药物(称为显像剂)发出的射线,并以图像显示。其发展经历了扫描机、γ 相机、单光子发射计算机断层显像仪(single photon emission computed tomography,SPECT)、SPECT/CT、正电子发射计算机断层显像仪(positive emission tomography,PET)、PET/CT、PET/MR。显像仪器获得的图像属于功能显像。疾病的演变先是功能改变,之后才到形态改变,所以其最大优点是可早期诊断疾病,缺点是解剖定位差。目前,扫描机已经被淘汰。

1. γ 相机　是目前临床应用中最简单的显像仪器,其单探头、探头小、不能旋转,探测体内显像剂发出的 γ 射线并以图像显示。结构包括探头、电子线路、附加部件(机架、扫描床、计算机等)。探头是核心部分,体现仪器的性能,由准直器、晶体、光电倍增管组成。

2. SPECT　其结构和 γ 相机相似,但其性能更优、功能强大。探头大,可以 1~3 个探头;探头活动灵活,可以旋转,可以断层显像。把 SPECT 和 CT 安装为一台连体仪器,就是目前临床上的 SPECT/CT,可把 SPECT 的功能图像和 CT 的解剖定位图像融合为一体,同时得到病变部位的功能信息和定位信息,诊断价值更大。近年来,准直器的性能以及晶体的材料都在不断改进,大大提高了图像的分辨率。此外,乳腺、心脏专用 SPECT 以及小动物 SPECT 也应运而生。

3. PET 某些显像剂进入体内产生方向相反(180°)的一对 γ 射线,被 PET 探测而成像。由于这些显像剂在病灶内的分布和病灶的代谢信息密切相关,所以它属于代谢显像及分子水平的显像。PET 结构同样和 γ 相机相似,只是探头数量多,互成 180° 的探头为一对,环装安装。把 PET 和 CT 安装为一台连体仪器,即目前临床上使用的 PET/CT,把 PET 的功能、代谢图像和 CT 的解剖定位图像融合为一体,诊断价值可倍增。近年来,PET/MR、小动物 PET/CT、小动物 PET/MR 也呈现于临床。

六、放射治疗设备

放射治疗历经百余年发展,设备已经从功能单一的深部治疗机、^{60}Co 治疗机等发展到直线加速器以及质子、重离子加速器等高精尖设备。随着设备的发展,放射治疗技术也从传统的二维放射治疗发展到现代的三维适形放射治疗(3D-CRT)或调强放射治疗(IMRT)、图像引导放射治疗、立体定向放射治疗等。放疗设备也从过去相对单一、以加速器为主的体系,发展成以高精度治疗,定位系统、影像系统、计划软件、管理软件等辅助设备为一体的综合性治疗平台。

(一)放射治疗设备类型
放射治疗的设备主要包括三大类:外照射设备、内照射设备和放疗辅助设备。

1. 外照射设备 包括两大类。第一大类是基于 ^{60}Co 的外照射设备;第二大类是医用直线加速器,也是目前的主流设备。

2. 内照射设备 主要为后装治疗机,在放射治疗中发挥着不可被外照射所替代的作用。

3. 放疗辅助设备 普通模拟定位机:采集有关肿瘤区域的二维图像,用于常规放射治疗的定位。CT 模拟定位机:采集有关肿瘤区域的三维图像,用于精确放射治疗的定位。治疗计划系统:放射治疗物理师和医师需要用该系统进行靶区勾画,确定最优的照射参数,并通过它们将所有的放射治疗设备连接起来,形成一个放射治疗网络系统。

(二)放射治疗设备发展方向
现代放射治疗设备不仅要满足放射治疗的基本功能,还要向着高精度化、系统一体化、网络化及智能化的更高目标发展,以期更好地杀伤肿瘤细胞,保护正常组织,提高治疗增益比。

1. 高精度化

(1)精确模拟定位:采用 CT 模拟机/MR 模拟机,以获取的模拟图像为参考,精确模拟定位并确定相适应的治疗体位。

(2)精确计划计算:锚定肿瘤位置,明确照射野具体参数并精准计算照射剂量,做出精确治疗计划。

(3)精确验证:先进行治疗前验证,验证的对象主要是患者的摆位和计划的参数;下一步进行在线验证,使用在线图像引导,包括在线 CT 影像、MRI 影像、B 超影像以及光学体表成像技术等,以确认射线束能够保形保量抵达目标位置,保证治疗体位与定位体位一致,实现精确摆位;最后是精确放疗实施,以精确的计划对患者进行放疗,在此过程中实时监控靶区的相应变化。

2. 多功能一体化 现代放射治疗设备既能通过多维治疗计划系统,单一地开展外照射、内照射或立体照射,又能将三者同时运行于一个工作站平台,有利于临床医生应用和评价多元化治疗技术,实现模拟定位、靶区勾画和计划设计、治疗实施与剂量监测为一体的一站式放疗系统。

3. 网络化及智能化 随着计算机网络技术和 AI 技术的发展,放射治疗设备也逐渐朝着基于互联网 + 的远程放疗和智能化方向发展。肿瘤放疗靶区和危及器官智能自动勾画技术、智能放疗计划模型、基于互联网＋的远程智能放疗质控系统正在快速地发展。网络和AI技术可以弥补不同区域之间医师和物理师水平和经验的差异，满足不同层级医院的应用需求，从而实现我国现代放疗智能化发展的目标。

七、介入治疗设备

介入放射学是利用影像设备对组织、器官进行微创诊断或微创治疗的技术，介入治疗设备主要包括影像监视设备和介入器材。

（一）影像监视设备

临床常用于介入的影像监视设备包括X射线透视、DSA、超声及CT。X射线透视主要指在X射线引导下实施的血管介入技术及胆道系统及泌尿道系统等非血管介入技术，是介入放射传统的、基本的监视手段，其应用历史最早，范围最广泛。DSA可清晰显示血管情况，并能动态显示病灶血流动力学特点，是诊断血管疾病的"金标准"。超声具有实时、动态、经济、使用方便、无放射性损伤等优势，越来越多地应用在非血管介入治疗中，已经成为治疗肝脏、肾脏、甲状腺和乳腺等实质性脏器病变的重要手段。CT成像密度分辨率高去、视野大、图像直观，可行三维成像，图像不受气体和骨骼影响，已被广泛用于CT引导下的脏器、肿块及淋巴结等穿刺活检，以及血肿或脓肿的穿刺引流和药物注射等全身各部位病变的介入诊疗中。PET/CT引导下的肿瘤介入治疗手术也在临床开展起来，PET利用的放射示踪技术能更清晰地显示病灶部位，在提高介入治疗的有效率和成功率方面显示出更多的可能。磁共振在介入治疗中的运用也更具潜力。虽然磁共振介入设备尚未在临床广泛应用，但已成为全球医疗新技术开发的一个重要方向。

（二）介入器材

介入治疗常用器材包括穿刺针、导管鞘、导管、导丝及支架五种基本的介入器材。穿刺针的作用是经皮穿刺血管，建立皮肤至血管的通道，将导丝和造影导管引入血管，是介入诊疗必不可少的器械。导管鞘用于在经皮穿刺插管过程中协助各种介入导管进入动脉或静脉，保护血管免受创伤。导管管壁薄且光滑，通过添加高原子序数物质（如钡等）使其具备不透X射线的性能，同时具备一定的硬度、弹性、柔软性、扭力和良好的生物相容性，可以跟踪导丝在血管内前行或选择性插入目标血管。导丝对导管起引导及支持作用，易于操控，可帮助导管顺利到达病变处。支架的用途是使狭窄管腔恢复通畅，可用于心血管系统，以及食管、肠道、胆道、气管等非血管系统。

此外，根据临床需求还包括其他特殊器材，如达到止血、阻断肿瘤血供、治疗某些血管疾病等目的的栓塞材料；防止下肢深静脉血栓脱落导致肺栓塞的腔静脉滤网；用于连接导管尾端的连接管等。新型介入治疗器械也将得到研制和开发，如适用于基因治疗的材料、器械的研究将随临床应用的需要而大量开展。2020年3月，首个具有中国自主知识产权的生物可吸收冠状动脉雷帕霉素洗脱支架正式获批上市，该支架是心血管介入治疗器械自主创新的一个范例。随着介入放射学的不断发展，将不断有新型介入器材被研发并应用于临床。

近年来，分子生物学在介入放射学的基础研究和临床应用中不断发展。如利用基因介入抑制消灭肿瘤、预防血管成形术后的血管再狭窄问题；通过介入局部递送干细胞，实现受损器官修复和再生，提高干细胞再生治疗的功效。

另外，传统介入治疗正积极走向数字化时代。越来越多的数字化一体复合手术室建成（图3-2），复合手术室可同时进行外科手术、介入治疗和影像检查。复合手术通常是指在实时影像学的指引下，采用介入技术联合外科手术的方式治疗与血

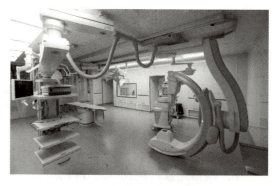

图3-2　数字化一体复合手术室

管相关的复杂脑部疾病,以减少创伤、降低手术风险、提高整体疗效和安全性。与人工智能进一步结合,血管介入机器人系统已经成为医疗机器人的研究热点。介入机器人具有明显减少操作者 X 射线暴露、成像定位精准、操作准确稳定的优点。

第二节　医学影像信息技术与大数据

一、医学影像信息系统

医学影像信息系统,狭义上是指医学影像存储与通信系统(picture archiving and communication system,PACS)。而广义上则包含了放射信息系统(radiology information system,RIS),是包括预约系统、数据和图像存储管理系统、报告书写系统及胶片打印系统为一体的综合应用系统,旨在实现医学影像的获取、显示、存储、传输与综合管理。

(一) 医学影像信息系统建设的必要性

随着医疗影像设备的迅猛发展,医疗机构的诊疗工作越来越依赖于医学影像的检查。传统的医学影像管理(存储大量胶片资料)给影像资料的查找和调阅带来诸多困难,耗时且效率低,已无法适应现代医院对海量医学影像数据的管理要求。采用数字化影像管理方法来解决这些问题已迫在眉睫。放射科作为医院集各个临床科室检查、诊断及部分疾病治疗于一体的重要科室,是医院医疗过程中影像资料的主要来源地,而数字化放射科已成为现代医疗发展不可逆转的大趋势。计算机技术和通信技术的迅猛发展也为数字化影像的存储和传输奠定了良好的基础。目前国内众多医院已经完成了医院信息化管理的建设,其影像设备也逐步更新为全数字化存储和传输,已具备了数字化放射科的硬件条件。此外,此系统还可嵌入放射科日常工作流程(患者预约、书写报告和胶片打印等),从而提高科室信息化水平和整体管理质量。

(二) 医学影像信息系统的组成

医学影像信息系统主要是以计算机和网络为基础,与各种影像成像设备相连接(包括 DR、CT、MRI、超声、PET/CT 及胶片数字化仪等设备),以数字化的方式预约登记影像学检查,管理影像检查设备,初写报告,审核签发报告,发放胶片和诊断报告,同时与医院信息系统和电子病历系统集成形成综合信息管理系统。医学影像信息系统的主要组成包括以下几个部分:①数字影像采集;②通信和网络;③医学影像存储;④医学影像管理;⑤各类功能工作站系统。

(三) 医学影像信息系统国内发展现状

国内医院医学影像信息系统始建于 2006 年,其文件容量至 2019 年年底已达到 200TB 以上,呈井喷式增长。医学影像信息系统在国内发展应遵循以下几个原则:应遵守国际、国内技术标准的系统设计和开放式的体系结构;应基于 IHE、DICOM3.0 和 HL7 等国际通用标准;应采用 TB 级甚至 PB 级存储子系统,提高存储能力及响应能力;应提高容错、纠错能力及具备更好的数据安全性和灾难恢复能力;系统界面友好,有强大的中文支持能力;有完整的系统解决方案,利于系统的后期维护。

(四) 医院应用医学影像信息系统的优势

医院应用医学影像信息系统的优势主要体现在:①医学影像数据得以长久性保存;②全程数字化处理,提高工作效率;③影像资料可通过系统进行快速调阅和查询;④报告及审核系统有迹可查,利于下级大夫学习和后期病例随访。

随着我国医疗机构在医疗流程、机构规模、组织形式等方面的发展进步,医学影像信息系统也在不断快速发展。移动化、区域一体化及远程诊断是以后医院影像信息系统发展的主要方向。

二、大数据简介及其意义

随着医疗信息化水平的不断提高,生物医学领域产生了大量数据。生物医学数据蕴含了极其丰富的信息和知识,是关乎国家持续发展、国人生存健康的重要战略资源。对生物医学数据的分析与应用已成为当前国内外一个极具挑战性的问题。

(一) 大数据简介

大数据(big data)或称巨量资料,指的是所涉及的资料量规模巨大。但并不是说数据量巨大就是大数据,大数据是指规范化、标准化处理所获得的具有分析价值的数据。大数据不是采用传统的抽样检查分析法来实现利用局部数据对全局数据信息的分析,而是对所有数据均进行分析处理所获得的具有大体方向的结果。

(二) 大数据的特点

大数据具有5V特点:大量(volume)、高速(velocity)、多样(variety)、价值密度低(value)、真实性(veracity)。大数据带给人们三个颠覆性的观念转变:采用的数据是全部数据,而不是随机采样的抽样数据;所获得的结果是大体方向,而不是精确制导;阐述的关系是相互关系,而不是因果关系。

(三) 大数据的意义

大数据技术的战略意义不仅仅在于掌握庞大的数据信息,而在于对这些含有意义的数据进行专业化处理所获得的指向性结果。换而言之,如果把大数据比作一种产业,那么这种产业实现盈利的关键在于提高对数据的加工利用能力。

(四) 大数据的标准化

根据数据集的结构和建索引的难易程度,数据集通常被分为三类:结构化数据,这类数据一般为数字类数据或可以组织成集合结构的数据;非结构化数据,这类数据主要包括评论和音/视频文件等;半结构化数据,这类数据是结构化数据和非结构化数据的混合体,比如电子邮件,其中的正文属于非结构化数据,而发件人、收件人、主题和日期等则属于结构化数据。国际上,医学领域的数据标准和术语标准已相对成熟,这些标准为不同机构交流及医学数据共享奠定了基础。例如,ICD-10是成熟的疾病分类标准;LOINC是标识检验医学及临床观测指标的标准;SNOMED CT包含了一整套便于计算机处理的医学术语;DICOM是医疗影像存储和交换协议的标准;HL7是软件应用之间传输和管理卫生健康数据的标准。我国医学大数据标准化工作也已经起步,近年来相关机构和组织出台了多项政策和标准以推动卫生健康信息的标准化建设。2016年国家出台了《电子病历共享文档规范》,该文件包含57项与电子病历相关的卫生行业标准。

目前,我国医学大数据产业正处于急速发展阶段,医疗行业对医学大数据在数量、质量以及后续处理分析上都有了更大的需求。

第三节　医学影像人工智能技术

一、医学影像人工智能简介

(一) 人工智能

人工智能(artificial intelligence,AI)诞生于计算机领域,现已发展成一门前沿交叉学科。关于AI相对权威且完备的定义来自《人工智能标准化白皮书(2018版)》,其中指出AI是利用数字计算机或者数字计算机控制的机器,模拟、延伸和扩展人的智能,感知环境、获取知识并使用知识获得最佳结果的理论、方法、技术及应用系统。

(二) 医学影像 AI

近年来,AI 技术在医学影像领域发展迅速,突破了传统方法的技术壁垒,具有广阔的应用前景。医学影像是现代医学中最有效的诊断工具之一,极大地改变了医学诊断技术的面貌,作为临床和科研的一种可视化手段,在医疗健康领域发挥着极为重要的作用。在众多医疗健康领域中,医学影像的图像数据量大且采用全球标准统一的 DICOM 存储格式,有望成为 AI 最先实现突破的领域之一。

二、医学影像人工智能的发展

(一) AI 的发展

AI 从 20 世纪 50 年代诞生至今,经历了推理期、知识期、机器学习期和深度学习期。从 2000 年到 2010 年,由机器学习向深度学习过渡的这十年,AI 得到了迅速的发展和关注。机器学习是医学影像 AI 的核心技术,机器学习又可根据底层任务分为监督学习、无监督学习及强化学习,旨在解决不同类别问题的预测分析。近年来深度学习的出现,更是加速了这种能力的进展。这种人脑模拟网络作为新一代的机器学习技术,采用计算机模仿人类大脑神经网络结构构造出数学模型,可自动从数据中提取有意义的表征并进行独立判断。该学习模型具有多层级结构,每层具有不同的表征提取功能,通过在低层信息中获取高层的特征,最终实现对原始数据中的不同特征达到分类和聚类的作用,进而对结果进行判断。

(二) 医学影像 AI 的发展

随着 AI、大数据的蓬勃发展,深度学习算力、算法的提升,自 2015 年至今,医学影像 AI 一直处于迅速发展并不断壮大的状态,其在医学成像设备开发、疾病影像诊断以及医学智能服务等诸多方面均有较大应用潜力。医学影像 AI 的研究已涉及放射影像、超声影像、病理图像等多个方面,包括肺部、乳腺、心血管等多个部位,脑肿瘤、脑卒中等多个病种,以及骨龄检测等多个领域。同时,AI 不仅广泛应用于改善成像质量、提升成像速度等医学成像前处理中,其在疾病诊断、肿瘤分型、基因表达模式及患者预后评估等方面也广受关注。总之,医学影像 AI 现已广泛应用于临床,在病灶识别、诊断及疗效评估等方面辅助医生做出了出色的成果,大大提高了医生的诊治效率。

三、医学影像人工智能的应用及研究现状

(一) 医学影像 AI 的临床应用

目前,AI 在医学影像领域的临床应用主要在影像诊断环节,多集中于病变检出、识别,以及肿瘤良恶性判断等。一方面,利用 AI 的感知与认知性能对医学影像进行识别,挖掘其重要信息,为经验不足的影像科医生提供帮助,从而提高阅片效率;另一方面,通过机器学习对大量影像数据和临床信息进行整合并训练 AI 系统,使其具备诊断疾病的能力,有利于降低影像科医生的漏诊率。相比现有的影像科工作模式,AI 系统不受外界因素的干扰并时刻保持高效连续的工作状态,有助于提升影像科医生阅片的效率和质量。

(二) 医学影像 AI 研究现状

计算机辅助诊断技术已出现几十年,该技术应用计算机的快速计算能力辅助医生发现病灶,并提供一定的诊断参考信息,为临床工作提供了快速、客观的部分解决方案。尤其是在肺结节筛查中收效良好,同时在对乳腺良恶性病变的鉴别诊断、肝脏脂肪变的分级模型、结直肠息肉良恶性判断等应用中均有极高的特异性和准确性。近年来,深度学习在发现病灶及病灶形态学归纳方面可达到与影像医生类似的准确率。在病灶分级方面,如评估肿瘤是否发生淋巴结转移等

方面,深度学习的敏感性明显高于医生,特异性低于医生的判断。此外,近年来医学影像 AI 在肿瘤领域的应用也备受关注,包括肿瘤的定性、临床分级分期、基因分析、疗效评估和预后预测等。医学影像 AI 通过深度挖掘医学影像中的高通量特征来描述病变的生物学特点,进而实现无创、全面、动态量化病变的时间和空间异质性,对于疾病的精准诊疗、预后预测具有重要的临床科研价值。

总之,AI 在医学影像领域的应用日益广泛且深入,在检查方法选择、发现病灶、病灶特征提取、辅助诊断、疾病的动态监测等方面都有着重要的临床应用和科研价值。

四、医学影像 AI 临床应用存在的问题与面临的挑战

医学影像 AI 可以分析处理多层次、多样化的大数据,完成特定的任务,将有望在未来彻底改变疾病的诊疗方式。目前,医学影像 AI 在医学领域发挥着重要作用,并取得了长足进步,但同时也面临诸多的问题与挑战。数据标注、数据标准化、样本的数据和多样性、模型泛化性以及生物学可解释性等都是目前医学影像 AI 临床应用面临的主要挑战,同时也是目前该领域研究的重要方向。

(一)标准化问题

医学影像数据标准化问题来源于行业本身以及 AI 技术的需求。目前普遍缺乏高质量的训练数据,现有的数据集标准多样、系统偏差较大,缺乏对疾病的统一认识。此外,由于缺乏对数据和标注数据统一且清晰的标准化描述,导致机器学习与数据之间产生交互障碍,机器错误理解数据的真实含义;因此,亟待从技术上解决医学数据标准化的问题。

(二)数据隐私问题

在全球范围内对数据隐私保护的重视,使数据隐私安全问题愈发突出,加剧了数据孤岛现象的产生。数据隐私安全问题仍然是医学影像 AI 技术在疾病诊疗方面落地的难题,如何从技术上解决医学影像领域"数据孤岛"、数据隐私安全及数据行业标准不统一的问题,进而开发出更加高效、准确的 AI 疾病诊疗系统是当下亟须突破的难关。

(三)模型泛化问题

AI 模型的泛化性对其临床应用至关重要;包括可复现性和可迁移性。然而,实际情况是多数 AI 模型在训练数据上性能表现优异,但在内部和外部独立验证时无法呈现稳定的表现,即模型的泛化性差。因此,如何提升模型泛化性也是目前医学影像 AI 领域亟须解决的问题。

(四)生物可解释性问题

医学影像生物标志物的挖掘几乎完全依靠数据驱动,通过深度挖掘影像特征与临床终点事件之间的关系,以探索反映疾病发生和进展的生物标志物。然而,当缺乏生物学可解释性时,医学影像 AI 系统则难以应用于临床。因此,探究医学影像 AI 模型的生物学意义也是其独立辅助临床诊疗的关键一步。

总体来说,医学影像 AI 的临床落地面临着诸多挑战;但随着科学技术的发展,针对上述挑战不断有新方法涌现。对于这些新方法的开发与探索,是学术界的主要研究方向,也是关注热点。

五、医学影像人工智能未来展望

AI 从机器视觉领域走向医学影像领域,一直处于蓬勃发展的状态。部分医学影像 AI 的病灶识别准确度已经达到了经验丰富的影像学专家的水平。未来医学影像 AI 的发展会更加专业化,有以下几个主要的发展方向。

(一)深度学习方向

医学影像 AI 的发展需要研究人员提出更适用于医学图像的深度学习模型。医学影像 AI 中

常用的模型多来自自然图像处理领域,而医学图像相比于自然图像有两点明显的区别:一是图像趋于单一,二是图像维度更为复杂。此时自然图像中流行使用的软件在医学图像中的拟合效果并不能达到最优,因此需要相关科研人员研发更加适用于医学影像的深度学习模型。

(二)数据标准化方向

标准化、规范化数据库的建立是大势所趋。相比于自然图像,医学图像在公开数据库建立上严重缺乏,许多预训练模型只能借用自然图像的公开数据集。因此,在大型研究机构、医院牵头下共建标准化、规范化数据集将能辅助医学影像 AI 的进一步发展。

(三)多病种融合方向

目前大多医学影像智能分析平台,只能针对单种疾病,因此将多种疾病的医学影像智能分析平台进行整合是未来发展方向之一。

(四)诊治结合方向

目前的研究主要集中在提高 AI 诊断以及疗效评价的效能上。如何通过医学影像智能分析平台,结合可视化技术为患者提供更好的治疗方案,也是医学影像 AI 未来发展的重要方向。

总之,规范化数据积累和 AI 技术的快速进化,正逐步推动医疗设备智能化、数据库标准化、数据分析自动化等方向的进步。AI 与医学影像学的结合将极大地提高该领域的诊疗水平,提高工作效率,创造更大的经济和社会价值,惠及人民群众。

第四节　分子影像技术

随着人类基因组测序的完成、分子生物学及生物化学技术的飞速发展,基于个体基因信息的精准医学概念诞生并发展,它将个性化医疗与最新遗传检测技术结合,实现为患者制订个性化治疗方案的目的。如何准确便捷地检测患者体内分子水平的变化,是实现精准医学的关键;于是将分子生物技术等与现代医学影像技术结合起来的分子影像技术应运而生。

一、分子影像技术的基本概念

分子影像技术是医学影像技术和分子生物学、化学、物理学、材料学、核医学以及计算机科学等相结合的一门新的技术。最早的分子影像技术主要是核医学显像技术,如正电子发射体层成像(positron emission tomography,PET)和单光子发射计算机断层成像(single-photon emission computerized tomography,SPECT)等,通过核素标记的示踪剂对葡萄糖等分子进行成像。1999 年美国哈佛大学的韦斯莱德(Weissleder)正式提出了分子影像学(molecular imaging,MI)的概念。广义的分子影像技术是指在细胞、分子、基因水平活体描述和测量生物学过程的技术。狭义上是指通过分子探针与细胞膜的特异性成像靶点相结合,利用高精准度成像设备捕获分子信息,活体示踪靶分子(尤其是疾病进展的关键靶点)的技术。分子影像技术可以示踪的生物学过程包括:基因表达、蛋白质之间相互作用、信号转导、细胞代谢以及细胞示踪等。

二、分子影像技术的特点

分子影像技术与经典的医学影像技术相比,具有更早期、更精准诊断和治疗疾病的优点。经典的医学影像技术,如 X 射线、超声、CT、常规 MRI 等,一般只能在人体组织或器官发生了器质性病变导致形态学变化后才能观察到。而分子影像技术能够探查疾病过程中细胞和分子水平的异常,在尚无解剖形态学改变前就检出异常,在探索疾病的发生、发展和转归,以及评价治疗效果等方面起到了重要作用。

分子影像技术的独特优势包括以下几个方面：

1. 可视化生物学过程。可将复杂的生物学过程（如基因表达、生物信号传递等）变成直观的图像，从而使我们能够更好地在分子水平理解疾病的机制及其特征。

2. 更早期发现疾病（如肿瘤）的分子变异及病理改变过程。

3. 可在活体上早期、连续地观察药物治疗及基因治疗的机制和效果。

4. 实时地监视生物体内的多个分子事件。

5. 评估疾病分子病理水平上的进程。

三、分子影像技术的临床应用

分子影像技术在临床上的应用包括：放射性核素成像技术、磁共振成像（MRI）及磁共振波谱分析（MRS）、光学成像（荧光／生物发光）、超声成像（US）及多模式成像（PET/CT 及 PET/MRI）。

（一）放射性核素成像技术

放射性核素成像是最早应用于临床的分子影像技术，可局部或全身显像。放射性核素成像主要是将放射性药物引入体内后，以脏器内外或正常组织与病变之间对放射性药物摄取的差别为基础，利用显像仪器获得脏器或病变的影像。按显像的方式分为静态和动态显像两种。由于病变部位摄取放射性药物的量和速度与它们的血流量、功能状态、代谢率或受体密度等密切相关，因此所得影像不仅可以显示病变部位的位置和形态，更重要的是可以反映其功能状况。因此放射性核素显像常常比超声、CT 和 MRI 等常规影像技术更早地发现和诊断很多疾病。

放射性核素成像技术具有灵敏度高、可定量等优点，在分子影像学研究领域中占据极其重要的地位，其在肿瘤、心血管疾病、神经系统疾病、新药研发等临床及基础研究方面具有非常广阔的应用前景。但放射性核素成像技术的图像空间分辨率较低，且具有潜在的辐射性损伤，在临床上需严格把握检查的适应证和禁忌证，切不可滥用。

（二）磁共振成像技术

MR 分子影像成像技术是利用 MRI 的高分辨率、无限的穿透深度和极佳的软组织对比度优势，加上具有分子水平的新型造影剂，来获得某些病变组织精细解剖结构与生化或功能变化信息。1990 年韦斯莱德（Weissleder）的研究中心就证实了超顺磁性氧化铁纳米粒子（superparamagnetic iron oxide nanoparticle，SPION）可穿过毛细血管内皮，并首次应用由阿拉伯半乳聚糖（arabinogalactan，AG）包裹的 SPION 标记唾液酸糖蛋白受体（asialoglycoprotein receptor，ASGPR）合成探针，实现了活体肝脏靶向磁共振分子成像。

磁共振分子成像主要应用于基础研究、基因表达与基因治疗成像、评价肿瘤的血管生成、细胞凋亡、活体细胞的功能性和显微成像等方面，在肿瘤、心血管疾病、神经系统疾病、新药研发等的临床及研究方面亦具有非常广泛的应用前景，可以大大推动某些疾病的早期诊断、治疗方案的确定以及治疗的监测。MR 分子成像的主要优点是在高分辨率成像的同时获取生理和功能信息。然而，与放射性核素成像技术相比，MRI 分子成像的时间长且灵敏度低。

（三）光学成像技术

光学成像（OI）设备种类较多，主要有生物发光成像（bioluminescence imaging）、荧光介导的分子体层成像（fluorescence molecular tomography）、近红外线荧光成像（near-infrared fluorescent imaging）、弥散光学体层成像（diffuse optical tomography）和光学相干体层成像（optical coherence tomography），目前以生物发光成像和近红外荧光成像的应用研究较多。光学成像较突出的优点有：非离子低能量辐射，高敏感性，可进行连续、实时监测，无创性，价格相对较低。但光学信号穿透能力有限，无法对深层组织进行成像，这是光学成像技术应用于临床的主要障碍。

（四）超声成像技术

超声分子成像（ultrasound-based molecular imaging）应用的是微泡超声成像系统，超声波频率为 2~60MHz。超声分子成像利用携带配体的超声成像靶向对比剂（targeted ultrasound contrast agents）与靶组织结合，应用超声造影技术显示靶组织在组织、细胞及亚细胞水平的变化，从而反映病变区组织分子水平的变化。超声分子成像具有分辨率高、操作简单、使用灵活等优点。但由于超声的物理特性，其在骨骼和肺的成像受到限制，另外，超声靶向对比剂的安全性和敏感性还有待进一步提高。

（五）多模式成像技术

多模式分子成像（multimodality molecular imaging）是利用两种或两种以上成像技术对同一物体成像，获得融合信息。对于分子成像，目前还没有一种单模式成像技术是完美的，如 PET 和 SPECT，成像虽然敏感性高，但空间分辨率低；MR 成像组织分辨率高，检测深度不受限制，但成像敏感性较差；光学成像敏感性高，但最大的限制在于组织穿透力弱等。为弥补单一成像技术的不足，将多种成像技术相互融合已成为分子影像成像发展的重要趋势，如 PET/CT 和 PET/MRI 等多模式成像技术，将 PET 的功能图像和 CT/MRI 的解剖图像进行融合，可以同时提供快捷 / 高分辨率的解剖和功能分子信息，达到优势互补。目前，PET/CT、SPECT/CT 及 PET/MRI 已广泛应用于临床。

总而言之，分子影像技术运用影像学手段显示组织水平、细胞和亚细胞水平的特定分子，反映活体状态下分子水平变化，从而对活体的生物学行为在影像方面进行定性和定量研究。多种成像手段的融合是分子成像发展的趋势，利用不同的成像模式的优势互补，将极大地推进分子影像学研究从基础向临床转化，分子影像技术是医学影像学近年来最大的进步，也代表了今后医学影像学发展的方向，它对现代和未来医学模式将会产生革命性的影响。

第五节　功能影像技术

功能影像技术（functional imaging technology）是指利用影像检查在显示传统解剖学信息的基础上，进一步提供组织和器官的代谢及功能变化的技术。功能影像技术与分子影像技术是医学影像技术学的前沿技术，两者也是密不可分的，目前常用的功能影像技术包括放射性核素成像技术（SPECT、PET/CT 及 PET/MRI）、功能磁共振成像（functional magnetic resonance Imaging，fMRI）、CT、DR 和超声等。放射性核素和超声成像技术在第四节已做介绍，不再赘述。

一、fMRI 技术

fMRI 技术有广义及狭义之分。广义的 fMRI 技术包括弥散加权成像、灌注成像及磁共振波谱成像等。狭义的 fMRI 技术是指血氧水平依赖（blood oxygen level dependence，BOLD）-fMRI 技术。

（一）广义的 fMRI 技术

1. 扩散成像　又称为弥散成像或弥散加权成像（diffusion weighted imaging，DWI），是研究水分子微观运动的成像方法。它利用对弥散运动敏感的脉冲序列检测组织的水分子弥散运动状态，并用 MR 图像呈现出来。DWI 是在常规 MRI 序列的基础上，在 x、y、z 轴三个互相垂直的方向上施加弥散敏感梯度，从而获得反映体内水分子弥散运动状况的图像。在 DWI 中通常以表观弥散系数描述组织中水分子扩散的快慢，而不直接采用扩散系数。临床上主要用于缺血性脑梗死的早期诊断及鉴别诊断各种肿瘤成分。

2. 灌注成像　灌注成像又称为灌注加权成像（perfusion weighted imaging，PWI），是建立在流动效应基础上的成像方法，可以用于描述血流通过组织血管网的情况，通过测量一些血流动力学参数，来无创地评价组织的血流灌注状态。其成像技术又可以分为以下两种：

（1）对比剂首过法：利用静脉团注顺磁性对比剂的成像方法。当血脑屏障完整时，首过的对比剂仅位于血管内，不向血管外间隙扩散。位于血管内的对比剂产生强大的微观上的磁敏感梯度，引起周围组织局部磁场的短暂变化，利用快速成像技术（如 EPI 序列）和螺旋成像技术，使灌注成像具有足够高的时间分辨率，可以准确地测量局部磁场的变化，即对比剂造成的组织信号的变化。

（2）动脉自旋标记（arterial spin labeling，ASL）：无须引入外源性对比剂，是一种利用血液作为内源性示踪剂的灌注成像方法。在这种技术中，把感兴趣的层面称为扫描层面，而扫描层面的血流上游（通常是动脉）需要进行流入血液标记的层面称为标记层面，流入的动脉血可被标记。ASL 技术需要测量经过标记的图像和未标记时的基线图像之间的信号改变，这种信号改变的幅度很小，需要多次采集、信号平均，经计算方可获得定性和定量的脑血流量（cerebral blood flow，CBF）图。

PWI 在脑血管等疾病的诊疗中成为了重要手段，用于评价脑卒中后仍有缺血危险的脑组织，以及肿瘤、变性疾病等，还可用于测量神经活动改变引起的局部血流的变化。此外，在癫痫、阿尔茨海默病等疾病的评价方面也有一定作用。

3. 磁敏感加权成像（susceptibility weighted imaging，SWI） 以 T_2^* 加权梯度回波序列作为序列基础，根据不同组织间的磁敏感性差异提供图像对比增强，可同时获得幅度图像和相位图像。SWI 在显示脑内小静脉及出血方面敏感性优于常规梯度回波序列，甚至是微小出血，在诊断脑外伤、脑肿瘤、脑血管畸形等脑血管疾病及某些神经变性病等方面，具有较高的价值及应用前景。

4. 磁共振波谱成像（MRS） MRS 是利用质子在不同化合物中共振频率的化学位移现象，观察活体组织化合物组成成分及其含量的检测技术。MRS 技术要求用短的射频脉冲激励原子核，然后需要一段时间采集信号，再将收集到的自由感应衰减信号通过傅里叶变换成波谱。由于化学位移，不同化合物中相同原子的进动频率不同，在 MRS 频率编码不同位置形成不同的峰。目前临床最常用的是 ^{1}H-MRS，将产生 MR 信号的组织控制在一定容积的感兴趣区内，通过点分辨波谱法、激励回波采集模式等进行定位成像。临床上多用于神经系统疾病、前列腺肿瘤的诊断。

（二）狭义的 fMRI 技术

BOLD-fMRI 技术最早是由日本学者小川诚二（Seiji Ogawa）在 1990 年提出，作为一种新兴的功能影像技术，其原理是利用测量神经元活动所引发的血液动力改变磁共振信号来成像，在目前应用最为广泛。它可以在活体状态下，实现高空间分辨率，无创伤，可反复、动态观测脑代谢的改变；还可实现观察各激活脑区间的相互联系等。目前讲到的 fMRI 技术一般都是指狭义上的 fMRI，由于其具有非侵入性、高空间分辨率及高时间分辨率等特点，已广泛用于精神疾病、退行性疾病及人的心理认知活动等方面的研究，是针对脑功能活动的一种重要的无损伤检查手段。

BOLD-fMRI 技术又分为任务态功能磁共振成像（task-based functional MRI，task-fMRI）和静息态功能磁共振成像（resting-state functional MRI，rs-fMRI）。

1. task-fMRI 当受检者执行一项任务时，会导致更多的神经元放电，进而引发血管扩张，增加相关大脑活动区域的血流量。在这个过程中，氧合血红蛋白的数量明显增加，相对于脱氧血红蛋白，氧合血红蛋白具有反磁性，可延长组织的 T_2 或 T_2^* 值，因此与任务对应的特定大脑区域呈现出更高的信号。task-fMRI 就是让受检者在特定的任务设计下进行成像，通常会告知受检者需要进行配合的任务，为了进一步提高图像的分析结果，常需要进行多期采集。实际应用中，在短时间内（10~20s）给受试者一个刺激，与相同时间的控制条件交替出现。尽管 task-fMRI 已被广泛用于识别特定任务对应的大脑区域，但某些人群，如婴儿、阿尔茨海默病患者和一些精神疾病患者，可能无法执行医生所要求的某些特定任务。

2. rs-fMRI rs-fMRI 通过观察静息状态的大脑信号来展示大脑功能，已经成为 task-fMRI 研究的最佳替代方法。这种方法在 1995 年首次被学者比斯瓦尔（Biswal）证实：在静息状态下大脑的激活可以与任务状态下的类似。结果表明,感觉运动皮层及其相关皮层的静息状态功能磁共振信号在皮层内具有显著的时间相关性,但与其他脑区无明显相关性。得出的结论:可能由血氧波动引起的,不同脑区低频磁共振信号波动的相关性是大脑功能连通性的表现(见图3-3)。静息状态的 fMRI 主要专注于测量 BOLD 信号中的自发活动,这是在参与者不执行可能改变大脑活动的特定任务的静息状态下测量的。

可以说,功能影像技术是医学影像技术领域发展最为迅速,也最有前景的方向之一,是研究脑科学最重要的工具。在脑功能成像技术的辅助下,研究人员可以在中枢神经系统环路、神经元以及分子水平上对脑的结构与功能及其相互关系进行深入研究,以期阐明人类行为、神经及精神性疾病等方面的神经机制。毫无疑问,在未来的几十年内,随着技术的进步,将是 fMRI 技术发展的黄金时期,将推动整个功能影像学领域的突破性发展。

二、功能 CT 成像技术

功能 CT 成像技术主要是指利用 CT 技术实现组织和器官的功能学检查方式。功能 CT 成像主要包括 CT 灌注(CT perfusion,CTP)成像、动态 CT 成像、CT 心功能分析成像和部分能谱 CT 成像。

CT 灌注成像是最常见的功能 CT 成像方法,指在 CT 检查中采用静脉注射碘对比剂,同时对选定层面(单层或多层)通过一段时间的连续、多次扫描,从而获得某组织、器官对比剂增强的动态密度变化,随后利用灌注专用软件反映时间 - 密度变化曲线及组织灌注量改变等的一种方法。随着 CT 的进展和多层螺旋 CT 的应用,CT 扫描速度大大提高。目前,CT 灌注成像已用于全身多个脏器(脑、肝脏、肺等),为急、慢性脑缺血,肝脏、胰腺和骨骼等的良恶性肿瘤的诊断和鉴别诊断,提供了更多有价值的参考信息。

其中,脑 CT 灌注成像是使用最广泛的 CT 灌注成像,其技术原理大多数是基于对比剂动力学模型的灌注成像。脑 CT 灌注成像根据不同的数学模型计算出 CBF、脑血容量(CBV)、平均通过时间(MTT)、对比剂达峰值时间(TTP)和表面通透性(PS)等参数,用于评价脑组织的灌注状态,以达到诊断的目的。尽管脑 CT 灌注存在辐射剂量较高、注射局部有对比剂外渗可能等局限性,但是该技术方法敏感性高、廉价、便捷,仍可作为脑肿瘤术前、术后随访,放射治疗后疗效评估、监测的有效手段;还有助于急性脑卒中的早期诊断,延长治疗时间窗,对患者预后极其重要。

三、功能 DR 成像技术

随着电子信息技术的飞速发展,医学影像技术已全面进入到数字化的时代。作为医学影像技术中性价比最高的检查技术,DR 在临床诊疗过程中得到广泛应用。为适应临床检查诊断的要求,给临床带来更多、更丰富的医学影像诊断信息,功能 DR 成像技术是目前 DR 发展的目标。

其中,动态数字 X 射线成像(dynamic digital radiography,DDR)技术是近几年逐渐发展的一项新的医学影像检查技术,它是利用平板探测器连续摄影采集动态图像序列,传输至动态图像处理软件进行功能性的动态图像解析、处理,从而为临床带来能够反映人体组织动态生理信息的功能化影像。早在 2010 年,日本的一家公司就已提出这样的技术设想,并与日本和美国的多家科研教学医院进行共同研究和开发,旨在推动数字 X 射线摄影技术由静态的影像形态诊断发展为动态的功能性成像可视化诊断。

DDR 技术是在原 DR 系统设备的基础上增加了具有连续性的动态 X 射线摄影功能,将具备连续脉冲摄影功能的 X 射线源、动态平板探测器和数字动态图像采集处理技术相结合,以"高速度"和"低剂量"连续摄影的方式采集数字 X 射线图像,以此处理生成动态图像序列,使临床医生可以观察到人体解剖结构随时间频率的动态运动变化。DDR 技术结合悬吊式的 X 射线机可执行很多体位的 X 射线摄影检查（图 3-3）。低剂量的数字脉冲连续摄影方式，辐射剂量低于常规 X 射线透视和肺部 CT 的剂量。

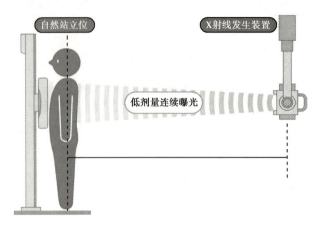

图 3-3　DDR 技术结合悬吊式的 X 射线机结构示意图

　　DDR 技术可应用于肺部动态功能性成像的诊断，还可以对肌肉、骨和关节（脊椎）疾病展开动态可视化功能性诊断的课题研究和诊断应用，改变以往依赖外部运动和静态 X 射线来评估关节稳定性和脊柱运动的传统诊断模式。DDR 技术在关节类疾病的早期发现中也有诊断指导意义，早期准确诊断关节发育不良及失稳，可以及早对患者做出相应的指导和治疗，保护关节的稳定性。

　　　　　　（孙家瑜　高志鹏　刘岚　韦智晓　许森奎　张瑞平　刘虎　徐丽莹　郁仁强）

第四章　医学影像技术学的特点与临床应用

　　医学影像技术学在临床医学中有着极其重要的价值和意义,是医生诊断病情的重要依据。医学影像技术包括放射影像技术、核医学与分子影像技术、超声影像技术、放射治疗技术和介入放射技术等。医学影像设备种类繁多,各种成像技术发展十分迅速,不同的影像检查方式的临床应用目的和侧重点不同,检查方案也存在差异,所以各种成像方式不能完全互相替代,反而可互相补充,因此在临床上要采用多影像综合分析的诊疗方式。所以,合理选择影像检查是临床医生的必备技能,既能提高检查的准确性、时效性,以帮助临床治疗决策方案,也能减轻患者的经济负担。只有不断深入研究医学影像技术,提升诊断精度和治愈率,才能促进我国临床医学事业的全面发展,全面提升医疗水平。

第一节　放射影像技术特点与临床应用

一、X 射线技术的特点和应用

　　(一) 特点

　　1. **简单方便**　成像原理简单,成像速度快,检查时间短,患者配合度高。

　　2. **经济实惠**　费用较低,能耗小。

　　3. **空间分辨率高**　二维大视野图像透视效果好,图像是重叠图像,视野范围内所有被检部位信息都有投射,可以观察器官运动。

　　4. **图像为直接模拟灰度(黑白)图像**　图像不可调节,放大后失真,密度分辨率低,细节显示不好。

　　5. **有电离辐射**　通过 X 射线的穿透作用成像,不可避免会受到电离辐射,对机体造成损伤。

　　(二) 检查技术及临床应用

　　1. **健康体检**　健康肺部影像检查。

　　2. **疾病诊断与鉴别诊断**　主要用于呼吸系统、消化系统、泌尿系统、生殖系统,外伤、炎症、肿瘤等。

　　3. **疗效评估**　胸、腹、四肢、关节等部位疾病的疗效评价与术后评估。

　　(1)普通 X 射线检查

　　1)透视:目前主要用于胃肠道造影检查和介入治疗中的透视观察。

　　2)数字 X 射线摄影检查:数字 X 射线摄影检查是指应用数字化 X 射线设备进行检查,以获得数字影像(digital image)。包括:①计算机 X 射线摄影(computed radio-graphy,CR),是以 X 射线成像板(imaging plate,IP)作为载体记录 X 射线曝光后形成的信息,再由激光读出信息并经图像后处理形成数字影像的检查技术。②数字 X 射线摄影(digital radiography,DR),是以平板探测器、电荷耦合器件(CCD)等为转换介质,将被照体信息以数字影像的形式进行传递的一种 X 射线摄影技术;与 CR 相比较,其有操作便捷、影像清晰度高、噪声较少、量子检测效率(detective quantum efficiency,DQE)较高、辐射剂量相对减少等优点。

3)软 X 射线摄影　是指应用 40kV 以下的管电压进行的 X 射线摄影。因 X 射线能量低、穿透力较弱,故称"软 X 射线",主要用于乳腺摄影。数字乳腺体层合成(digital breast tomosynthesis,DBT)是一种 3D 技术。它通过多角度曝光,获得压迫固定的乳腺在不同角度下的图像,然后将其重建成一系列高分辨率的体层图像。重建出的数字乳腺体层合成图像,消除了 2D 乳腺摄影成像中组织重叠和结构噪声的问题,提高了诊断准确率(图 4-1)。

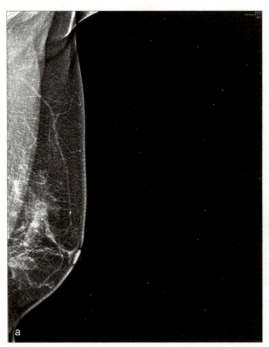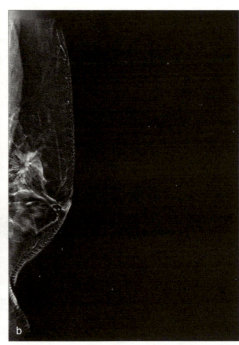

图 4-1　2D 乳腺摄影成像与数字乳腺体层合成图像的对比
a. 2D 乳腺摄影成像显示钙化结节,未见结构扭曲。
b. 数字乳腺体层合成图像显示放射状的结构扭曲。

(2)特殊 X 射线检查

1)数字体层融合摄影(digital tomosynthesis,DTS):是一种新型断层成像技术,通过在 X 射线设备的数字化平板探测器上进行 1 次连续性曝光,从不同角度观察被拍摄部位影像,避免了普通 DR 检查由于组织结构复杂或重叠所致特异性及敏感性低等缺点。目前主要用于乳腺和四肢关节等细小病变的检查。

2)双能减影 X 射线摄影(dual-energy subtraction radiography,DESR):是利用人体不同组织在低能和高能 X 射线光谱中衰减系数差异的原理,通过数字图像处理分别获得软组织和骨骼图像的成像技术。该技术可有效去除另一种组织重叠影像的干扰,有利于软组织或骨性病变的检出与鉴别诊断。

3)造影检查(contrast examination):对于缺乏自然对比的组织或器官,可以人为地引入一定量的在密度上高于或低于人体该区域的物质,以形成适度的密度差对比,该类物质称对比剂(contrast medium)。引入对比剂增加受检组织之间对比度的检查称为造影检查(图 4-2)。

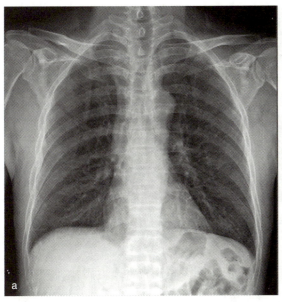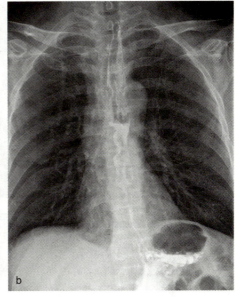

图 4-2　X 射线造影检查

a. 食管造影前;b. 食管造影后。

二、CT 技术的特点和应用

(一) 特点

CT 是以 X 射线束环绕人体某部位一定厚度的层面进行扫描,透过该层面的部分 X 射线被吸收,X 射线强度因而衰减,穿透人体后未被吸收的 X 射线被探测器接收转变为可见光,由光电转换器转变为电信号,再经模数(analog to digital,A/D)转换器转为数字输入计算机进行处理,重建成图像。CT 与普通 X 射线检查比较,具有以下优势:①横断层面成像,影像无前后重叠,图像清晰;② CT 图像空间分辨率较 X 射线影像低,但密度分辨率则较 X 射线影像高,可分辨普通 X 射线无法分辨的密度差异较小的组织结构。与 MRI 比较,CT 的优点有:①成像速度快;②对骨骼和钙化的显示较清晰,诊断病变内的骨化、钙化和骨骼畸形有较大的优势;③对冠状动脉及其病变的显示较好;④可以对带有心脏起搏器或体内带有铁磁性物质等 MRI 检查相对禁忌的受检者进行检查。

(二) 检查技术及临床应用

1. 常规 CT 检查　CT 平扫及增强检查基本可用于全身各器官系统病变诊断,随着 CT 设备的不断改进和完善,16 层、64 层、256 层和 320 层 CT 及双源 CT 和能谱 CT 的相继应用,以及多种后处理软件的开发,使得 CT 的应用领域在不断地扩大。目前,CT 检查的应用范围几乎涵盖了全身各个系统,特别是对于中枢神经系统、头颈部、呼吸系统、消化系统、泌尿系统和内分泌系统病变的检出和诊断具有突出的优越性。

(1)平扫 CT:平扫是指不用对比剂增强或造影的扫描。CT 检查一般先做平扫,根据不同检查部位和不同病变情况选择相应的层厚、层距、扫描机架倾斜角度,并在定位图上确定扫描范围。螺旋 CT 扫描还需设定螺距,然后开始逐层扫描或螺旋容积扫描,直到所需检查部位扫完为止(图 4-3a)。

(2)增强 CT:是指静脉注射水溶性有机碘对比剂后进行的扫描。注射对比剂后,血液内碘浓度增高,血管和血供丰富的组织、器官或病变组织碘含量较高,而血供少的病变组织则碘含量较低,使正常组织与病变组织之间含碘的浓度产生差别,在 CT 图像上形成密度差,有利于发现平扫未显示或显示不清楚的病变,同时根据病变的强化特点,有助于对病变进行定性。水溶性有机碘对比剂主要经肾脏排泄,使泌尿系统也强化,最后对比剂随尿液排出体外(图 4-3b)。

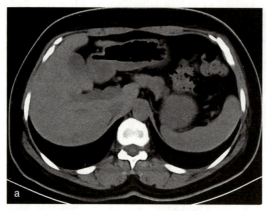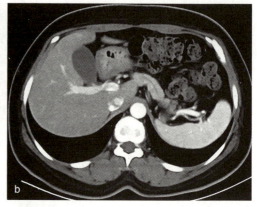

图 4-3　腹部平扫 CT 及增强 CT 检查

a. 腹部平扫 CT;b. 腹部增强 CT。

1)颅脑 CT:对颅内肿瘤、脑出血、脑梗死、颅脑外伤、颅内感染及寄生虫病、脑血管先天性畸形、脑萎缩、脑积水和脱髓鞘疾病等具有较大的诊断价值,是颅脑外伤的首选的检查方法。

2)头颈部 CT:对眼眶和眼球良恶性肿瘤、眼肌病变、乳突及内耳病变、耳的先天发育异常、鼻窦和鼻腔的炎症及肿瘤、鼻咽部肿瘤、喉部肿瘤、甲状腺肿瘤以及颈部肿块等有较好的定位和定性能力。

3)胸部 CT:可用于诊断气管、肺、纵隔、胸膜、胸壁、膈肌、心脏、心包和主动脉疾病等,常用于支气管肺癌的早期诊断和显示肺癌的内部结构,观察肺门和纵隔有无淋巴结转移(图 4-4)。可较好地显示肺间质和实质性病变,对淋巴结结核及纵隔肿瘤的准确定位等均较普通 X 射线具有显著的优势。

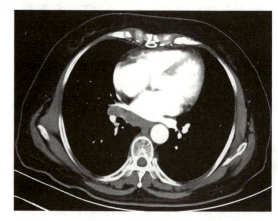

图 4-4　纵隔淋巴结

胸部增强 CT 清晰地显示了纵隔和右肺门淋巴结与周围血管的关系。

4)腹部和盆腔 CT:可用于肝、胆、胰腺、脾、肾、肾上腺、膀胱、前列腺、子宫及附件、腹腔及腹膜后病变的诊断,对于明确肿块的部位、大小、与邻近组织结构的关系、淋巴结有无转移等具有重要的作用。对于炎症性和外伤性病变亦能较好显示。CT 对腹部、盆腔肿瘤的术前分期有重要作用。

5)脊柱和骨关节 CT:可用于脊柱退行性病变(如椎管狭窄、椎间盘病变)、脊柱外伤和脊椎肿瘤的诊断。对于骨关节病变,CT 可显示骨肿瘤的内部结构和肿瘤对软组织的侵犯范围,弥补普通 X 射线检查的不足。

2. 特殊 CT 检查

(1)CT 灌注成像:CT 灌注成像(CT perfusion imaging,CTPI)实际上是一种特殊形式的动态扫描,是指在静脉注射对比剂的同时,对选定的层面行连续、多次动态扫描,以获得该层面内每一体素的时间密度曲线,然后根据曲线,利用不同的数学模型计算出组织血流灌注的各项参数,并可通过色阶赋值形成灌注图像,以此来评价组织、器官的灌注状态。CTPI 能反映组织的血管化程度及血流灌注情况,提供常规 CT 增强扫描不能获得的血流动力学信息,反映的是生理功能的变化,属于功能成像范畴。

(2)定量 CT:定量 CT(quantitative CT,QCT)是指利用 CT 检查来测定某一感兴趣区内特殊组织的某一种化学成分含量的方法。目前,定量 CT 技术的应用主要有三个方面:①骨密度测定;②冠状动脉钙化积分分析;③能谱 CT 的物质成分定量分析、骨代谢异常定量分析、肝脏代谢异常(铜代谢)定量分析等,其中能谱 CT 的定量分析还处于发展阶段。

(三) CT 图像后处理技术

CT 图像后处理技术主要是指利用容积数据进行 2D、3D 和能谱图像的后处理,此外,还包括图像数据的分割与融合等。目前,较为成熟和常用的后处理重组技术有以下几种。

1. 多平面重组(multiplanar reformation,MPR)　MPR 是将扫描范围内所有的轴位图像叠加起来,通过计算机软件重新排列体素,获得同一组织结构冠状面、矢状面以及任意斜面的二维图像的后处理技术。MPR 适用于任一平面的结构成像,以任意角度观察正常组织、器官或病变,可以显示腔隙结构的横截面,以观察腔隙的狭窄程度,评价血管受侵情况,真实地反映器官间的位置关系等(图 4-5)。

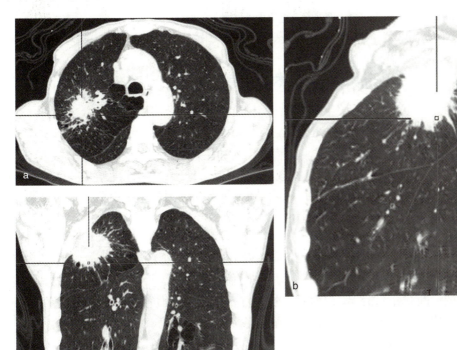

图 4-5　多平面重组
a. 横断面;b. 矢状面;c. 冠状面。
右肺上叶周围型肺癌,多平面重组可以多角度显示病变边缘分叶及毛刺,病变与邻近胸膜相连。

2. 最大密度投影(maximum intensity projection,MIP)　MIP 是利用投影成像原理,将容积组织或容积数据中投影线经过的每个像素的最大密度值进行投影,所获得的图像称为最大密度投影图像。MIP 的灰阶度反映 CT 值的相对大小,且比较敏感,即使小的差异也能被检测,如钙化灶、骨骼 CT 值非常高,充盈对比剂的血管同样具有很高的 CT 值,但总是低于钙化灶和骨骼,在 MIP 图像上,其明亮度不一样,可区分。

3. 最小密度投影(minimum intensity projection,MinIP)　MinIP 和 MIP 正好相反,它是在某一平面方向上对所选取的三维组织层块中的最小密度进行投影,主要用于气道的显示。偶尔也用于肝脏增强后肝内扩张胆管的显示。

4. 虚拟内镜技术(virtual endoscopy,VE)　这种 CT 重建图像可以模拟各种内镜检查的效果,它是假设视线位于所要观察的管"腔"内,通过设定一系列的参数范围,即可看到管"腔"内的结构(图 4-6)。

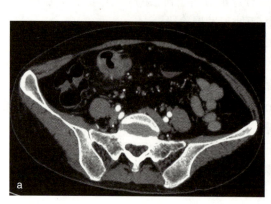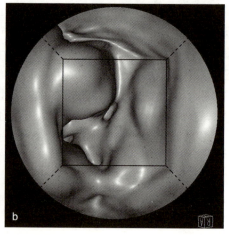

图 4-6　虚拟内镜技术

a. 增强 CT：结肠癌，肠壁增厚、肠腔不规则狭窄；b. 虚拟内镜技术模拟内镜检查的效果。

三、DSA 技术的特点和应用

（一）特点

数字减影血管造影（digital subtraction angiography，DSA）是电子技术、计算机技术与常规 X 射线血管造影相结合的一种血管成像方式。其将未注入和注入对比剂的受检部位的数字图像输入计算机进行处理，将两幅图像的数字信息相减，获得差值信号，再经对比度增强和 A/D 转换器转换成模拟信号，通过显示器显示，从而获得去除骨骼、肌肉和其他软组织而只留下血管影像的减影图像。

（二）临床应用

DSA 是诊断血管疾病的"金标准"，是血管性介入治疗不可缺少的工具。其主要用途包括：①血管性疾病的诊断与介入治疗，如血管畸形、动脉瘤、血管狭窄、血管闭塞、血栓形成、动脉夹层等；②肿瘤性疾病的诊断与介入治疗，了解肿瘤的血供、范围以及经血管的肿瘤介入治疗；③心脏及冠状动脉疾病的诊断与介入治疗；④出血性疾病的诊断与介入治疗。

四、MRI 检查技术的特点和应用

（一）特点

磁共振成像（magnetic resonance imaging，MRI）诞生于 20 世纪 70 年代，是利用人体内特定原子核在磁场中所表现出的磁共振现象而产生信号，经空间编码、重建而获得影像的一种成像技术。MRI 具有以下特点：①无电离辐射；②软组织对比度高；③多方位成像；④多参数、多序列成像；⑤除了能进行形态学研究外，还能进行功能、组织生化成分等方面的研究。正是由于上述特点，该技术目前已经成为临床医学诊断和基础生命科学研究中最基本和最重要的医学影像技术之一。但 MRI 检查仍有一些不足，如：①成像速度比较慢，检查时间较长；② MRI 对于钙化病变显像不如 CT 有效；③带有心脏起搏器（非磁共振兼容）、动脉瘤夹、人工耳蜗及体内有其他磁性金属植入物的患者不能行 MRI 检查；④生命监护设备不能去除的危重症患者及幽闭恐惧症患者不能行 MRI 检查。

（二）MRI 检查技术及临床应用

1. 颅脑与脊髓　MRI 对脑肿瘤、脑炎性病变、脑梗死、脑先天性异常等的诊断比 CT 更为敏感，可发现早期病变，定位也更加准确。对颅底及脑干的病变因无硬化伪影影响，可显示得更清楚。MRI 不用造影剂即可进行脑血管成像，从而发现血管有无狭窄、动脉瘤和动 / 静脉畸形等。

MRI 还可直接显示一些脑神经,可发现这些神经的早期病变是诊断垂体、脑神经、脑干、小脑等部位病变的首选影像检查方法。MRI 可直接显示脊髓的全貌,因而对脊髓肿瘤或椎管内肿瘤、脊髓白质病变、脊髓空洞、脊髓损伤等有重要的诊断价值(图 4-7)。对椎间盘病变,MRI 可显示其变性、突出或膨出。

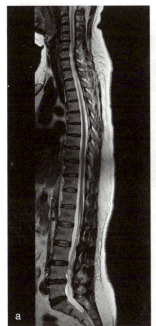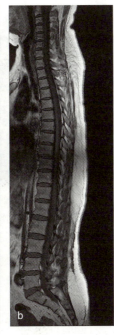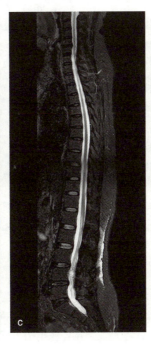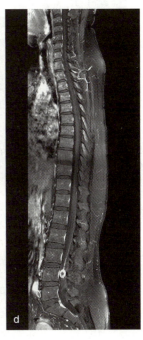

图 4-7　髓外硬膜内肿瘤

a. 平扫 T_2WI 示病灶呈高信号;b. 平扫 T_1WI 示病灶呈略低信号;c. 平扫 SPIR 序列示病灶呈高信号;d. 增强扫描病灶有明显环形强化。全脊柱平扫及增强 MR 检查,病灶位于 L_4 水平椎管内脊髓外。

2. **头颈部**　MRI 对眼、耳、鼻、咽喉部的肿瘤性病变显示较好,如鼻咽癌对颅底、脑神经的侵犯,MRI 显示比 CT 更清晰、更准确。MRI 还可做管壁成像,高分辨率 MRI 在显示颈动脉粥样硬化斑块的脂质核心、纤维帽、出血成分等方面具有优势,对评估斑块稳定性及高危不稳定斑块有重要价值。

3. **胸部**　MRI 可直接显示心肌和左、右心室腔,了解心肌损害的情况并可测定心肌活性。对纵隔内大血管的情况可清楚显示。对纵隔肿瘤的定位、定性也极有帮助。MRI 诊断心肌梗死、心肌病、瓣膜病、心包病变、先天性心脏病以及心脏肿瘤,优于其他影像学检查方法。此外,MRI 还可用于乳腺癌的分期及新近诊断的乳腺癌患者的对侧乳腺评估(图 4-8)。

4. **腹部**　MRI 对肝、肾、胰腺、脾、肾上腺等实质性脏器疾病的诊断可提供有价值的信息,有助于确诊。

5. **盆腔**　MRI 可显示子宫、卵巢、膀胱、前列腺、直肠、精囊等器官的病变。可直接显示子宫内膜及肌层,对早期诊断子宫肿瘤性病变有很大的帮助。对卵巢、膀胱、前列腺等处病变的定位、定性诊断也有很大价值。

6. **肌肉、骨骼系统**　对于关节内软骨盘、肌腱、韧带、滑膜的损伤与病变,MRI 是首选的检查方法。MRI 可对类风湿关节炎、强直性脊柱炎、股骨头缺血坏死做出超早期诊断。由于对骨髓的变化较敏感,MRI 能早期发现骨转移瘤、骨髓炎、骨无菌性坏死、白血病骨髓浸润等。对比其他影像学检查方法,MRI 在评估肿瘤切除术、放疗、化疗的疗效方面具有无可比拟的优势。

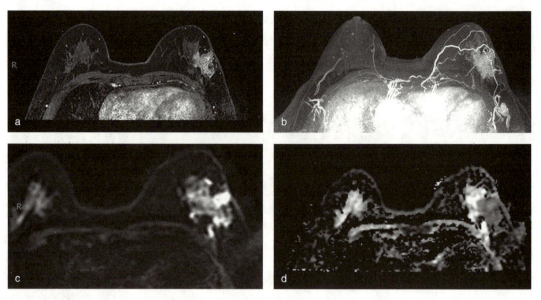

图 4-8　乳腺癌

a. 动态增强显示左侧乳腺肿块形态不规则,明显强化;b. 最大密度投影(MIP)显示病灶立体图像,病灶周围见增粗的血管影,左侧腋下多发强化淋巴结;c. DWI 显示病灶不均匀扩散受限;d. 表观扩散系数(ADC)呈不均匀略低信号。

(三) MRI 检查技术的特殊临床应用

1. 磁共振血管成像技术　磁共振血管成像(MRA)是一项对血管和血流信号特征显示的技术,是 MRI 检查的常规技术之一。MRA 基本方法较多,如时间飞越法(TOF)、相位对比法(PC)、对比增强 MRA(CE-MRA)等。3D-TOF 的空间分辨率高,图像质量好;TR/TE 时间短,血流中各种复杂因素对成像过程的影响小,是目前常用的 MRA 技术。MRA 检查不但能显示血管的形态,且能提供血流方向和流速方面的信息。

2. ASL 成像技术

(1)脑血管病:3D-ASL 改变了患者机体自旋弛豫状态,组织灌注成像之后,进行三维技术图像采集,激发、采集整个容积,准确地显示血流的方式、速度以及血管管腔的具体结构等。3D-ASL 达到了全脑灌注成像的要求,信号刺激的质量以及速度均明显提高,能够准确定位信号,从颅底扫描直至大脑顶部皮质,发现扫描范围内异常的灌注区,并显示异常灌注区的范围、部位等,为临床医师分析全脑组织灌注情况,提供准确的参考信息。

(2)脑肿瘤分级:胶质瘤是脑内最常见的肿瘤,级别越高,肿瘤血供越丰富,恶性程度越高。ASL 可以通过显示肿瘤的异常灌注区来清晰显示肿瘤侵袭范围,且能通过定量测量病变区的血流值反映肿瘤的生长特性。

3. MR 水成像技术　MR 水成像技术广泛应用于临床,现有 MR 胆胰管成像(MRCP)、MR 尿路成像(MRU)、MR 脊髓成像(MRM)、MR 内耳膜迷路成像、MR 唾液腺成像和 MR 输卵管成像等。MRCP 是目前临床上最常用的水成像技术。主要适应证包括胆道结石、胆道肿瘤、胆道炎症、胰腺肿瘤、慢性胰腺炎、胆胰管变异或畸形等(图 4-9)。MRU 可准确发现肾盂、肾盏、输尿管梗阻的部位,

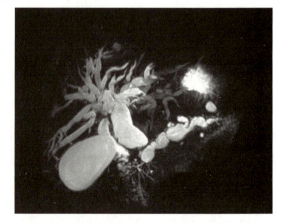

图 4-9　MRCP 低位胆道梗阻

梗阻位于胰头区,肝内胆管、肝总管、胆总管、胰管明显扩张,胆囊明显增大,胆总管、胰管中断于胰头。

进一步判断梗阻的原因；炎症病变如肾结核可显示肾盏破坏、脓肿形成、肾实质萎缩，可做诊断与鉴别诊断；某些先天性病变如巨输尿管、肾缺如、双肾盂、双输尿管均可显示。MR 内耳膜迷路成像能够测量正常内耳结构及显示解剖变异，用以明确先天性神经性耳聋的病因；发现内耳小的肿瘤如神经鞘瘤、血管瘤；内耳淋巴囊和内耳淋巴管成像可用于梅尼埃病的病因及治疗研究。

4. MR 扩散成像技术　MR 扩散成像技术属于功能性磁共振成像技术的一种，是目前在活体上测量水分子扩散运动与成像的唯一方法。目前最常用的有弥散加权成像（DWI）、扩散张量成像（DTI）、扩散峰度成像（DKI）和全身弥散加权成像（WB-DWI）或背景抑制 DWI（DWIBS）。

（1）DWI：可用于缺血性脑梗死的早期诊断，还可根据 DWI 上信号强度和 ADC 值的变化来鉴别肿瘤成分，有助于判断肿瘤囊实性。依据液体与实性组织的弥散特性之间的差异，DWI 有助于肿瘤及一些囊性病变的鉴别诊断（图 4-10）。

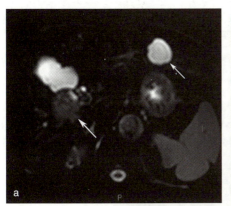
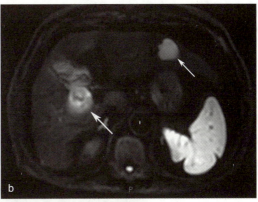
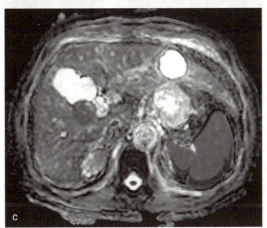

图 4-10　肝部 DWI（肝癌合并肝囊肿）
a. DWI b0 图；b. DWI b800 图；c. ADC 图。
肝囊肿（粗箭头）DWI b0 及 DWI b800 均呈高信号，为穿透效应所致，ADC 为高信号。肝癌（细箭头），DWI 显示 b0 不均匀略高信号，b800 不均匀扩散受限，ADC 呈不均匀略低信号，中心区高信号为坏死液化，周边肿瘤实性区域扩散受限。

（2）DTI：临床应用主要见于以下几个方面。①动态显示并监测脑白质的生理演变过程；②协助疾病的诊断和鉴别诊断，应用于脑缺血性病变、癫痫、精神病等。另外，目前 DTI 还应用于多发性硬化、脑白质疏松症、沃勒（Wallerian）变性、阿尔茨海默病、轴索损伤性疾病，毒品依赖者和 HIV 感染者的脑损伤等。

（3）DKI：目前临床主要应用于急性脑卒中的诊断与评估，脑肿瘤分级诊断，脑退行性变研究，腹部脏器如肝纤维化、肾脏功能研究等。

（4）WB-DWI 或 DWIBS：临床应用主要有以下几个方面。①肿瘤的定位与定性；②发现转移瘤或寻找原发病灶；③为恶性肿瘤的 TNM 分期提供依据；④监测肿瘤放/化疗效果。

5. PWI 技术　磁共振灌注成像（perfusion weighed imaging，PWI）是利用磁共振成像方法将组织毛细血管水平的血流灌注情况显示出来，从影像学角度评估局部的组织活力及功能。PWI 在颅内肿瘤中的应用越来越广泛，已经日益成为诊断脑胶质瘤的重要部分。通过 PWI 评估的相对脑血容量（rCBV）图谱已被证明在许多临床情况下可以对常规 MRI 进行有价值的补充，例如肿瘤分级、肿瘤进展以及与治疗相关的变化，因为 rCBV 值与胶质母细胞瘤（glioblastoma，GBM）中新生血管的等级相关。

6. MRS 技术　磁共振波谱（magnetic resonance spectroscopy，MRS）是利用磁共振化学位移现象来测定组成物质的分子成分的一种检测方法，亦是目前唯一可测得活体组织代谢物质的化学成分和含量的检查方法。^{1}H-MRS：是敏感性较高的检测方法。它可检测与脂肪代谢、氨基酸代谢以及神经递质有关的化合物。^{31}P-MRS：许多含磷化合物参与细胞能量代谢和与生物膜有关的磷脂代谢，^{31}P-MRS 广泛应用于研究组织能量代谢和生化改变。

7. SWI 技术　磁敏感加权成像（SWI）属于新型磁共振成像技术，以 T_2^* 加权梯度回波序列为基础，磁敏感性特点较强，且采用三维高分辨率成像，主要包含幅度图、相位图，利用 SWI 滤波相位图可有效区别不同磁敏感性物质，并根据形成的相位图像给予蒙片处理，最终加权至幅度图像。将幅度图像和相位蒙片进行加权处理后，取得 SWI 图像，从而清楚地显示连续层面的静脉血管图像。目前，SWI 技术在临床中主要用于中枢神经系统，如脑外伤、血管畸形、铁沉积以及肿瘤周围血供的影像学分析。

第二节　核医学及分子影像技术特点与临床应用

核医学及分子影像是医学影像技术的重要部分，该影像技术近年来取得了长足的发展，在疾病诊断及引导治疗方面发挥着越来越重要的作用。

一、核医学及分子影像

（一）核医学、放射性核素及放射性显像剂

1. 核医学　核医学是核技术与医学的有机结合，核医学是一门应用放射性核素诊断、治疗疾病并探索疾病发生、发展机制及理论的一门医学学科。

核医学根据它的研究及临床应用的不同，可分为基础核医学和临床核医学，基础核医学侧重应用放射性核素及其标记化合物来进行疾病发生、发展机制和理论的研究，而临床核医学侧重探索如何用放射性核素及其标记化合物来诊断和治疗疾病。后者又可分为诊断核医学和治疗核医学。核医学影像技术是诊断核医学的主要内容。

2. 放射性核素　放射性核素是一类特殊的核素，这类核素由于原子核处于不稳定状态而发生放射性衰变，在衰变时发射出 α、β、γ 等核射线，其中 α、β 射线可用于核素治疗，而 γ 射线可用于核素显像。放射性核素是开展核医学诊疗工作的必备条件。

3. 放射性显像剂　利用放射性核素衰变时发出的 γ 射线的"示踪"作用，根据疾病的不同病理生理学特性，将放射性核素标记到特定的化学或生物分子上制备的可用于核医学显像的放射性药物，叫放射性显像剂。放射性显像剂也可以是放射性核素本身，如 ^{131}I。放射性显像剂是核医学显像的必备条件。

（二）核医学显像设备

核医学显像设备指的是在医学中用于探测和记录放射性核素放出的射线并用于核医学显像、疾病诊断和研究的设备的统称，它是开展核医学工作的必备要素，也是核医学发展的重要标志。

核医学显像设备总体上可分为两大类。一类是单光子显像，是利用放射性核素发出的 γ 光子来进行的显像，其代表设备为 γ 照相机、单光子发射型计算机断层仪（single photon emission computed tomography，SPECT）和 SPECT/CT。另一类是正电子显像，是利用富含质子的放射性核素衰变时发出的正电子可与周围电子相结合而发生湮没辐射并发出互成 180° 且方向相反、能量均为 511keV 的两个 γ 光子来进行显像的设备，代表设备为正电子发射型断层仪（positron emission tomography，PET）、PET/CT 及 PET/MR。其中 SPECT/CT、PET/CT、PET/MRI 是将 SPECT 或 PET 与 CT、MRI 整合在一起的一种整合型设备，既可行 SPECT 或 PET 显像，也可同时行 CT、MRI 显像，并可将两者相融合，从而可同时获得功能和形态学信息。SPECT 和 PET 的功能学影像信息与 CT、MRI 形态学影像信息两者相互补充、相互印证，可进一步提高诊断的准确性。

（三）分子影像

自从美国哈佛大学的韦斯莱德教授提出了分子影像学的概念后，大大促进了学者们对分子影像的认识和该领域的发展。所谓分子影像，即通过无创性影像技术在人体和其他活体系统的分子和细胞水平上对生物过程进行可视化、表征和测量。分子成像通常包括空间和时间的多维显像，目前发展最成熟并用于临床的主要有核医学成像和 MRI/MRS，其他也包括光学成像、超声和其他影像技术。

二、核医学显像的特点

核医学显像是功能影像、分子影像，可以方便地进行动态显像和定量分析，在脏器功能评价及疾病（特别是功能性疾病）的诊断方面有独特的应用价值。

（一）功能影像

核医学与 CT、MRI 不同，核医学图像反映的是放射性显像剂在体内脏器、组织和病变的摄取情况，它必须在活体上才能得以显像，脏器、组织和病变对放射性显像剂的摄取高低反映的是血流灌注、物质代谢以及受体表达等，因此它反映的是脏器、组织及病变的功能状态。而 CT、MRI 等以结构、形态学改变为主的影像，反映的更多是脏器、组织和病变的形态学改变，在一定程度上反映病变的大体病理学变化。核医学影像主要反映的功能信息缺乏精细的形态学信息，SPECT/CT、PET/CT 和 PET/MRI 可弥补这方面的不足。

（二）分子影像

核医学影像是将放射性显像剂在分子、细胞水平上参与细胞的物质代谢、活性分子的合成、受体的结合和细胞增殖等生物学过程可视化，因此它基本上符合分子影像的各种特性，属于分子影像范畴，从临床应用来看，它也是目前最成熟的分子影像技术，特别是 PET 显像。

（三）动态显像

核医学影像是放射性显像剂在活体内的分布图像，放射性显像剂在体内脏器、组织及病变的分布、摄取及洗脱是一个动态变化过程，这决定核医学显像是一种动态显像，各个时相的图像反映特定时相脏器、组织和病变的功能状态，它对研究疾病的动态变化以及放射性显像剂的体内药代动力学及生物学分布有独特的应用价值。

（四）定量分析

核医学显像可以定量分析脏器、组织和病变对放射性显像剂的摄取强度、洗脱或排泄快慢，可以方便地对病变的代谢增高程度、受体表达量及其他重要参数进行量化，从而对疾病的状态（例如肿瘤增殖活性）进行表征，也可对疗效的好坏进行准确的量化分析。

三、核医学与分子影像的临床应用

核医学与分子影像的临床应用主要包括两个方面：SPECT/CT 和 PET/CT 的临床应用。

（一）SPECT/CT 的临床应用

SPECT/CT 在脑部、内分泌系统、心脏、肺部、肝脏、肾脏和骨骼等疾病的显像和诊断方面有独特的应用价值。

1. **脑部疾病** SPECT/CT 脑血流灌注显像可用于了解脑局部血流灌注情况，而局部脑血流灌注与局部脑功能密切相关，因此该显像也可以用于评估局部脑功能受损情况。脑血流灌注显像可用于脑梗死、短暂性脑缺血发作、癫痫及痴呆等疾病的诊断。脑梗死和短暂性脑缺血发作是由于脑动脉阻塞或狭窄导致供血区域无血供或血供降低，而呈现为局部放射性缺损或放射性分布降低。癫痫患者致痫灶在发作期表现为局限性放射性浓聚（局部血流灌注增高），而发作间期表现为局限性放射性稀疏（局部血流灌注降低）。阿尔茨海默病（Alzheimer disease）由于顶叶和颞叶脑细胞受损而在 SPECT/CT 图像上表现为双侧顶叶和颞叶血流灌注降低。SPECT/CT 对以上脑部疾病的诊断有独特的应用价值。

2. **内分泌系统疾病** SPECT/CT 利用甲状腺细胞能自主摄取 ^{131}I 和 $^{99m}TcO_4$ 的生物学特性而采用上述两种放射性核素作为放射性显像剂进行甲状腺功能显像。甲状腺功能亢进症表现为甲状腺的 ^{131}I 和 $^{99m}TcO_4$ 摄取率明显增高，而甲状腺功能减退症与之相反，表现为甲状腺的 ^{131}I 和 $^{99m}TcO_4$ 摄取率明显降低。亚急性甲状腺炎根据病变累及范围的不同可表现为局限性摄取降低或弥漫性摄取降低。桥本脑病则可表现为多发局灶性摄取降低或弥漫性摄取降低。SPECT/CT 也可通过甲状腺结节对放射性显像剂的摄取高低对结节功能进行判断，功能自主性腺瘤可表现为摄取明显高于正常甲状腺组织的"热结节"；功能正常的甲状腺腺瘤可表现为摄取与正常甲状腺组织相近或相同的"温结节"；功能降低的甲状腺腺瘤可表现为摄取降低或完全缺如的"凉结节"或"冷结节"，"凉结节"或"冷结节"易出现癌变。除能对甲状腺疾病进行诊断外，SPECT/CT 还可用于甲状旁腺腺瘤和肾上腺嗜铬细胞瘤的显像和诊断。

3. **心脏疾病** SPECT/CT 显像可用于评估心肌的血流灌注情况。静脉注射能为心肌细胞摄取放射性显像剂 ^{99m}Tc-MIBI 或 ^{201}Tl，冠状动脉狭窄或闭塞时心肌细胞对该显像剂不摄取或摄取降低，在 SPECT 图像上表现为局部放射性缺损或分布降低。通过对心肌局部血液灌注情况进行显像，可以了解冠脉狭窄或闭塞导致的心肌缺血严重程度，用于诊断冠心病和评估冠心病的严重程度，也可用于观察治疗后心肌血液灌注的恢复情况。SPECT/CT 心血池显像可用于观察冠心病所致的局部室壁运动异常。

4. **肺部疾病** SPECT/CT 显像可以用肺通气显像和肺灌注显像对肺部特定疾病进行诊断。肺通气显像是让患者吸入 ^{99m}Tc-DTPA 放射性气溶胶后，用 SPECT/CT 显像观察支气管及其分支的通畅程度及气道阻力。肺灌注显像通过给患者静脉注射一种 ^{99m}Tc 标记的大颗粒聚合白蛋白（^{99m}Tc-MAA），使其随血液循环进入肺内后能短时间嵌顿于肺毛细血管内，若出现肺动脉栓塞，则 ^{99m}Tc-MAA 无法到达供血区域而呈现为放射性缺损。通过肺通气和肺灌注显像可以灵敏地、准确地诊断肺栓塞，还可以评价慢性阻塞性肺疾病所产生的通气、血供的改变等，从而对该疾病的严重程度进行评价。

5. **肝胆显像及肝血池显像** SPECT/CT 显像可以用于显示胆汁的产生及肝胆排泄的动态过程。通过注射一种通过肝胆排泄的放射性显像剂 ^{99m}Tc- 依替菲宁（^{99m}Tc-EHIDA），可动态观察放射性显像剂被肝细胞摄取、排泄，随后进入肝内毛细胆管、左右肝管、肝总管、胆囊、胆总管，最后排入十二指肠的整个过程，可以显示肝细胞是否受损、肝内外胆管是否梗阻等信息，从而可以明确黄疸是肝前性、肝性还是肝后性病理因素所致，对胆漏、胆总管先天性梗阻、急慢性胆囊炎及胆汁反流等疾病进行诊断。还可通过用 ^{99m}Tc 标记红细胞后进行肝脏血池显像，对肝血管瘤进行定性诊断。如果肝脏内占位性病变出现大量 ^{99m}Tc 标记红细胞聚集而呈现为浓聚灶,则可以诊断为肝血管瘤。

6. 异位胃黏膜显像和肠道出血显像　SPECT/CT 显像可以简便而特异性诊断异位胃黏膜。梅克尔憩室是小儿肠道出血的常见病因,梅克尔憩室存在异位胃黏膜,而异位胃黏膜可摄取放射性显像剂 ^{99m}TcO$_4$ 而在小肠处出现局限性浓聚影,从而得以明确诊断。SPECT/CT 显像还可用于动态观察肠道活动性出血,通过给患者注射 ^{99m}Tc 标记红细胞并进行多时相动态显像,如在胃肠道区域发现有异常浓聚影出现,则可诊断胃肠道活动性出血。

7. 肾脏滤过、排泌功能显像　SPECT/CT 显像可以注射一种通过肾小球滤过的放射性显像剂 ^{99m}Tc-DTPA,来模拟尿液形成过程,了解肾功能和尿路通畅情况。患者注射 ^{99m}Tc-DTPA 后,采用动态显像可以观察双肾血流灌注、双肾滤过功能以及尿路是否存在梗阻,可以定量测定肾小球滤过率(GFR),从而了解肾功能受损情况,特别是肾功能受损情况。可以诊断肾动脉狭窄,判断尿路梗阻是机械性还是功能性,以及是否存在膀胱输尿管反流等疾病。

8. 全身骨骼显像　SPECT/CT 可以非常方便地对全身骨骼进行显像。通过注射亲骨性放射性显像剂 ^{99m}Tc-MDP,使其通过离子交换、化学吸附等途径进入骨骼,通过全身显像可以了解全身骨骼骨盐代谢状态,可以全面地显示恶性肿瘤的全身骨转移,显示骨原发性肿瘤的侵犯范围、诊断股骨头坏死以及区分骨髓炎和蜂窝织炎,也可以用于代谢性骨病及其他骨骼病变的诊断。

9. 其他　SPECT/CT 还可用于唾液腺显像、淋巴显像、前哨淋巴结显像、骨髓显像等。

(二) PET/CT 的临床应用

PET/CT 在脑部、心脏疾病及恶性肿瘤的诊断和病情评估方面有重要的应用价值。

1. 脑部疾病　PET/CT 在脑部疾病诊断中有独特的应用价值。^{18}F-FDG PET/CT 显像可通过观察局部脑组织葡萄糖代谢的高低,对癫痫患者的致痫灶进行定位,以及评估阿尔茨海默病患者脑功能受损情况。除 ^{18}F-FDG PET/CT 外,PET/CT 还可以用显像剂 ^{11}C-PIB 和 ^{18}F-AV45 等来了解阿尔茨海默病患者脑皮质的 β- 淀粉样蛋白沉积,用放射性显像剂 ^{18}F-AV1451 等来了解阿尔茨海默病患者脑组织中的 Tau 蛋白表达异常或神经缠绕,从而可以从不同病理生理学角度来诊断阿尔茨海默病,并评估疾病的严重程度,指导该病的治疗。还可用放射性显像剂 ^{18}F-DOPA 来显示脑内多巴胺受体的受损情况来诊断帕金森病。

2. 心脏疾病　PET/CT 可用于诊断冠心病心肌缺血,也可以用于评估心肌存活。PET/CT 可用放射性显像剂 ^{13}N-NH$_3$ 来观察心肌是否存在缺血并评价心肌缺血的严重程度。还可采用 ^{18}F-FDG 来评估梗死心肌是否存活,存活心肌存在 ^{18}F-FDG 摄取而无存活心肌无 ^{18}F-FDG 摄取。

3. 肿瘤　随着显像设备以及肿瘤显像剂的不断发展,PET/CT 和 PET/MRI 在恶性肿瘤的良恶性诊断、分期、疗效评价及复发监测等方面发挥着越来越重要的作用。

(1)肿瘤的良恶性鉴别诊断:PET/CT 显像在肿瘤良恶性鉴别诊断方面有重要的应用价值,大多数恶性肿瘤呈现 ^{18}F-FDG 摄取明显增高,而多数良性病变 ^{18}F-FDG 摄取不高或仅有轻度增高,因此根据病灶是否出现 ^{18}F-FDG 摄取增高可较好地对肿瘤进行良恶性鉴别。但也有部分恶性肿瘤可以不出现 ^{18}F-FDG 摄取增高,而出现 PET/CT 显像假阴性。对于易出现 ^{18}F-FDG 低摄取的肿瘤,非 ^{18}F-FDG 显像剂有较好的补充价值,如低级别脑胶质瘤可用 ^{11}C- 蛋氨酸(^{11}C-methionine, ^{11}C-MET)显像来补充;含有印戒细胞的胃癌可用靶向肿瘤间质成纤维活化蛋白的 ^{68}Ga-FAPI-04 显像来补充;分化较好的前列腺癌可用靶向前列腺特异性膜抗原的 ^{68}Ga-PSMA 显像来补充;神经内分泌瘤可用靶向生长抑制受体的 ^{68}Ga-DOTATATE 显像来补充,而惰性淋巴瘤可用靶向肿瘤 CXCR4 受体的 ^{68}Ga-Pentixafor 显像来补充。^{18}F-FDG PET/CT 诊断恶性肿瘤的特异性存在一定的不足,部分炎性病变、活动性结核、真菌等病变也可出现 ^{18}F-FDG 异常摄取而呈现为假阳性,使它们有时难以与恶性肿瘤完全区分开来。

(2)恶性肿瘤的分期:PET/CT 和 PET/MRI 可用于恶性肿瘤的全身分期。^{18}F-FDG 等显像剂能被肿瘤原发灶和转移灶所摄取而在 PET 上呈现为阳性病灶,易于发现,同时 PET/CT 和 PET/MR 又可以方便地进行全身显像,因此它非常适合恶性肿瘤分期。^{18}F-FDG PET/CT 可用于肺癌的分期诊断,它的准确分期约可改变 30%~40% 患者的分期和治疗决策。^{18}F-FDG PET/CT 在淋巴瘤治疗前分期方面也起着非常重要的作用,它改变 10%~40% 患者的分期。一般来说,恶性肿瘤的分期多选用 ^{18}F-FDG PET/CT,但对于一些易出现 ^{18}F-FDG PET/CT 假阴性的肿瘤,可以选用其他非 ^{18}F-FDG 显像剂,如 ^{68}Ga-PSMA、^{68}Ga-DOTATATE、^{68}Ga-FAPI、^{68}Ga-Pentixafor 来加以补充。^{18}F-FDG 组合多种非 ^{18}F-FDG 显像剂可对恶性肿瘤进行全面的、准确的分期。

(3)恶性肿瘤的疗效评价:早期评价肿瘤的治疗效果非常重要,特别是对治疗效果比较好的肿瘤,如淋巴瘤。在治疗早、中期评价疗效对进一步治疗决策的选择非常重要,如疗效好,则坚持原有的治疗方案;如疗效不好,则可更改更合适治疗方案。这可以减少无效的治疗,并可赢得宝贵的治疗时机。通常情况下,如恶性肿瘤治疗效果好,病灶对 ^{18}F-FDG 或其他显像剂的摄取程度会明显降低,而治疗效果差者,病灶对 ^{18}F-FDG 或其他显像剂的摄取程度不变或反而增高。2009 年沃尔·理查德(Wahl Richard)等在回顾实体瘤治疗疗效评价标准(WHO 标准、RECIST 标准)的基础上,结合 ^{18}F-FDG PET 和 PET/CT 在肿瘤治疗效果预测和评价研究中的大量数据,提出实体瘤疗效 PET 评估标准 PERCIST1.0。近年来,针对免疫治疗的特殊性,国际上提出了《实体瘤免疫治疗 PET 评价标准》(Immune PET Response Criteria in Solid Tumors,iPERCIST),国内也提出了《免疫检查点抑制剂治疗恶性肿瘤的 PET/CT 评价专家共识(2020 版)》。这些标准为恶性肿瘤的 PET/CT 疗效评价规范化奠定了基础。

(4)肿瘤治疗后复发、转移病灶的检测:及时发现肿瘤复发非常重要。PET/CT 和 PET/MRI 是一种"阳性显像"影像技术,肿瘤复发病灶常呈现代谢明显增高而易于被 PET/CT 和 PET/MRI 检出,它的检出不受治疗后形态和解剖结构改变影响,因此易于检测早期复发病灶,这对检测鼻咽癌、肺癌和胃肠道肿瘤等术后和放疗后的肿瘤复发病灶非常有帮助,这些肿瘤治疗后的形态学改变易掩盖肿瘤复发病灶。对于盆、腹腔恶性肿瘤治疗后出现腹水或肠道梗阻的患者,^{18}F-FDG 结合 ^{68}Ga-FAPI PET/CT 能对复发、转移病灶进行灵敏、准确的检测和诊断,可以很好地明确腹水和肠道梗阻的病因,从而更好地指导进一步治疗。^{68}Ga-PSMA PET/CT 也已证实可以在前列腺癌治疗后前列腺特异抗原(PSA)升高的生化复发患者中,对复发、转移灶进行灵敏检测并对进一步治疗方案的选择产生重大的影响。

(5)寻找肿瘤未明原发灶:所谓肿瘤未明原发灶,是指已发现有明确的肿瘤转移灶,而原发灶经常规影像技术和查体等仍无法确定。^{18}F-FDG PET/CT 已证实在寻找未明原发肿瘤方面有重要的应用价值,它在 50%~70% 的患者中有阳性发现。目前也有文献报道 ^{68}Ga-FAPI PET/CT 对未明原发灶的探测优于 ^{18}F-FDG PET/CT,可更有效地检测隐匿性未明原发肿瘤。

总之,随着核医学显像设备和显像剂的不断发展,SPECT/CT、PET/CT 和 PET/MRI 在各种疾病的诊断和指导治疗方面将发挥越来越大的作用,并不断地促进医学影像技术的进步。

第三节　超声影像技术特点与临床应用

医学超声影像技术及设备自 20 世纪 90 年代开始,一经临床应用便蓬勃发展起来。近年来,随着机械材料、计算机、电子工程等相关专业及技术的飞速发展,超声影像技术和设备也有了突破性的进步,实现了三次技术革命:①超声影像技术从最初的 A 型、M 型的一维超声成像,发展到灰阶 B 型二维实时超声成像,完成了超声影像技术发展史的第一次技术革命。②由灰阶二维实时 B 型超声成像进展到二维彩色多普勒超声成像,实现了超声影像技术发展史的第二次技术革命。③超声造影剂的临床应用,为超声影像技术扩展了新的应用范围。超声造影剂可以随红细胞进入组织、器官的微循环,通过谐波技术增强了造影剂的背向散射信号,从而提高了超声检查对微血流的分辨能力,提高了对疾病诊断的敏感性和特异性;使超声影像技术从结构性观察,到通过声学造影剂对组织、器官病理生理状态的微循环观察、功能学评估,实现了超声影像技术发展史的第三次革命。

在超声影像技术的发展过程中,超声成像模式也从二维平面演进到实时三维动态立体成像,增加了超声造影和超声弹性成像新的检查模式。超声弹性成像可以对生理和病理组织的不同硬度进行评价,从而实现诊断目的。如今超声影像技术已经从之前的单参量诊断转向多参量诊断模式,由结构形态影像向功能影像、代谢影像、酶和受体及基因表达成像融合的分子影像发展,如今超声已经和X射线、CT、MRI构成临床工作中的四大影像体系,广泛应用于临床多个学科,并因其独有的技术特点,在一些学科领域发挥其独有的作用。未来超声影像技术将向更多学科方向延伸,与多学科、多专业联合,为临床疾病的正确诊断、个性化治疗方案制订、微创精准治疗提供更多的专业支持。

一、超声影像技术的特点

1. **无创性** 超声波是机械波的一部分,超声影像技术的成像基础是依据声波的物理特性,所以超声影像技术没有辐射性,无放射损害。

2. **多模态成像** 随着与超声影像技术和设备相关的多元技术的发展,超声成像的形式也呈现多样化,有二维超声、三维超声、弹性超声、超声造影等不同的成像技术,多模态一体化成像,可为疾病诊断提供更多影像信息,提高诊断的准确性,使超声影像技术更具价值。

3. **检查实时性** 可以在B型超声、彩色多普勒超声、弹性超声、超声造影等多模态下实时动态观察组织、器官病变,更好地了解即时情况。

4. **检查结果即检即出** 超声检查报告在检查结束后当场由检查医生书写完成,方便患者和临床医生快速了解病情,明确诊断。

5. **适用范围广** 目前超声影像技术已经广泛应用于循环系统、消化系统、泌尿系统,血管、浅表器官、肌肉、皮肤等多系统、多器官/组织,以及常应用于妇产科、眼科等科室。随着设备的进步,还将开发更多的应用空间。

6. **可重复应用** 超声影像技术因为其无放射损害,可以短时间内重复使用,是儿童、孕产妇等特殊人群首选的检查和复查方法,是唯一可以伴随妊娠全周期的影像学检查方法,是临床使用频次最高的随访复诊的影像学检查方法。

7. **灵活性** 随着超声影像技术和设备相关技术的发展,超声设备越来越小型化、便携化、多功能化,可方便超声设备走进临床进行床边或家庭病房操作,以及实验室研究应用。

二、超声影像技术的临床应用

1. **腹部超声** 腹部超声是超声影像技术在临床工作中应用频次最高的检查项目,也是超声影像技术最擅长的应用领域。在临床腹部疾病的诊断和鉴别诊断中,首选的影像学检查方法就是超声影像技术。超声对脂肪肝、肝硬化、肝脏原发性占位、肝脏转移性占位、胆结石、胆道梗阻、肾结石、肾脏肿瘤、膀胱肿瘤、前列腺增生等疾病的检出和诊断都有很好的敏感性和特异性。在常规进行腹部超声检查时,消化系统超声检查要求患者在检查前禁食8小时,以保证胆囊呈充盈状态,同时避免由于气体和食物产生伪像,影响超声成像。检查膀胱时患者需要适度充盈膀胱,以便对膀胱内壁进行观察。虽然腹部常规检查需要患者空腹、适度充盈膀胱,但对于急诊腹部超声检查,需要及时实施检查操作,及时显示疾病的超声影像,将有助于疾病的检出和诊断。(图4-11、图4-12)

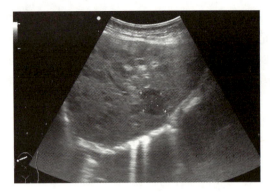

图 4-11　肝转移癌超声

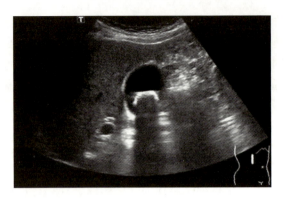

图 4-12　胆结石超声

2. 妇产科超声　超声影像技术在女性生殖系统疾病和妊娠期胎儿检查两方面都具有其独特的技术优势,也是临床首选的影像学检查技术。因为超声检查无放射损害,可重复性强,是妊娠期评价胎儿及其附属物、监测胎儿生长发育唯一的影像学技术,也是胎儿畸形筛查的最主要的影像学方法,在发现妊娠期不安全因素中发挥着重要的作用。在妇产科超声检查中可以运用经腹部、经阴道、经会阴、经直肠等多种检查方式,可以从多个角度对目标器官进行观察,获取有价值的影像信息。未婚女性妇科检查可以选用经腹部或经直肠的超声检查方式,经腹部超声检查时需要患者适度充盈膀胱,充盈的膀胱可以将盆腔肠管推移到侧腹区,以减少肠管气体及软组织的干扰,同时充盈的膀胱也可以作为透声窗,有利于更好地观察膀胱后方的子宫及两侧附件。(图 4-13、图 4-14)

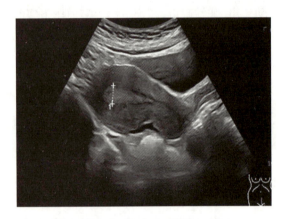

图 4-13　经腹部子宫长轴切面超声

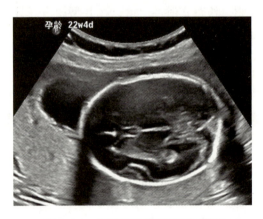

图 4-14　经腹部胎儿丘脑平面超声

3. 心脏超声　超声心动图是临床首选的无创检查心脏结构和功能的影像学检查方法,超声影像技术可以借助多种模态的技术手段对心脏结构进行动态的观察,评价结构有无先天和后天的异常、各房室的大小、室壁运动状态、瓣膜的运动情况和启闭功能、心功能评估、心脏血流动力学评价,通过上述多角度观察可以得到丰富的影像数据信息,用于先心病、瓣膜病、心肌病、冠心病、肺心病、心肌梗死、心功能不全等疾病的诊断和鉴别诊断。心动超声不但是心脏外科最为依赖的影像学检查方法,同时也是多学科临床开展众多救治活动所需的心功能评价的主要技术手段,心脏超声目前的检查方式有经胸心动超声和经食管心动超声两种形式。(图 4-15)

4. 浅表器官超声　因为高频超声具有良好的分辨能力,能够实时动态成像且具有多种成像模式,在甲状腺、乳腺、涎腺、肌肉等浅表组织和器官疾病的检查手段中,超声影像技术已经成为首选的影像学检查方法。超声检查可以发现病变,并通过病变的结构形态、声学特征、血流分布、组织硬度、声学造影表现等多项观察指标,获得更多、更丰富的诊断和鉴别诊断。超声影像依据可对病变进行良恶性评估、风险分层,使超声诊断更趋于准确,为临床提供更多有价值的诊断和治疗依据。(图4-16、图4-17)

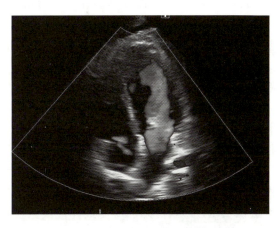

图 4-15　心尖四腔心彩色多普勒超声

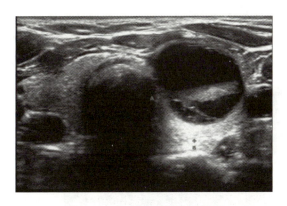

图 4-16　甲状腺囊性结节超声

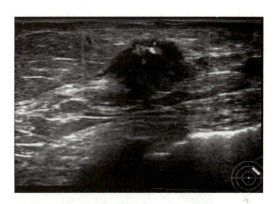

图 4-17　乳腺实性占位超声

5. 血管超声　血管超声为血管疾病检查提供了无创、便捷、有效的新方法,高频超声影像技术可以特异性地为临床提供生理、病理解剖结构图像,提供血管内生理、病理血流动力学信息,为血管疾病的诊断和鉴别诊断提供了新路径。因为血管超声的图像与血管生理、病理解剖结构一致性好,因而又被称为无创的血管造影。目前临床工作中将血管超声检查列为血管疾病排查的首选影像学检查方法,超声可以清晰地显示管腔、管壁、内膜、瓣膜、分支等解剖结构信息,也可以发现斑块、血栓、狭窄等病理现象。彩色多普勒超声可以显示血管管腔的血流灌注情况,敏感地发现狭窄和堵塞,通过色彩艳丽程度标记狭窄区段;频谱多普勒超声可以描记血管腔内血流运动曲线,评价峰值流速、舒张期流速、管腔血流阻力,通过血流曲线的变化提供病理信息。现在血管超声影像技术已经很成熟地应用于颈动脉、四肢血管检查,用于动脉硬化、血栓、脉管炎、静脉瓣功能、血管狭窄评估等多个方面。(图4-18)

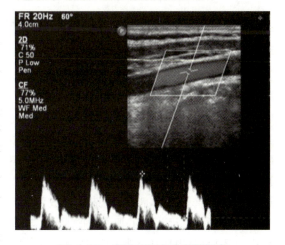

图 4-18　颈动脉彩色多普勒超声

6. 介入超声 世界卫生组织把在超声引导下执行的任何诊断和治疗的过程称之为介入超声,介入超声的发展使超声影像技术从单纯的诊断领域跨入到治疗领域。介入超声技术使操作过程可视化,从根本上改变了传统穿刺的盲目性,提高了穿刺诊断和治疗的准确性、安全性,减少和避免了并发症的发生。介入超声除了用于引导穿刺活检、抽吸、引流、注射药物外,还应用于穿刺置管技术、消融技术(包括微波、激光、射频)、放射粒子植入技术等,有越来越多的学科愿意利用介入超声新技术来拓展自己专业的诊疗范围。

7. 超声影像新技术的应用

(1)超声弹性成像技术:超声弹性成像是通过施加外力后,正常组织与病变组织发生形变产生的应变、速度、位移不同来成像;通过对正常和异常组织结构、硬度的评估,实现对疾病的诊断和良恶性评价。超声弹性成像目前主要应用于甲状腺、乳腺、肝脏、血管等领域,用来评价甲状腺、乳腺病变的良恶性,肝脏质地的硬化程度;通过对血管壁和管壁上动脉硬化斑块的软硬度的评价,从而得到血管壁弹性程度和斑块稳定性的评价结果。超声弹性成像技术目前有应变式弹性成像(SE)和剪切波弹性成像(SWE)两种形式,应变式弹性成像就是收集观察目标受压前后形态变化的回波信号,结合数字信号与数字图像处理技术,将不同的形态变化转化为实时彩色图像,不同的色彩代表不同组织结构的硬度,给诊断者提供直观、形象的组织弹性变化的信息;剪切波弹性成像属于定量弹性成像,可以量化分析,通过测量结构形变后产生的剪切波在被检组织中的传播速度来评估组织的硬度,剪切波在组织中的传播速度与组织的软硬程度成正比,即组织越硬、传播速度越快。(图4-19)

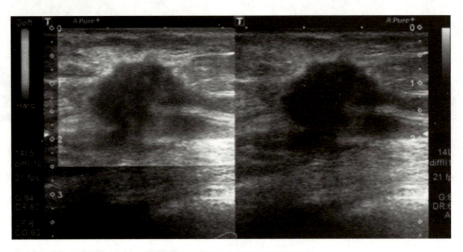

图4-19 乳腺病变超声弹性成像

(2)超声造影技术:超声造影(ultrasonic contrast)又称声学造影(acoustic contrast),是通过谐波技术利用造影剂来增强血液的背向散射回声,使血流显示清楚,易于识别,从而达到对某些疾病进行诊断和鉴别诊断的目的。超声造影明显提高了超声影像技术的分辨率,提高了对疾病诊断的敏感性和特异性。通过造影剂可以评价组织和病变的血流灌注状况,发现差异。超声造影具有可以实时动态观察造影剂在病灶和组织中分布的技术优势,对肿瘤性病变的检出和定性诊断有着重要价值,被誉为是现代超声发展史中继灰阶实时二维超声、彩色多普勒超声之后的第三次革命性发展。超声造影剂无肝肾毒性,不影响甲状腺功能,可以短时间重复给药,过敏反应远远低于放射增强造影剂,超声造影已成为超声医学的一个十分重要和很有前途的发展方向。目前超声造影技术已经在心脏、肝脏、肾脏、乳腺、甲状腺、子宫、输卵管等器官疾病的诊断和鉴别诊断中广为应用,也应用于肿瘤消融治疗效果的即刻评估方面。(图4-20)

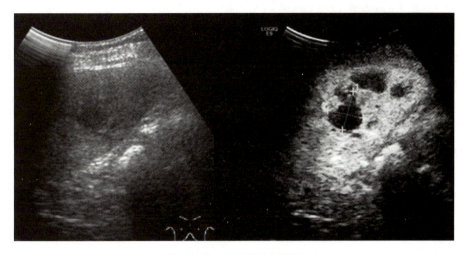

图 4-20　肝脓肿超声造影

（3）人工智能：虽然超声影像技术是临床四大影像诊断体系之一,临床工作广为采用,但因超声影像技术缺乏如 CT、X 射线、MRI、PET 的标准化诊断切面,超声影像技术的操作手法和专业诊断能力对人员依赖性都比较强,超声检查又常因患者个体差异大,专业医生的专业能力不同而导致每个患者的扫查切面都具有个性化,难以同质化管理,这一直是超声影像技术的一个不足之处。目前人工智能在超声影像技术上的应用研究主要是在图像识别与分类方面,通过计算机深度学习,自动提取图像特征,将简单特征融合成复杂特征,再用复杂特征去识别图像。基于深度学习算法的超声智能检测可以从超声医师扫查的超声影像视频中自动捕捉、识别标准切面、靶目标、目标声学特征,并自动测量,然后与学习记忆中的信息进行比对,得出结果。人工智能与超声影像结合可以简化操作步骤、避免主观差异性、减少人为差错、提高诊断效率,具有很广阔的应用前景。目前人工智能技术已经在甲状腺、乳腺结节的检出,肿瘤良恶性判定,脂肪肝和肝硬化病变的评估上,取得了一些可信赖的研究成果,并在临床工作中试验性应用。

第四节　放射治疗技术特点与临床应用

放射治疗技术(简称放疗)按照射线源的不同,可以分为 γ 射线放疗技术、高能 X 射线 / 高能电子线放疗技术、质子 / 重离子以及中子放疗技术。不同类型的射线,其物理剂量作用不同,临床的应用特点也有所差异。

一、γ 射线放疗技术特点与临床应用

γ 射线通常由 ^{60}Co 产生,是放疗治疗常用的放射性核素射线。^{60}Co 通过释放出一个 β 粒子衰变为激发态镍,激发态镍放出两种能量的 γ 射线变成稳定的镍。^{60}Co 既可以制成输出剂量高的外照射治疗源,也可以制成针状或粒状的高剂量率近距离放射治疗源。1951 年加拿大约翰斯（Johns）成功研制了 ^{60}Co 远距离治疗机,1952 年开始投入临床应用,标志着放疗“千伏”时代的结束和“兆伏”时代的开始,^{60}Co 远距离治疗机用于放射治疗,使放疗皮肤毒性明显减轻,放疗适应证进一步扩大,疗效也明显提高。^{60}Co 远距离治疗机的 ^{60}Co 源通常制成圆柱状或盘状,密封于不锈钢容器中,外层再封装一层薄不锈钢套,直径为 1~2cm。密封的不锈钢容器称为源室,安装在 ^{60}Co 治疗机的机头上,机头是一个用高密度金属材料铅或钨合金浇注而成的射线防护安全壳,需使用射线时,使用电机将源室移到机头的放射源开放窗口。

高能 γ 射线的物理特性具有剂量建成效应,即在射线入射物体的路径上,物体的吸收剂量随深度增加而增加,到某一深度时才能达到最大峰值的现象。γ 射线在人体内形成的最大剂量点位于皮下 0.5cm 处,而皮肤吸收的剂量小。对于这个深度的肿瘤来说,⁶⁰Co 远距离治疗机和深部 X 射线机以相同的剂量照射时,⁶⁰Co 引起的皮肤反应要轻。同时,⁶⁰Co 产生的 γ 射线能量高、穿透力强,射线与组织作用产生的侧向散射线较少,射野边缘以外正常组织吸收剂量较小,因此临床上可以用于深部肿瘤部位的治疗,如头颈部肿瘤的放射治疗。对普通 X 射线来说,骨组织的吸收剂量比软组织大,而骨组织和软组织对 ⁶⁰Co 的 γ 射线吸收剂量非常接近,基于这个优点,保证了 γ 射线穿过正常骨组织时骨损伤较轻,适用于骨及骨旁肿瘤的照射。

随着直线加速器的不断发展,直线加速器慢慢代替了 ⁶⁰Co 远距离治疗机,虽然 ⁶⁰Co 远距离治疗机具有结构简单、刻度和校正简单、便于维修、对电源要求不高、不需要水等优势,但其存在半影大、半衰期短、机房射线本底高、需要定期换源及废源处理等问题,因此目前 ⁶⁰Co 远距离治疗机已渐渐退出应用。

二、高能 X 射线 / 高能电子线放疗技术特点与临床应用

20 世纪 60 年代以后,直线加速器广泛应用于放射治疗。医用电子直线加速器是利用微波电场,沿直线加速电子到较高能量,从而获得高能 X 射线或电子线的放射治疗装置。医用电子直线加速器是以高能 X 射线和电子线两种射线束模式应用于临床的放射治疗。

高能 X 射线的临床应用特点:高能 X 射线是来自加速管中高能电子线引出后,与靶作用而产生,后经初级、次级准直器限束准直,由均整器对射线强度进行补偿吸收,在患者体表形成一定照射面积、强度均匀分布的照射野。高能 X 射线是目前放疗使用最广泛的放射线,绝大部分的放射治疗都是由高能 X 射线完成的。相较于过去的深部 X 射线机和 ⁶⁰Co 治疗机,高能 X 射线的优点是:①射线穿透力强,临床中最常使用的 6MV-X 射线在皮下的最大剂量深度为 1.5cm,10cm 深度时还有 67% 左右的剂量;②表皮剂量较小,通常只有 20%~30%,对皮肤保护非常有利;③旁向散射更小,可以较好地保护周边正常组织等。高能 X 射线穿透力强是优点也是缺点,其在人体内的衰减呈指数下降,如果使用单个照射野或两野对穿照射会对照射路径上的正常器官造成较大损伤。因此当肿瘤控制剂量高于正常组织耐受剂量时,该肿瘤患者无法实施放疗。随着科技的发展,MLC 的应用,三维适形放疗技术出现;从多个方向的多野聚焦式照射在很大程度上弥补了这一不足,大大拓展了放疗适应证。随着调强放疗技术的出现,甚至实现了凹形剂量分布,使得许多包绕着正常器官的肿瘤也可以进行放射治疗,在肿瘤受到足量照射的同时,周围正常器官也受到了很好的保护。

电子线的临床应用特点:电子线是来自加速管内的高能电子线引出后,经偏转穿过电子窗直接引出的射线束。根据电子线易于散射的特性,加速器采用散射箔技术将射线束展宽。散射箔采用金属薄片制成,一般用铅,其厚度要达到能够使电子束完全散射,形成可用于临床治疗的电子线。电子线与高能 X 射线相比,有其自身特点:①电子线易于散射,所以表面剂量较高,并随着能量的增加而增加,一般在 75% 以上;②随着深度的增加,百分深度剂量很快达到最大点,然后形成高剂量"坪区",有利于单野治疗;③随着限光筒到患者皮肤表面距离的增加,照射野剂量分布均匀性迅速变差,半影迅速增大;④有确切的射程,射程后几乎没有辐射;⑤组织不均匀性对剂量分布影响较大。正是因为以上这些特点,决定了电子线更适合治疗比较表浅的肿瘤,在浅部肿瘤受到较高剂量照射的同时,肿瘤后面的正常组织剂量极低,而且实现了技术简单、治疗费用低廉。电子线也有明显的缺点,在治疗时必须使用限光筒,而且剂量分布受限光筒位置影响较大,所以在颈部、肩部等体廓变化较大的区域不好实施,需要借助于组织填充物或用 X 射线治疗。电子线常用于乳腺癌根治术后的胸壁放疗、瘢痕疙瘩等浅表部位肿瘤的治疗。

与 γ 射线相比,高能 X 射线和电子线的能量更高、强度更大,射线输出剂量率一般可以达到

2~5Gy/min，一台医用电子直线加速器可以有两档、三档能量的 X 射线和多档能量电子线供治疗选择，而且直线加速器 X 射线靶点非常小，配合球面准直器在照射野边缘形成的半影也较 ^{60}Co 治疗机小。因此高能 X 射线和电子线是目前放疗的主流射线类型。

三、质子/重离子以及中子放疗技术特点与临床应用

目前使用光子束进行放射治疗仍是主流，但光子束存在剂量指数衰减缺陷，即使采用调强放射治疗（IMRT）技术，射线在杀死癌细胞的同时，周边的正常组织也会受到不同程度的伤害。质子和重离子束与光子射线不同，是带电粒子束，具有一定能量的质子或重离子射线穿过物质时，有"确定的射程"，且在射程末端处爆发出最大的能量，即出现所谓的布拉格（Bragg）峰。峰的位置可以由计划系统进行精确计算而得到，通过叠加不同能量的布拉格峰，就可得到扩展布拉格峰。将扩展布拉格峰的宽度与肿瘤厚度相适应，可以对肿瘤进行治疗。相对于光子治疗，质子和重离子束放疗时肿瘤靶区得到较高的剂量，同时位于靶区后方的危及器官得到很好的保护。

质子、重离子的临床应用特点：质子的生物学效应和光子、电子线的生物学效应没有很大差别，治疗质子计划设计可以以常规光子放疗为基础，其治疗的优势几乎全部归因于其非常好的剂量分布，临床使用的质子射束没有体现出高 LET 放射治疗所具有的"生物学优势"，如肿瘤中乏氧细胞会减弱此效应。重离子属高 LET 射线，它的物理剂量分布与质子相当，同时重离子具有较高的生物学效应，有更大的杀伤乏氧细胞的能力，且能有效地杀灭肿瘤干细胞。重离子的 Bragg 峰可以扩展达到在肿瘤体积内均匀照射，而且在整个扩展的 Bragg 峰内都是高 LET 射线，因此有着更强烈的放射生物学效应，它对细胞 DNA 的杀伤是双链断裂，具有比质子更强的肿瘤杀灭效应，即便是在乏氧细胞中也可以诱导产生复杂的、难于修复的 DNA 团簇损伤，因此重离子的剂量分布特点兼备了质子照射的优点和高 LET 射线治疗一定类型肿瘤的优势。质子和重离子放疗的临床适应证是肿瘤局限在原位，或有区域淋巴结转移，但是没有发生远处转移，包括：①局部晚期、分化高、增殖慢的肿瘤，或对低 LET 射线放疗不敏感的难治性肿瘤；②外科手术困难的肿瘤；③不能手术的老年肿瘤患者或脏器功能衰退的肿瘤患者；④生长发育期的青少年肿瘤患者；⑤邻近重要组织器官的肿瘤；⑥常规放疗复发、无效或需要二次放疗的肿瘤患者。

中子治疗，即硼中子俘获治疗（boron neutron capture therapy，BNCT）。中子治疗的原理是：给患者注射特定含硼的化合物，该化合物与癌细胞有很强的亲和力，在进入人体后该化合物聚集于癌细胞内，而其他正常组织内分布较少。在此基础上使用中子射线进行照射，中子与进入癌细胞里的硼发生强烈的核反应而释放出射线，进而杀死癌细胞，由于这种射线射程较短，因此不损伤周围组织。中子治疗的杀灭能力优于 X 射线、γ 射线等低传能线密度射线，同时优于氢离子、碳离子等高传能线密度射线。但中子治疗的发展需研发硼含量高、癌细胞靶向性强的含硼药物，同时需要开发更为精确的硼剂量测量与治疗计划系统，以及建造可以安装在医院内的加速器中子源等。在临床应用上，中子治疗目前主要用于治疗脑胶质瘤和黑色素瘤。

第五节 介入放射技术特点与临床应用

介入放射学作为医学影像学与临床治疗学相结合的一门新兴学科，是在影像引导下，利用经皮穿刺和导管技术，使用一定的药物或器具，达到对疾病进行诊断和治疗目的的科学。近年来，由于基础学科和影像设备的快速发展，使得介入放射学发展飞速，介入治疗已经成为部分疾病的主要治疗手段。

一、介入放射技术的特点

1. **微创性**　往往仅经过皮肤穿刺插管、生理或手术管道插管即可完成诊断和治疗。

2. **可重复性**　一次治疗不彻底或病变复发,可经同一途径重复、多次治疗。

3. **定位准确**　几乎所有操作都在影像设备引导下进行,保证了穿刺插管的准确就位,从而减少了操作的盲目性。

4. **疗效高,见效快**　对于出血性病变、血管狭窄或其他管腔狭窄病变,一旦介入技术成功,疗效即可显示。

5. **并发症发生率低**　由于其微创性和影像学的支持,介入技术所致的并发症发生率很低,致命和致残的严重并发症极为少见。

6. 多种介入技术联合应用简便易行。

7. **与其他治疗相互配合**　如外科术前栓塞。

二、介入放射技术的临床应用

1. **血管性介入放射技术**

(1)经导管血管栓塞术:经导管血管栓塞术(transcatheter arterial embolization,TAE)是介入放射学最重要的基本技术之一,是在 X 射线透视下经导管向靶血管内注入或送入栓塞物质,使血管闭塞,从而达到预期治疗目的的技术。目前主要的临床应用包括:

1)出血:动脉、静脉破裂引起的出血是血管栓塞治疗最常见的临床应用之一。栓塞止血主要有两种止血机制:一是栓塞物质直接堵塞出血部位;二是降低阻塞远端的血管压力,血流减慢,利于血小板在破口局部聚集,进而启动内、外凝血机制,形成血栓封闭裂口。

2)动脉瘤、静脉曲张和动、静脉畸形等血管性病变:血管病变种类繁多,目前血管栓塞主要用于动脉瘤,静脉曲张,动、静脉畸形治疗。其治疗的目的是隔绝血管性病变,消除血流动力学异常;如动、静脉分流、血流逆流等。

3)富血供肿瘤栓塞:血管栓塞术已广泛应用于人体各部位富血供肿瘤的治疗,根据治疗目的,可分为术前辅助性栓塞和姑息性栓塞治疗。适当的术前辅助性栓塞治疗可使肿瘤缩小,减少术中出血,提高肿瘤手术切除率,术前辅助性栓塞治疗主要用于良性肿瘤、肿瘤样变及有手术指征的恶性肿瘤。而姑息性栓塞治疗常用于不能切除的中、晚期恶性肿瘤的姑息性治疗,如肝癌、富血供肝转移瘤等。治疗的目的是:抑制肿瘤生长,减少肿瘤体积,减轻肿瘤引起的症状和体征,以提高患者晚期生存质量及延长生存时间。

4)介入性器官切除:介入性器官切除是应用栓塞剂,栓塞某些器官的终末动脉或毛细血管,使之出现不同程度梗死、机化,从而达到临床治疗目的的治疗方法。可用于脾功能亢进、脾大,肾脏病引起的顽固性高血压、大量蛋白尿,异位妊娠等的治疗。

(2)动脉内药物灌注术:动脉内药物灌注术(intra-arterial infusion,IAI)是指经皮穿刺,动脉内插管至靶动脉行动脉灌注,使靶器官药物浓度提高并通过各种方法延长药物与病变的接触时间,而外周血药浓度并不增加,达到提高疗效和减少副作用的目的。

目前临床上常用于治疗恶性实体瘤,动脉痉挛、狭窄或闭塞引起的缺血性病变,动脉内血栓形成的溶栓等。亦可用于治疗难治性局灶性炎症,如化脓性骨髓炎、急性坏死性胰腺炎、消化道出血等。

(3)经皮经腔血管成形术:经皮经腔血管成形术(percutaneous transluminal angioplasty,PTA)是指利用导管技术扩张或再通动脉粥样硬化或其他原因导致的血管狭窄或闭塞性病变的方法。目前临床广泛应用的 PTA 技术有球囊血管成形术、支架血管成形术(图 4-21)。

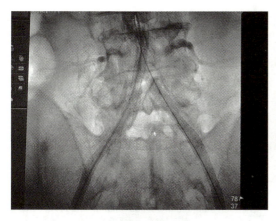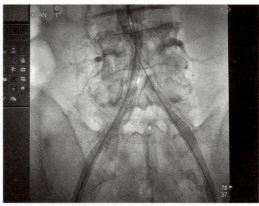

图4-21 双侧髂动脉球囊扩张及对吻支架置入术治疗老年患者复杂型双侧髂主动脉闭塞

支架血管成形术是指利用导管技术在病变段血管内置入永久性或临时性管状支撑架构,起到支撑狭窄血管、恢复血流灌注以及保护血管壁结构等作用,从而使血管维持正常的生理功能。

支架血管成形术已广泛应用于动、静脉系统,动脉系统包括周围动脉及内脏动脉,如肾动脉、冠状动脉、头臂动脉、主动脉、肠系膜动脉、肺动脉、髂股动脉等;静脉系统包括腔静脉、门静脉、髂静脉、股静脉、头臂静脉、颅内静脉窦等。凡能行球囊成形术的部位均可置入支架。支架成形术由于置入支架后急性阻塞率低、血管开放率高和并发症少的特点,其疗效超过了单纯球囊血管成形术,也优于其他几种新技术,如经皮激光血管成形术、经皮机械性动脉内膜切除术、体外开窗主动脉覆膜支架腔内隔离术(图4-22)。

(4)心脏射频消融术:心脏射频消融术(catheter radiofrequency ablation)是将电极导管经静脉或动脉送入心腔特定部位,释放射频电流,导致局部心内膜及心内膜下心肌凝固性坏死,达到阻断快速心律失常异常

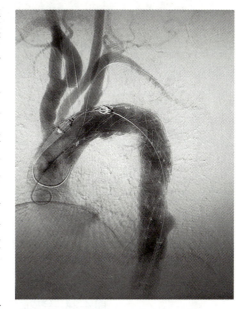

图4-22 体外开窗主动脉覆膜支架腔内隔离术治疗主动脉弓及胸主动脉多发穿透性溃疡伴壁间血肿

传导束和起源点的一种介入放射技术。经导管向心腔内导入的射频电流损伤范围在1~3mm,不会造成机体危害。目前广泛应用于房性心动过速、心房扑动、心房颤动、房室折返性心动过速、房室结折返性心动过速、室性心动过速等各类心律失常疾病(图4-23)。

(5)经皮血管内导管药盒系统置入术:经皮血管内导管药盒系统(port catheter system,PCS)置入术是利用导管技术为全身或局部药物注射提供一条仅经穿刺置入皮下药盒即可达到药物作用部位的永久性或半永久性通道(图4-24)。

目前临床上主要应用的有:①经皮锁骨下动脉导管药盒系统置入术:适用于长期性、规律性动脉内灌注化疗,治疗各种实体性肿瘤,如肝癌、肺癌及肝脏转移性癌肿;②经皮肝门静脉导管药盒系统置入术:主要用于少血供型转移性肝癌的门静脉化疗、经门静脉输入非化疗药、经门静脉行胰岛细胞和肝细胞的肝内细胞移植以治疗糖尿病及终末期肝病。

(6)下腔静脉滤器置放术:下腔静脉滤器置放术是利用介入放射学的经皮静脉穿刺,引入导丝、导管等一系列技术,将能够滤过血栓的特殊装置放置于下腔静脉内,使血栓不能随静脉回流至右心,造成肺动脉栓塞,从而起到预防肺动脉栓塞作用的一种介入放射学技术。

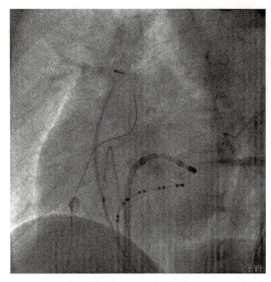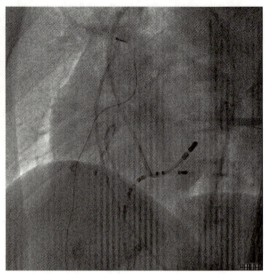

图 4-23 射频消融术中顺行及逆行途径消融治疗预激综合征

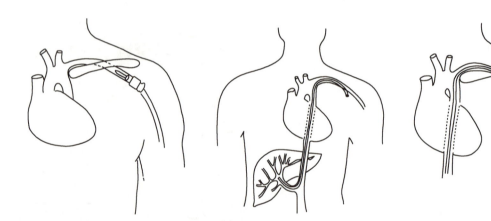

图 4-24 经皮血管内导管药盒系统置入术原理示意图

（7）经皮心血管腔内异物取出术：经皮心血管腔内异物取出术是指在影像设备监视下，利用经皮穿刺引入导管、导丝及特殊取异物装置。其为取除心血管腔内异物的技术。

心血管腔内异物残留是介入诊断和治疗操作中的一种严重并发症，既往通过外科手术取除异物，创伤大、并发症多、恢复慢，给患者造成生理和心理的双重创伤，故创伤小的经皮心血管腔内异物取出术具有其独特的优势。

（8）血管造影诊断：随着介入放射学的发展，血管造影已经成为临床的一种重要的诊断方法。血管造影是指将造影剂引入靶血管内，使目的血管显影，从而达到诊断目的。现在的血管造影通常指 DSA；是指利用计算机处理数字化的影像信息，以消除骨骼和软组织影像，使血管清晰显示的技术。

血管造影至今仍是显示血管解剖和与相关病变血管改变的"金标准"。根据血管造影，可以对多种病变的良恶性进行诊断和鉴别诊断。常见的良性病变有：动、静脉狭窄或闭塞，血管扩张性疾病［包括真性动脉瘤、假性动脉瘤及夹层动脉瘤（图 4-25）等］，血栓或栓塞，破裂或出血，血管发育畸形和良性肿瘤。良性病变也可导致恶性的结果，如颅内动脉瘤破裂、冠状动脉主干的急性闭塞、急性肺动脉栓塞等，均能导致猝死。

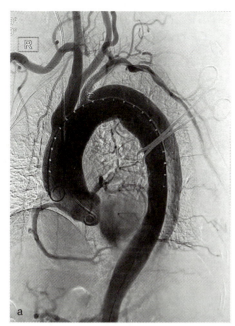
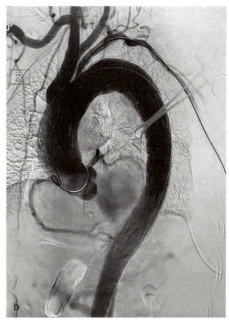

图4-25 主动脉造影

a. 术前主动脉造影示真假双腔;b. 术后主动脉造影示病变消失。

2. 非血管性介入放射技术 非血管管腔是指体内的消化道、气道、胆管、尿路以及输卵管等非血管组织的中空管腔。这些管腔一旦发生狭窄、阻塞,过去只能用外科方法进行扩张或再通。随着球囊导管和各种支架的研制成功,管腔扩张成形术在治疗血管狭窄性病变取得了满意疗效,逐渐用于非血管管腔的狭窄阻塞性病变,并取得满意疗效。

(1)经皮穿刺引流术:经皮穿刺引流术是指在 X 射线、超声、CT 等影像设备引导下,经皮穿刺将引流管置入体内液体潴留处的一种介入治疗技术,用于治疗胆道或泌尿道梗阻,或用于全身各部位的脓肿、囊肿和组织间隙积液的引流。引流出的液体可进行细胞学、细菌学和生化检测,在做出诊断的同时,还可以经引流导管进行局部药物冲洗等治疗,从而达到减压、消炎与囊肿灭能等效果。现阶段,影像导引下的穿刺引流技术因其创伤小、疗效确切,已广泛应用于临床。

1)胆道梗阻:由于某种原因使胆道阻塞,造成小胆管与毛细胆管内压力升高,管腔扩张、破裂,胆汁溢出至小静脉,反流至血液循环,使血中胆红素增高。梗阻性黄疸的介入治疗已发展成为一种比较成熟的技术,其胆道引流技术的成功率接近100%,明显高于经内镜逆行胰胆管造影术(ERCP)下的胆道引流术,且很少发生急性胰腺炎等并发症。

2)肾盂积水:肾盂积水可由肾盂至尿道口的任何部位的梗阻导致,可致肾功能损害,甚至尿毒症。经皮穿刺肾盂造瘘术可立刻改善肾盂积水,使腹痛、恶心、呕吐等临床症状明显缓解,挽救肾功能,比外科手术造瘘创伤小,住院时间短,成功率几乎为100%,是治疗肾盂积水的重要手段。

3)肾囊肿:多囊肾(polycystic kidney)患者的两侧肾脏均见大小不等的多个囊肿,由于囊肿增大可引起患者不适、疼痛、腰部肿物、肉眼血尿与急性感染。介入治疗肾囊肿以穿刺抽吸灭能术为主,由于介入治疗疗效显著,故现在一般不采用手术治疗。

4)肝脓肿:细菌性肝脓肿多由肝外胆道疾病逆行感染所致,可能与门静脉内微栓塞继发感染有关。治疗以往首选大剂量广谱抗生素,近年来,在 B 超与 CT 的导引下进行穿刺置管引流,操作简单、安全、成功率高且并发症少,已成为首选技术。

5)腹腔和盆腔脓肿:一旦炎性脓腔形成,临床可能出现严重的急性症状,内科治疗效果缓慢,外科切开引流可取得立竿见影的效果。目前,在影像导向下的穿刺引流术可以微创、安全、有效地对脓肿进行充分引流,效果肯定。

（2）非血管管腔成形术：非血管管腔是指体内的消化道、气道、胆管、尿路以及输卵管等非血管组织的中空管腔。这些管腔一旦发生狭窄、堵塞，过去只能用外科方法进行扩张或再通。随着球囊导管和各种支架的研制成功，管腔扩张成形术在治疗血管狭窄性病变取得满意疗效之后，逐渐用于非血管管腔的狭窄阻塞性病变，如食管狭窄、气管支气管狭窄、胃十二指肠支架术、结肠／直肠支架术、胆管狭窄、输卵管阻塞、前列腺段尿道支架术等，并取得满意疗效。

非血管管腔成形术，分为球囊成形术和支架成形术。球囊成形术一般用球囊导管扩张，如食管手术后狭窄的球囊成形术。支架成形术通常指将金属丝编织成的圆柱形支撑管，放在狭窄的脖道处，通常用于球囊扩张无效的病例。

（3）经皮软组织内异物取除术：软组织内异物多为外伤所致，是临床常见急症。浅表软组织异物常较易取出，但深部软组织异物处理较困难，因定位不准或肌肉活动后异物移动，导致异物取出困难，手术难度大，甚至较大的手术仍不能取除异物，给患者带来很大的痛苦。通过介入放射治疗技术，利用影像学精确的定位，不仅创伤微小，还可较准确地取除异物。

（张红霞　吴湖炳　刘岚　许森奎　张瑞平）

第五章 医学影像技术本科教育

医学影像技术专业是医学技术类理学学位的本科专业,是具有医、理、工交叉融合特色的专业。为了保证医学影像技术本科专业人才培养质量,教育部在2018年颁布了《医学技术类教学质量国家标准(医学影像技术专业)》,对医学影像技术本科教育标准进行了严格定义。科学规划四年制医学影像技术专业培养方案,是高等医学院校医学影像技术专业规范化、标准化、同质化教育的基础,合理构建课程体系是提高医学影像技术专业人才培养质量的重要保障。

第一节 医学影像技术专业课程体系

医学影像技术专业课程体系的主要构成是必修课教育、实践教育、创新教育等。根据专业特性课程结构充分体现了医学与理工学科的交叉融合,理论与实践的紧密结合。培养学生既要具备扎实的医学影像技术专业知识、临床技能和较强的创新能力,还要具备扎实的理工科基础知识和实践操作能力,满足国家对复合型人才培养的要求,符合医疗机构及企业对医学影像技术人才的需求。

一、医学影像技术专业培养目标

医学影像技术专业教育的目标是培养德、智、体、美、劳全面发展,具有扎实的基础医学、医学影像技术专业知识与基本技能的人才,同时具备扎实的理工科基础知识,具有良好的职业素养、终身学习能力及创新精神。

(一)思想道德与职业素质目标

遵纪守法,树立正确的世界观、人生观、价值观;具有人道主义精神,珍视生命,关爱患者;具有良好的医患沟通能力;具有正确的法律意识,学会用法律保护患者和自身的权益;具有科学使用辐射原则的能力;树立实事求是的科学态度和培养解决问题的能力。

(二)知识目标

掌握医学相关的人文知识;掌握基础医学、临床医学、医学影像诊断学的基本理论知识;掌握医学与理、工、计算机的基础知识;掌握医学影像技术专业知识,掌握X射线、CT、MRI、DSA、核医学等成像原理及其设备基本构造和特性;掌握放射治疗技术基本原理及其设备基本构造和特性;掌握放射防护原理及防护方法;树立终身学习的观念。

(三)技能目标

掌握临床流行病学的有关知识与方法,熟练应对特殊情况下医学影像技术的安全检查;掌握临床X射线、CT、MRI、DSA、核医学、放射治疗等检查技术,具有根据患者具体情况进行个性化检查的能力;具有跟患者及家属的沟通能力;具有医学影像信息的采集、分析和图像处理的能力;掌握各类医学影像检查技术的质量保证与质量控制体系,具有保证图像质量符合医学诊断要求的能力;具有及时学习新技术、查阅资料、阅读外文文献的能力,注重培养自身科研及创新的能力;具有自主学习和终身学习的能力。

二、医学影像技术专业教育标准

医学影像技术属于医学技术学科下的二级学科。根据国家教育质量标准,对医学影像技术专业培养目标的学制和学位、主干学科、核心课程、教育计划进行常规设定。

(一) 学制和学位

学制4年,理学学位。

(二) 主干学科

课程体系构建围绕基础医学、医学影像学、医学影像技术开展。

(三) 核心课程

系统解剖学、生理学、病理学、生物化学与分子生物学、组织学与胚胎学、人体断面与影像解剖学、临床疾病概论、高等数学、医学物理学、数理统计、医学影像诊断学、医学影像成像原理、医学图像处理、医学影像设备学、医学影像检查技术学、核医学设备与检查技术学、肿瘤放射治疗技术、医学影像质量控制与管理等。

(四) 教育计划

分为理论课和实习实践课,理论教学一至三年,必修课课程总学时不少于2 300学时,理论课与实践课(课间实习)占比>40%;选修课课程总学分不低于20学分,其中专业选修课不低于6学分。

毕业实习一年(不少于44周),实习岗位包括放射科、核医学科、放射治疗科等。毕业总学分不低于160学分。

三、医学影像技术专业课程体系

医学影像技术专业课程体系主要构成:通识教育课程、学科教育课程、专业教育课程、实践教育课程及拓展课程等四个课程模块,分别设置必修课和选修课两类。

(一) 必修课主要构成

必修课是实现培养方案的主体,贯穿思想道德知识、基础理论知识和专业知识体系,涵盖医学影像技术专业所具备的知识。

1. **通识教育课程**　通识教育课程设置35~40学分,开设9~11门课程。以政治思想教育为主,涵盖大学生心理健康教育、大学体育、大学英语、大学公共医学英语等。

2. **学科教育课程**　学科教育课程设置30~35学分,开设9~11门课程。通常包括高等数学、医用物理学、医用化学、系统解剖学、组织学与胚胎学、生物化学与分子生物学、生理学、病理学、医学伦理学、临床疾病概论等。

3. **专业教育课程**　专业教育课程设置65~72学分,开设20~22门课程。通常包括人体断面与影像解剖学、早期临床接触、医学影像成像原理、放射防护、医学影像设备学、医学图像处理、医学影像检查技术学、医学影像诊断学、核医学设备与检查技术、肿瘤放射治疗技术、医学影像质量控制与管理等。

4. **实践教育及拓展教育课程**　实践教育及拓展教育课程设置8学分,实践教育开设劳动理论与实践;拓展教育课程通常开设大学生创新创业基础、职业生涯规划、就业指导概论等。

(二) 选修课主要构成

选修课分为任选课和限选课两类,包括通识教育课程、学科教育课程、专业教育课程、实践教育课程及专业拓展课程四个模块。选修课可以作为学生兴趣课程选择,亦可作为专业课程补充选择。学分要求各高校设置不同,通常设置不少于20学分。

1. 通识教育选修课作为任选课,由人文社会科学类、自然科学与技术类、生命科学类、医药知识与技能类、艺术鉴赏与体育类、公共卫生与健康管理类、创新创业与职业发展类、现代信息技术类等课程组成。学生可采用课堂学习和网络学习多种形式,自选课程学习,分别记录学分。

2. 学科教育选修课作为任选课程,由相关学科导论课、进展课组成,自选课程学习,分别记录学分。

3. 专业教育选修课作为限选课程,由反映专业进展、职业发展规划的课程组成,要求必选,通常设置4~6学分。

4. 实践教育及拓展教育选修课程　实践教育课程由独立开设的实验课组成,拓展教育分为专业素质提升类课程、创新创业实践类课程(包含第二课堂)、综合素质提升类课程(包含第二课堂)三个模块。学校独立开设的课程,亦可通过学习获得相应学分。通常设置6~8学分。

(三) 毕业实习

医学影像技术专业毕业实习是基础知识与临床实践相结合的重要环节,分为临床实习、自主选科实习。要求毕业实习一年(不少于44周),通常设置不少于20学分。毕业实习成绩包括各岗位出科考核成绩和毕业考试成绩。

临床实习包括放射科、超声科、核医学科、放射治疗科。放射科实习岗位主要有普通DR检查技术、CT检查技术、MRI检查技术等,各岗位轮转不少于8周;核医学检查技术和放射治疗技术实习轮转不少于4周。

另外,可制订选科实习4~6周,学生可根据意愿任意选择就业意向的影像技术岗位实习。

学生进入临床实践实习最初阶段,各临床医学院为学生进行学业指导和各科室实践、实习指导讲座,强调医学生临床思维和自主学习的重要性。学生实习期间,除了完成技能训练及实践工作,还要主动进行探索和研究学习,加强医患沟通能力、临床技术操作能力和临床思维能力的提升,为毕业就业奠定扎实基础。

(四) 特色教育

不同医学院校设置不同,必修课、专业选修课和实习均应体现专业特色。

(五) 拓展教育

培养学生自主学习能力和查阅文献意识,充分利用MOOC、SPOC等线上课程拓宽视野。

培养学生创新意识,参与大学生创新创业项目,提高查阅文献、创新设计和运用知识的能力。

培养学生竞争意识,参加技能大赛、"挑战杯"等活动,提高综合素质能力。

四、医学影像技术专业教学质量保证

医学影像技术专业教学质量的保证,主要体现在考核体系的建立,包括必修课考核和实习实践考核。

(一) 必修课考核

必修课的课程评价包含过程性评价和终结性评价。过程性评价是在教学过程中进行的评价,通常采取网络自测、随堂测试、课后作业、实验报告和个案分析等方式进行评价,提高学生在学习过程中的知识获得成效,可占课程成绩的40%~50%。终结性评价是课程考核的终结评价,通常采取闭卷考试、小论文或大作业形式,不同课程采用不同形式,可占课程总成绩的50%~60%。

(二) 实习实践考核

临床实习实践考核包含出科考核和毕业考试。出科考核有技能考核(占成绩的60%~80%)和理论考核(占成绩的20%~40%),毕业考试是临床技能理论的考试。

五、医学影像技术专业毕业与学位授予

毕业要求:在规定的学习年限内完成教学计划安排的教学内容,在思想品德、基础理论、基本

知识、实习实践技能等方面通过考核,成绩合格,并达到规定的学分标准;有毕业论文要求的还需要通过毕业论文答辩,准予毕业。

学位要求:根据《中华人民共和国学位条例》,并按照其医学高校学位授予细则,符合学士学位授予条件者,授予理学学士学位。

第二节 医学影像技术临床教学实践

一、概 述

临床教学实践是医学影像技术教学的重要环节,实践可以使学生把理论知识融会贯通,紧密与临床结合,了解理论与应用的关系,同时,能够培养学生独立思考能力、实践操作能力,提高对科学探索的兴趣。医学影像技术临床教学实践分为课内实践和临床实习两部分,课内实践是指课程完成相应的理论教学章节之后,进行对应的实验教学部分;临床实习是根据医学影像技术的亚专业分类,进行临床技能实践教学部分。

二、医学影像技术课内实践

医学影像技术的课程体系中,每门课程都包含理论课和实践课,其中实践课占比 40% 左右,称为课内实践。课内实践方式主要包括:理论(验证)实验、临床实践(见习)。理论(验证)实验是利用实验设备或虚拟仿真实验在实验室开展,而临床实践需要到医院相关科室进行临床观摩,亦称为临床见习。在专业课程体系设置中,重视临床教学实践部分,提倡将早期接触临床作为课内实践贯穿于早期医学教育中,使医学生初步了解临床工作流程;提倡在实验室验证理论实验或利用虚拟仿真实验进行设备操作基本技能的初步训练。

(一)早期接触临床实践

将"早期接触临床"设置为临床实践课程,自 20 世纪提出以来,已经成为全世界高等医学教育教学改革的潮流,得到专家、学者的普遍认可,我国明确将"早临床、多临床、反复临床"的要求写入"卓越医生教育培养计划",作为培养适应我国医药卫生事业发展的高水平医学人才的一项重要举措。"早期接触临床"并不以学生对医疗技术的学习和掌握为目标,而是让医学生尽早了解医疗流程,了解患者和医生的角色关系,并在与患者接触中提升沟通能力,培养学生的社会意识,培养"以患者为中心"的职业素养,增强职业认同感、社会责任感。

设置早期接触临床课程分布在第一学期至第四学期,总学时设置 16~24 学时。以"阶梯式"早期接触临床的教学模式,让医学影像技术专业学生从"探访者"到"志愿者",逐步走近临床、走近专业。走近临床,有利于医学生对医院产生具象化认识,完成从旁观者到医学生的角色转变,认识到医务工作者的责任与担当,激发学生对专业基础课程的学习兴趣,培养学生的人文素养和沟通能力;走近专业,有利于提高医学影像技术专业学生对本专业的认知度,使学生更早地将理论与实践建立紧密联系,构建基础知识与临床应用的"脚手架",为临床实习实践打下坚实基础。

早期接触临床实践课程要求:在教师的指导下,学生提前对所接触的事件、人物、场景做出规划设计,做到有计划、有思考、有记录,可以采取小论文、小视频等形式完成作业,以小组汇报形式进行交流。

(二)理论实验

理论实验是指学生在教师的指导下,使用实验设备和材料进行实验,通过控制条件获得数据,观察实验对象的某些变化,达到验证知识、巩固知识的目的;亦可利用虚拟仿真实验平台进行实验。

实验设备实验:在现代教学中,为了加强学生能力的培养,不仅要求学生对理论知识进行验证性实验,更加重视让学生独立地设计和进行实验,提高独立思考及创新能力。例如"医学影像成像原理学"实验课程,通过实验室的 CT 设备、磁共振设备、超声设备等,在实验过程中调节相关参数而获得的不同成像数据,可以直观了解技术参数与成像关系。学生可以自主选择实验样本,设计实验步骤及参数,通过获取实验数据、分析结果及书写实验报告,掌握医学图像质量控制原理,掌握医学影像技术临床应用的基本知识。

虚拟仿真实验平台可对仿真的不可及的实验材料进行虚拟实验。例如:在"医学影像设备学"实验课程中,虚拟仿真实验可对虚拟仿真的医学影像设备进行分解、组合、调节参数、设备维护等,学生通过实验掌握设备的基本结构及主要技术参数;在"肿瘤放射技术学""医学影像检查技术学"等课程的实验中,可在虚拟仿真实验平台上进行临床模拟实训,学生可以反复独立模拟操作,任意选择不同患者、不同体位,设置不同参数开展实验,按照实验的基本工作要求,掌握医患沟通、接诊、登记、体位设计及摆放、技术参数设置、图像传输等任务,达到初步具备临床实践操作的能力,树立医学生的责任感和使命感。

理论实验课程要求:学生提前复习理论知识,预习实验课内容,了解实验目的、实验要求、实验步骤,并做初步实验设计。实验过程中,教师巡视指导教学,及时发现和纠正出现的问题。学生对实验设备、实验材料仔细检查,以保证实验的效果和安全,根据实验设计进行实验操作及实验参数的调节,并记录实验数据,课后进行数据分析,写出实验报告。

(三) 临床见习

医学影像技术的专业课程,通常设置临床见习,根据课程要求到临床医院相关科室进行现场观摩。例如,"医学影像检查技术学"的临床实践课,学生在不具备临床操作能力的情况下,需要在教师的讲解下进行观察,通过在临床上真实的感性认识,加深对专业理论知识的理解,培养医学生的职业素养,为毕业实习工作打下良好的基础。

临床见习课程要求:提前复习理论知识。临床见习中,认真听教师讲解,注意观察思考,分析理论知识与临床应用的内在关系,提高学习效率。

三、医学影像技术临床实习实践

临床实习实践是医学影像技术专业培养方案的重要环节,通常在第四学年到临床科室进行实习实践一年。在临床实践教学过程中,根据实习大纲,在医学影像技术亚专业进行岗位轮转。一般可分为普通 DR 检查技术、CT 检查技术、MRI 检查技术、核医学检查技术、放射治疗技术等多个方向。每个岗位实习结束,必须严格执行临床技能操作出科考核制度。通过一年的实习,使学生达到临床技能所要求的各项指标。

为了提高学生岗位胜任力,以"就业出口"为导向,可将临床实习实践分为两个阶段:基础实习实践和高阶实习实践。基础实习时学生应在所有医学影像技术亚专业进行轮岗实习,以满足临床技能的基本要求;高阶实习是指学生在基础实习结束后,可以任意选择一个亚专业进行高阶实践,达到个性化、精准化、专业化的培养目标。

(一) 实习管理

强化实习管理,严格执行实习生守则。按照亚专业制订轮转计划,合理分配教学实践周数,达到各岗位临床技能培养的要求。实习环节不仅注重理论学习与临床技能的培养,还要注重医德医风建设,需要培养实习生换位思考的意识,在实习工作中关注患者的心理变化,以同理心和责任心关爱患者、尊重患者、服务患者。

(二) 实习生守则

1. 实习态度端正,明确实习目的,严格遵守实习所在地的管理规定;服从分配,不迟到、不早退、不误工,上班坚守工作岗位;公休日、节假日按医院和科室工作安排休息,特殊情况严格按照请销假制度办理请假,自觉维护实习所在地的形象和学校声誉。

2. 实习生必须根据实习大纲的要求,按期在指定的实习所在地进行毕业实习。实习期间按照实习大纲的要求认真完成各岗位的实习。

3. 实习生必须树立高尚的医德医风,热情、耐心、细心地对待患者,尊重患者及家属,团结同学、尊敬师长。

4. 实习生必须尊重并服从实习医院的各级领导,对实习所在医院的各级各类人员均要以老师相称。

5. 实习生所进行的各项操作技术工作,应严格按照操作规程进行并在带教老师的指导下进行。

6. 实习生不得擅自处理职权范围以外的问题。

7. 实习期间,主动与学校指导老师或辅导员保持联系,保持通信方式的畅通。

8. 实习期间如需变更实习岗位,须征得学校指导老师或辅导员和原实习医院同意。擅自离开实习岗位的,严格按照学校学籍管理与实习管理的有关规定处理,实习期间发生的一切不良后果由学生本人负责。

9. 实习期间发生重大问题,要及时向实习医院和学校指导老师或辅导员报告。

10. 对严重违反实习纪律,被实习医院终止实习或造成恶劣影响者,实习成绩按不及格处理。

11. 结束部门实习时,应主动征求带教老师的意见,办妥离科手续,并对部门工作人员告别致谢。

(三) 实习大纲

根据医学影像技术亚专业分类:普通 DR 检查技术、CT 检查技术、MRI 检查技术、核医学检查技术、放射治疗技术等。按计划分配各技术岗位的轮转,出科前进行出科考核。临床技术岗位基本技能要求如下:

1. DR 检查技术

(1)了解 DR 设备的基本组成、机房布局。

(2)掌握 X 射线的防护知识、X 射线摄影的适应证和禁忌证。

(3)掌握 DR 设备的工作原理、操作流程。

(4)掌握头颅 / 颈部、胸部、腹部、盆腔、脊柱、四肢关节等部位的常规 DR 检查,熟练掌握体位摆放、曝光条件及后处理技术。

(5)熟悉 X 射线机的常见故障及故障维修。

(6)了解临床常见病、多发病的 X 射线诊断。

2. CT 检查技术

(1)了解 CT 机构成及机房布局,了解 CT 机日常维护保养和常见故障现象及排除方法。

(2)掌握 CT 检查的适应证和禁忌证、CT 机的操作流程。

(3)掌握颅脑 / 颈部、胸部、腹部、盆腔、脊柱、四肢关节等部位的常规 CT 检查,熟练掌握体位摆放、参数设计、扫描方法及后处理技术。

(4)了解常见病、多发病的 CT 诊断。

3. MRI 检查技术

(1)了解磁共振机器的组成及机房布局、日常维护保养。

(2)掌握磁共振设备的操作程序。

(3)掌握磁共振检查的适应证和禁忌证。

(4)掌握颅脑 / 颈部、胸部、腹部、盆腔、脊柱、四肢关节等部位的常规 MRI 检查,熟练掌握体位摆放、参数设计、扫描方法及后处理技术。

(5)了解常见病、多发病的磁共振诊断。

4. 核医学检查技术

（1）掌握核医学设备的日常维护与保养,要求明确维护保养项目、方法及意义。

（2）掌握核医学检查的适应证和禁忌证。

（3）掌握核医学常规部位检查技术,要求从预约、交代注意事项、用药、检查、评价图像到与患者沟通等全程参与。

（4）掌握骨断层图像融合采集与处理,掌握配准方法,清楚配准不良的表现以及融合图像的运用。

（5）掌握 PET/CT 图像采集与处理。

（6）熟悉正电子显像与单光子显像的异同,熟悉检查过程及注意事项等。

（7）掌握核医学常规设备质量控制。

5. 放射治疗技术

（1）掌握常规加速器技术操作要求。

（2）掌握头颈部、胸部、腹部治疗摆位技术。

（3）熟悉常规肿瘤治疗计划设计。

（4）熟悉加速器剂量校准技术。

（5）掌握常规治疗计划的验证方法。

（四）出科考核

为了保障毕业实习质量,严格实习期间的考核制度,分别制定亚专业出科考核标准,要求实习生掌握医学影像技术临床技能。在轮转实习结束周,进行临床技能出科考核。

第三节　医学影像技术学业成绩考核

医学影像技术学业成绩考核是衡量学业质量和效果的具体依据。构建多维成绩考核体系,通过综合评价结果实现对学业成绩的具体评价,不仅可以让学生掌握自身学习情况,也可以让教师更好地检验教学效果。

一、构建学业成绩考核体系的依据

构建学业成绩考核体系,以指导性、系统性、关联性、可行性为依据,贯穿教学全过程。

（一）指导性

学业成绩考核指标是医学影像技术专业水平、临床工作能力培养成果的具体化,是对学生学习效果的直接评价。学业成绩考核体系各指标成绩达某种水平,学生即具备相应的科研及工作能力。

（二）系统性

所制定的考核指标能够全面、系统、真实地反映学生在学习过程中各方面的情况。

（三）关联性

所制定的考核指标彼此之间为逻辑关联关系,基本理论考核是临床技能考核的基础,临床技能考核检验基本理论的掌握情况。不同阶段的考核任务层层递进,相互之间存在联系且相对独立。

（四）可行性

各考核指标在实际评价中具有可操作性和有效性,与客观学习情况相符,条目设定合理,应用方便简捷。

二、学业成绩考核体系的构成

根据医学影像技术专业课程体系,发挥课程考核的评价和导向功能,建立系统、有效的综合考核评价体系,实现由单一考核向多元考核转化。采取过程性评价与终结性评价相结合的评价方法,各门课程提高过程性评价比例,重视对学生学习过程的考量。

(一) 必修课考核

1. 过程性评价 采取网络自测、随堂测试、课后作业、实验报告、个案分析、学生自评、学生互评、小论文、小组汇报等方式进行评价,使学生从被动接受评价转变为评价的主体和积极参与者,及时反馈评价结果,提高学生学习效率及获得感。过程性评价成绩可占课程总成绩的30%~50%。

2. 终结性评价 一般采取闭卷考试的方式进行评价,对学生课程所学全部内容进行整体、综合的考核,客观体现学生对课程知识或技能掌握的程度。各门课程一般设有题库,供学生练习及考试。闭卷考试的试题要具有客观性,难易程度适当,题型通常有3种以上,主要有单项选择题、多项选择题、名词解释、案例分析、简答题等类型,内容向国家标准化考试靠拢。终结性评价成绩可占课程总成绩的50%~70%。

必修课各门课程成绩采用百分制,60分为及格,以学生百分制成绩乘以该课程学分得到该课程所得学分。必修课所有课程必须考核通过。

(二) 选修课考核

1. 过程性评价 采取网络自测、随堂测试、课后作业、实验报告、个案分析、学生自评、学生互评、小论文、小组汇报等方式进行评价。过程性评价成绩可占课程总成绩的50%~60%。

2. 终结性评价 考核方式包括开卷考试、闭卷考试、答辩、小论文、大作业、操作技能考试、调查报告等,或采用上述方法的部分组合形式,根据专业培养目标及学科特点确定考核方式。终结性评价成绩可占课程总成绩的40%~50%。

选修课各门课程成绩采用百分制,60分为及格,以学生百分制成绩乘以该课程学分得到该课程所得学分。

(三) 临床技能实践考核

临床技能实践考核是在每个亚专业实践结束后进行的理论和实践考核。

1. 过程性评价 一般包括量化考核岗位工作量、技术完成合格程度、出勤、工作态度、对待患者耐心细心医德医风表现等。过程性评价成绩可占临床技能实践总成绩的20%~40%。

2. 终结性评价 临床技能实践以出科考核作为终结性评价,一般包括理论知识考试和上机操作考试。理论知识考试:考核与临床实践相关的基础知识,占出科考核成绩40%左右。上机操作考试:包括操作者上岗前的准备、接诊患者、操作者安全防护、核对患者信息、患者体位设计、机器参数设计、阐述机器设计理论、机器控制台操作、图像处理、检查结束后的操作等,占出科考核成绩60%左右。出科考核成绩可占临床技能实践总成绩的60%~80%。

出科考核评价标准:主要内容包括上岗前准备、接诊、体位设计、参数设计、设计理论、控制台操作、图像处理、结束等。

出科考核合格原则:考核成绩>90分,合格,符合出科要求;考核成绩70~90分,基本合格,但不能出科,补实习1~2周后重新考核;考核成绩<70分,不合格,补实习2~4周后重新考核。

(四) 毕业考核

毕业考核有两种形式:毕业理论考试 + 毕业技能考核;毕业技能考核 + 毕业论文及答辩。

1. 毕业理论考试 一般采取闭卷考试形式进行考核,考试内容覆盖医学影像技术所有亚专业临床理论知识。

2. 毕业技能考核 采用综合出科考核方式,考试内容覆盖医学影像技术亚专业临床技能。

3．毕业论文及答辩　毕业论文一般分为立项、开题、中期考核、查重、答辩等步骤进行，要遵循学校的管理规范，必须恪守学术道德和学术规范，在教师指导下独立完成毕业论文，不得弄虚作假，不准抄袭、剽窃他人作品。学院（系、教学部）等将本科生毕业论文管理办法以及开题报告、中期报告、撰写要求等告知学生；可设置由专业教师组成的毕业论文质量监控小组，以提高学生毕业论文的质量。

（1）立项及开题：①毕业论文立项准备：通过文献检索平台，结合临床实习实践经验，检索感兴趣主题文献，确定主题及指导教师。②开题工作：根据确定主题对研究背景、国内外研究现状、研究意义、研究方法等撰写开题报告；在教师指导下设计技术路线、思维导图；开题报告要求2 000~3 000字，报告要包括参考文献。

（2）中期考核：采取提问、报告等形式进行评价。可要求学生每月至少进行一次论文进展汇报；指导教师与质量监控教师对学生汇报进行评价和指导。

（3）论文查重：提交论文4 000~5 000字，指导教师及质量监控教师进行审核，学院（系、教学部等）统一在专业机构进行查重，查重率低于20%为合格。

（4）答辩：学院（系、教学部等）聘请专业相关专家作为毕业论文答辩评委，同时可设置答辩秘书，负责时间控制、分数整理等工作。建议分组进行答辩，每个小组一般不少于3位评委，每组设置答辩主席，评委打分的均值作为答辩的分数。学生可先进行3~6分钟的论文内容汇报，然后专家提问，学生回答2~5分钟。评委根据以上答辩过程进行打分，秘书统分，整理出学生最终答辩成绩，并向学生宣布答辩决议。

三、考核指标与权重

学业成绩考核指标与权重如表5-1所示。

表5-1　学业成绩考核指标与权重

一级指标	二级指标		三级指标	
	评价内容	权重	评价内容	权重
学业成绩考核	必修课考核	0.596~0.891	通识教育课程考核	0.226~0.299
			学科教育课程考核	0.194~0.261
			专业教育课程考核	0.419~0.537
			实践教育课程考核	0.013~0.026
			拓展教育课程考核	0.015~0.030
			权重总和	1.000
	选修课考核	0.089~0.230	通识教育选修课考核	0.150~0.500
			学科教育选修课考核	0.050~0.200
			专业教育选修课考核	0.100~0.300
			实践教育选修课考核	0.050~0.200
			拓展教育选修课考核	0.050~0.200
			权重总和	1.000
	临床技能考核	0.071~0.138	临床技能操作考核	0.458~0.636
			临床技能理论考核	0.375~0.455
			权重总和	1.000
	毕业考核	0.018~0.034	毕业考试/毕业论文	1.000
	权重总和	1.000	权重总和	1.000

一级指标（学业成绩考核指标）包括必修课考核、选修课考核、临床技能考核、毕业论文考核四个二级指标。依据下级指标学分占上级指标学分的比重计算指标权重系数。按照权重大小，

二级指标依次为必修课考核、选修课考核、临床技能考核、毕业考核。

（一）必修课考核

必修课课程设置 140~160 学分,必修课考核指标所占权重为二级指标中最大。二级指标包含通识教育课程考核、学科教育课程考核、专业教育课程考核、实践教育课程考核、拓展教育课程考核等。

通识教育课程考核设置 35~40 学分,学科教育课程考核设置 30~35 学分,专业教育课程考核设置 71~78 学分,实践教育课程考核设置 2~4 学分,拓展教育课程考核设置 2~4 学分。根据各学校具体情况可以调整。

（二）选修课考核

选修课课程设置 20~40 学分。二级指标包含通识教育选修课考核、学科教育选修课考核、专业教育选修课考核、实践教育选修课考核、拓展教育选修课考核等五个三级指标。

通识教育选修课考核设置 6~10 学分,学科教育选修课考核设置 2~4 学分,专业教育选修课考核设置 4~6 学分,实践教育选修课考核设置 2~4 学分,拓展教育选修课考核设置 2~4 学分。

三级指标中通识教育选修课考核权重较大,其余指标权重大致相同。

（三）临床技能考核

临床技能实践考核设置 22~24 学分。二级指标包含临床技能操作考核和临床技能理论考核两个三级指标。

临床技能操作考核设置 11~14 学分,临床技能理论考核设置 9~10 学分。

（四）毕业考核

毕业考核设置 4 学分。

第四节　医学影像技术学习策略与方法

医学影像技术是医学影像学领域的一门重要学科,属于新兴技术类学科,课程涵盖面广,理论性、实践性强。医学影像技术主要涉及基础医学、临床医学、医学影像学等方面的基本知识和技能。医学影像技术专业主要培养具有基础医学、临床医学和现代医学影像学的基本理论知识及能力,能在医疗卫生单位从事医学成像技术等方面工作的医学高级专门人才。

学好医学影像技术专业课程,应该在大学入学时就确定一个明确的目标,拟定学习计划,认真学好每一门课程,为后续课程的学习打下坚实的基础。医学影像技术专业既要学习临床相关的医学知识,也要学习成像原理以及设备结构等偏向理工科方面的知识;不同的课程需采取不同的学习方法,只有采用合适的学习方法才能取得较好的学习效果。

对于大学新生而言,大一是学习生涯中的重大转折点。在此期间,快速适应大学的学习节奏与学习方法十分重要。与中学时代的学习方式相比,大学在学习内容、学习方法和学习要求上发生了巨大的转变。对于医学影像技术专业的医学生来说,要学好影像技术专业的各门课程,除了继续发扬勤奋刻苦的学习精神外,还要适应大学医学专业的教学方式,选择适合自己的学习方法。学习效率是学习的关键,而学习方法是效率的根本。大家在学习方法方面都有各自的看法,但只有最适合自己的方法才是最佳的学习方法,要发现并应用适合自身的学习方法,进行高效的自主学习。

医学影像技术专业学习在不同时期有不同的任务。大一时,主要进行公共基础课的学习,主要课程有系统解剖学、组织学与胚胎学、生理学、生物化学、微生物学等;大二时,主要进行专业基础课的学习,主要课程有诊断学、病理生理学、药理学、内外科学等;大三时,主要进行专业核心课程的学习;大四时进入临床实习,能够将理论与实践结合,更好地巩固学到的专业知识。学习医学影像技术课程过程中应注意以下几个方面。

一、明确基础知识的重要性

正确认识并加强对医学基础知识的学习。影像学是通过获取患者的解剖结构、病理变化等信息来辅助临床诊断的。作为影像技术专业的学生，掌握人体解剖结构和病理学知识是重中之重，因此要重视系统解剖学、断层解剖学、病理生理学、病理学等前导课程的学习。诊断学和内、外科学课程是学习临床常见疾病的诊断、治疗等知识，这些课程不仅为见习与实习奠定基础，同时也为影像技师能够更加准确地了解患者的基本情况，以及选择更加适合患者的检查手段打下了坚实的基础。

二、制订明确计划

学习计划是学习的促进者。结合自身的实际情况来制订学习计划，要按质、按量、按时完成学习任务。制订学习计划要具体、明确、适当，并且要科学、合理地安排学习时间，同时注意劳逸结合，这样才能提升学习效率。

三、上课认真听讲，按时预习、复习

医学影像技术专业需要学习的医学基础课程较多，有许多难点和重点内容，除了上课认真听讲外，还需要进行课前预习和课后复习。做好课前预习不仅能帮助学生在课堂中保持专注，还能帮助学生梳理课堂知识。预习需要对教材进行阅读，并在困惑的知识点标注自己的疑问和思考。充分的课前预习可以使课堂学习变得轻松。课堂学习需要重点关注老师对知识点的讲解，以判断自己在预习过程中对知识点的理解是否存在错误，还应根据老师授课的重点和教学目标，以标记、划线、记笔记等方式进行课堂记录。课后复习是对新学知识的巩固和加强。课后复习应以梳理知识脉络、串联新知识和以往所学知识、加深对新知识的理解为目标进行。主要的课后复习方式有思维导图、课后习题等。

四、加强知识内在联系，总结共性

一些课程之间既有区别也有联系。学习时既要横向联系学习，也要纵向回顾学习。通过课程之间相互联系学习可以加深理解和记忆。在学习过程中要注重基本概念、基础理论的理解记忆，并以基础知识作为理解、分析的手段，延伸、扩展所学内容。加强前后知识的内在联系，注意总结共性的知识，并找出各自要点、特点，为专业课程学习打下扎实的基础。

五、认真做好笔记

"好记性不如烂笔头"，只有亲自动手书写和记录，才能对知识点进行精准记忆，并且记笔记也有助于我们对知识的理解和反复记忆。医学知识内容非常多且容易混淆，对一些内容繁多且难于理解的知识不能仅靠死记硬背，还应选择合适的做笔记方法辅助理解和记忆，比如图表的罗列、疾病的比较、解剖结构的绘画、思维导图的绘制等。这些方式有助于强化对医学知识的理解，加深对人体解剖结构的认识，辅助对医学知识的串联，对日后复习以及终身学习都有帮助。

六、培养自学能力

自学能力的培养是非常重要的。拥有较强的自学能力的人能够多途径收集、分析、研究学习内容，能够把理论知识与实践相结合，并具备从实践中获取知识的能力，还可以汲取专业新知识和新的发展动向。培养自学能力可以根据 PDCA 原则进行：P（plan）阶段，设定一个可以实现的学习目标并根据学习目标制订切实可行的学习计划。D（do）阶段，采取行动，执行学习计划。C （check）阶段，在执行学习计划一段时间后检查自己是否能坚持完成每日的学习计划，检查自己是否到达了预期的目标，反思自己的学习计划是否在自己的能力范围内，是否存在问题；在这个阶段，通过检查自己的D阶段的表现对学习计划进行调整。A（action）阶段，再次采取行动，执行调整后的学习计划。

七、在学习过程中应该减少重复

不用复习那些已经掌握很牢固的知识，应该做的就是从目录中找到没有完全掌握的知识，进行重新学习，采用最佳的手段，消除学习的盲点。对自己最薄弱的部分进行强化学习；如此反复进行，才能更好地掌握薄弱的知识。

八、不同课程采取不同的学习方法

不同课程应采取不同的学习方法。如：解剖学研究的是正常人体的形态、结构，名词多、记忆量大是其特点；刚开始学习时，会觉得学习解剖学非常困难，其实只要掌握正确的学习方法，学好解剖学就会非常容易。针对解剖学课程的特点，在学习中特别强调直观性，要充分利用书上插图，多观察实物标本、模型，达到文字、图谱与标本相结合，可使枯燥的知识生动形象化。同时，对许多固定的结构和名称还需要机械记忆，并需要掌握一定的记忆技巧；如对某些内容反复刺激，可建立逼真的立体形态，可联系记忆以及编记忆歌诀和顺口溜等。在学习生化时，虽然书上的反应式繁多，但只需重点关注关键步骤、关键产物和关键酶，抓住主要矛盾，可以让我们在短时间内快速理解整个章节的主要内容。同时，还可以通过编口诀或故事来帮助记忆，这样不仅记得牢，还记得快，有事半功倍的效果。

每一门课程都有自己的特点，应该根据课程的特点，选择最适合的学习方法。在学习时切勿死记硬背，要理解记忆，学会抓住重点，融会贯通，掌握不同课程之间的关系，体会课程内容的有机联系，学会理解整体课程内容。把所学的知识慢慢编织成一张"网"，明确连通不同课程的主线，最终，所有的知识都在这张"网"上，这样有利于对知识的记忆和使用。

九、重视实践机会

充分利用好见习和实习课程，注重技能操作练习，认真对待实际操作中出现的问题，不断加以总结，提高专业素养。在大三专业课学习的过程中，会有进入科室、进入机房见习的机会，应珍惜这样的机会。见习可以将一些空洞、枯燥的理论知识变为真实、生动的实践活动，这将加深同学们对专业知识的理解和记忆。医学影像技术专业的同学在大四学期会进入临床，开始为期一年的实习生活，在这一年的实习中，需将理论知识与实践相结合，不断提升自身的操作水平。最基本的要求是能遵守医院的规章制度，不迟到、不早退。在不断练习与学习中对医学影像设备操作更加熟练，同时应该严格按照操作规程使用各种设备。在实习中要珍惜每次老师讲课的机会，认真学习老师教的技能及技巧，并较好地运用到实际操作当中。

第五节　医学影像技术教育与发展

一、医学影像技术教育教学的历史沿革

伴随着临床医学影像学科的发展，我国医学影像技术高等教育教学主要经历了三个阶段。第一个阶段是早期阶段。在20世纪80年代中期以前，人才培养主要以师承或中专教育为

主。在 20 世纪 50 年代之前,医学影像工作人员没有清晰的岗位功能界定,同时承担医师、技师和工程师的工作,人才培养为师傅带徒弟的模式。20 世纪 50—80 年代,影像医师成为独立的职业,影像技术工作人员负责技师和工程师的工作,主要接受短期培训或中专教育,内容以 X 射线摄影技术和 X 射线机维修为主。

第二个阶段是起步阶段。1985 年,泰山医学院在国内首办了放射技术专科,标志着我国医学影像技术专业高等教育的开启。高等医学影像技术专科教育的培养模式、课程体系初步形成一套教育教学体系。

第三个阶段是发展阶段。2012 年,教育部重新设立本科目录,医学技术列为一级学科,下设医学影像技术等专业。2017 年,医学影像技术学专业硕士和博士授权点开始设立。构建了较为完善的人才培养体系。医学影像技术专业的学历教育形成了覆盖中职、高职、专科、本科、硕士、博士各层次的教育体系。

二、医学影像技术教育教学的现状

医学影像技术学科逐步形成了较为完善的教育体系,随着医学影像技术教育的院校数量持续增加,为满足社会对医学影像技术人才培养的需求,教育教学需持续改进。

(一)教育体系

1. 颁布了统一的教学标准　2018 年教育部颁布了《医学技术类教学质量国家标准(医学影像技术专业)》,从本科医学影像技术专业毕业生应达到的基本要求、本科医学影像技术专业教育办学标准和本科医学影像技术专业教育办学条件三方面提出了基本要求。

2. 形成了比较成熟的人才培养模式　医学影像技术专业人才培养通常采用院校教育 + 临床实习的模式,本科阶段的教育模式多为"2+1+1"模式,即大学一、二年级在院校进行通识教育、学科基础教育;大学三年级进行专业课程教育;大学四年级在教学医院进行临床实践教育。

3. 出版了成体系的规划教材　2015 年,人民卫生出版社联合中华医学会医学影像技术分会、中国高等教育学会医学教育专业委员会医学影像学教育学组共同组织编写全国高等学校医学影像技术专业第一轮规划教材。以核心教材《人体影像解剖学》《放射物理与辐射防护》《医学影像设备学》《医学影像信息学》《医学影像诊断学》《医学影像成像理论》《医学影像检查技术学》和《放射治疗技术学》为主的 8 部教材,由人民卫生出版社出版第一轮医学影像技术专业规划教材;2023 年,第二轮规划教材新增了 5 部:《医学影像技术学导论》《核医学影像技术学》《医学影像图像处理学》《口腔影像技术学》和《医学影像人工智能》。规划教材奠定了坚实的医学影像技术专业基础知识,规范了临床基本技能要求。

4. 形成了具有一定覆盖面的招生院校和规模　目前,医学影像技术专业本科招生的院校已经超过 100 所,招生规模达到每年 6 000 人以上。

5. 建成了一批示范专业和课程　从 2019 年开始,教育部陆续公布了国家级和省级一流本科专业建设点。天津医科大学、山东第一医科大学、河北医科大学、四川大学和重庆医科大学等多个院校医学影像技术专业入选首批国家级一流本科专业点。

(二)学习中存在的问题

1. 重专业、轻基础思想　轻视基础课程的学习,导致专业课程的学习困难。

2. 医、理、工融合思想匮乏　医学知识与理工知识的学习模式转换困难,导致医、理、工知识结构衔接存在疏漏。

3. 理论与实践结合思想薄弱　无法将理论与实践紧密结合,导致基础理论知识无的放矢,不能有效地提高学习效率。

4. 职业素养匮乏　医学生的职业素养的提升需要贯穿整个培养过程,使学生逐渐规划职业蓝图,学习处理医患关系的有效方式,建立科研创新思维。

三、医学影像技术教育教学的建设与发展

在医学影像技术教育体系下,如何完成培养目标、优化课程体系设置、融合交叉学科体系、丰富教学资源、促进以"学生为中心,就业出口为导向"的教学模式,对医学影像技术的教育改革提出了新要求。

(一)背景

2018 年,中共中央、国务院印发《教育部关于加快建设高水平本科教育全面提高人才培养能力的意见》,提出要推动本科教育高质量发展,强调和倡导"新医科"建设。2019 年,教育部印发《教育部办公厅关于实施一流本科专业建设"双万计划"的通知》,决定于 2019 年至 2021 年建设 10 000 个左右国家级和 10 000 个左右省级一流本科专业建设点。2022 年,党的二十大报告中提出,推进健康中国建设,把保障人民健康放在优先发展的战略位置,完善人民健康促进政策。同时,党的二十大报告中还提出:我们要办好人民满意的教育,全面贯彻党的教育方针,落实立德树人根本任务,培养德智体美劳全面发展的社会主义建设者和接班人。

(二)方向

医学教育是高等教育的重要组成部分,是教育强国建设的重要内容,关系到国计民生。同时,医学教育作为卫生健康事业重要基础,是健康中国建设的重要内容。在"新医科"和"双一流"的背景下,医学教育有了新的内涵。首先是理念新,从以治疗为主要目的医学教育改变为人民生命全周期和健康全过程的医学教育,包括预防、治疗、康养等。其次是背景新,今后的医学教育是在以人工智能、大数据为代表的新一轮科技革命和产业变革的背景之下的医学教育。最后是专业新,新的医学教育要求医、理、工、文融通,对原有医学专业提出了新要求,同时也要发展精准医学、转换医学、智能医学等医学专业新方向。

(三)措施

1. 加强基础课程与专业课程的支撑关系教育 课程体系构成包括基础课程和专业课程,二者是具有承上启下、相辅相成的关系,基础课程是专业课程的支撑。每一门基础课程都是为专业课程打基础的,注重基础课程与专业课程应用关系的教学。

2. 加强医、理、工融合思想教育

(1)开展新医科教育模式:设置"医学 +X"交叉学科,培养能够在以人工智能、大数据等为代表的新一代技术革命背景下,运用交叉学科知识解决未来医学应用领域问题的高层次医学应用人才。

(2)优化课程体系:课程设置强调整体性,各阶段既有侧重,又有互相连接和交错,并将国际上先进的全科教育理念融入课程体系中,通过课程体系的改革,实现医学教育的接触临床前移,医学问题前移,科研训练前移;人文通识教育与医学教育结合,临床和基础医学教育结合,科研训练和医学实践结合,医学与理工文学教育结合。

(3)综合采用多种教学模式和方法:充分发挥整合式课程的优点,开展基于问题的学习(problem-based learning,PBL)、基于案例的学习(case-based learning,CBL)、基于研究的学习(research-based learning,RBL)和基于课程的学习(lecture-based learning,LBL)等教学新模式,以问题为基础、以病例为基础、以研究为基础、以讲座为基础的学习方式,打破学科界限,开展医、理、工融合立体式教学,循序渐进,形成适应医学技术专业的新医科教育体系。

(4)建立完善的线上线下综合实验教学平台:拓宽教学空间,丰富课程内容,如理论视频课程、实践视频课程,影像设备与检查技术操作虚拟仿真、练习与测试系统等。建立联合线上线下综合教学平台,整合各院校优势资源,打造精品课程体系,提高学生实践能力和创新能力。

3. 加强临床实践教学

(1)重视早期接触临床:重视临床教学实践部分,设置早期接触临床作为课内实践贯穿早期医学教育,使医学生初步了解临床工作流程,帮助学生尽早熟悉专业和职业特点,培养学生对医

学影像技术学科的兴趣,努力调动学生学习的积极性,使其尽早进入职业角色。

（2）注重实验、见习、实习等实践教学环节综合培养:加强基础实验内容整合,增加综合性或自行设计实验的比例,提高学生发现问题、分析问题、解决问题的能力。临床见习结合临床理论授课内容,理论结合实际,加强学生的临床思维能力。实习涵盖影像诊断、放射技术、核医学技术、放疗技术、超声技术、影像设备管理与质控等方面。严格进行出科考核,在实习前、实习中和实习结束后分三阶段进行水平评价,强化学生临床实践技能的培养。

（3）多种联合培养模式并行:采用校校联合、校企联合的办学模式,打破院系界限,联合培养学生。利用理工科院校、综合性院校、科技企业在理工科方面的软硬件条件和师资优势,进行理论教学与实践教学,联合培养学生,提高医学影像技术专业学生的理工科素质。

4. 加强职业素养及综合素质教育

（1）加强思政教育:贯彻"全面思政教育,立体思政教育,创新思政教育"理念,将思想政治工作融入各项教育教学过程中。调整优化思想政治理论课,发挥专业课程特色,将爱国情怀、法治意识、社会责任、文化自信、人文精神等要素融入整个课程教育教学过程。

（2）注重临床科研创新能力培养:积极推动学生参与科学研究,开设 RBL 训练课程,培养学生的科学思维、科学方法及科学精神。鼓励学生参加如"大学生创新创业训练计划项目"等活动,以提升学生的创新能力。在实习阶段对学生实行导师制培养,以及通过毕业论文答辩等方式提升学生的科研能力。

（3）重视人文素质培养:注重专业知识教授,同时也要重视综合素质与能力培养;重视自然学科知识的教育,同时也要重视社会人文科学知识的教育。将学生的职业价值观、医学基础知识、专业技能、信息管理、沟通技能等方面的培养融合在整个课程设置和培养过程中。

（四）展望

随着现代科技日新月异的发展,先进的医学影像设备和医学成像技术层出不穷,人工智能、大数据、机器人等技术越来越多地应用在医疗领域。医学影像技术专业的教育教学也应紧跟时代步伐,医、理、工、文的深度融合是教学改革的大方向。学科交叉融合,着力培养有灵魂的医学创新卓越人才,是大力推进新医科建设、探索新医科发展的必由之路。医学影像技术专业的教育应主动适应医学发展,健康服务新需求、新理念,大力促进医学影像技术与多学科的交叉融通。医学影像技术专业也在探索"医学影像技术 +"双学位复合人才的培养模式,如"医学影像技术 +信息""医学影像技术 + 制造"等专业,借鉴国内外其他专业教育教学的先进经验,加强医、理、工融合课程体系构建,促进交叉学科人才培养的发展,培养适应未来医学技术发展的复合型人才,为健康中国助力。

（耿左军　孙家瑜）

第六章　医学影像技术人才培养

我们常说"精准医疗影像先行,影像精准技术先行",医学的精准化对医学影像提出了检出、定量、诊断、分级以及治疗决策的更多需求,医学影像设备正朝着更快速、更安全、更智能、更丰富的方向不断发展,对医学影像人才培养的目标、知识、能力和素质也就有新的、更高的要求。

第一节　医学影像技术专业人才培养目标

按照党的二十大报告,我国将推进健康中国建设,把保障人民健康放在优先发展的战略位置,发展壮大医疗卫生队伍,实现人民身心健康、素质明显提高、卫生健康体系更加完善等目标,这也对当代高等医学教育提出了新的要求。要培养具备医学科学精神和医学人文精神,实践能力强的创新型、复合型、应用型医学人才。医学影像技术是临床医学的重要分支,新时代对影像技术人才的培养需求越来越大、目标和要求也越来越高,需要广大师生共同努力。

一、医学影像技术专业人才的培养性质和任务

医学影像技术以其简单方便、非侵入性和高特异性的特点在临床医学领域获得了极大关注。随着科技进步和相关影像设备的快速更新,医学影像在医学诊断及介入治疗领域均有了广泛应用,已成为临床医疗工作的重要支柱,也成为医学现代化的重要标志。

医学影像技术专业的任务不仅仅是培养影像科设备的操作者,还是先进技术参与者。医学影像技术专业人才还要熟悉疾病的临床特征和常见疾病影像诊断,具备科研意识,训练科研思路,熟悉科研方法,了解医学影像新技术的研发,能够将影像新技术、科学技术的最新成果应用在影像医学中。

医学影像技术专业毕业后,可以进入各级医疗机构影像科、放疗科从事成像或放疗技术工作,也可以进入医疗器械企业从事设备开发、维护、培训等工作。

二、医学影像技术专业发展特点和历史沿革

自 1895 年伦琴发现 X 射线,随论文同时发布的还有他爱人的手部 X 射线照片,他的发现很快就引起了世界的轰动,尤其在医学界。不久一位美国医生用 X 射线照相的方法发现了伤员脚上的子弹。从此,对于医学来说,X 射线就成了神奇的医疗手段,医学影像成为一门新医疗技术进入人们视野。

医学影像技术专业的发展始终是与技术和设备的发展密切相关的。医学影像技术人才培养在不同历史时期、不同社会发展阶段具有不同的要求。医学影像技术学科发展高度依赖医学影像设备的创新与发展。伴随着电子学、计算机技术、材料学等学科的发展,医学影像技术也在不断快速发展,医学影像人才培养的目标也在不断变革。20 世纪 70 年代之前,医学影像技术人才培养主要以 X 射线透视和摄影技术为主,70 年代初出现 CT、超声技术,80 年代初 MRI 问世以及介入放射治疗的开展,使医学影像技术专业发展进入了新阶段。

进入 21 世纪,医学影像技术进入了快速发展的通道,从单纯形态学评价向形态学、功能性和代谢成像相结合的方向发展;从宏观成像向微观、分子影像方向发展;从二维向三维、四维和可视化方向发展;从单一成像向多模态、复合成像方向发展。当前,随着医工结合、大数据、人工智能和"互联网 +"等技术的发展,更需要多学科、多专业协同发展才能紧跟科技发展步伐,培养能够满足社会需求的医学影像技术复合型人才。

按照我国的学科分类,医学影像技术是一级学科"医学技术"下的一个二级学科。

2011 年国务院学位委员会和教育部印发的《学位授予和人才培养学科目录(2011 年)》正式将医学技术列为一级学科。

医学影像技术专业大学专科在 1985 年开始招生,1997 年我国开始有本科招生,2018 年开始设置"医学技术"一级学科硕士、博士学位授予点。

三、医学影像技术专业的发展趋势和展望

精准医疗是 21 世纪医学的发展趋势之一,包含对个体健康状态评估以及疾病预测、防控、诊断、治疗、康复和慢性病管理等医学实践过程。精准医疗离不开医学影像技术的发展。医学影像技术通过提供诊断、治疗、康复等手段直接或间接地服务患者,以及通过为临床医生提供技术支持等方式,来保证医疗体系的正常运转。现代医学影像从传统的解剖成像向功能、代谢成像的方向发展,从二维成像演变为三维成像,从以原始的胶片为介质走向图像存储和传输的数字化、网络化、多元化。

21 世纪医学影像发展依赖于以计算机为主导的高新技术的进步。由于计算机的性能以几何级数升级,必将带动多种医学影像设备向小型化、专门化、高分辨率和超快速化方向发展,医学影像学检查亦将由大体水平逐渐深入至细胞、受体、分子和基因水平。目前,医学影像技术的发展主要有如下几大趋势。

1. 小型化和网络化 医学影像技术的发展使医学影像设备向床边诊断转变,小型、简便的床边化仪器将越来越多地投入应用,这将对重症监护、家庭医疗、预防保健等提供快速、准确、可靠的信息,提高医生对患者诊断的及时性和针对性。同时,数字化成像将逐步取代传统的非数字化成像,医院内部所有医学影像学设备将联网,且在线大容量数字化图像存储得到普及,由于宽带网络的应用,医学影像学图像的远程传输更快捷,图像分辨率更高。网络化也将加快成像过程、缩短诊断时间,有利于图像的保存和传输。影像科医生因此利用远程技术即可完成医疗工作任务。医院内部取消传递胶片,临床科室医生可在门诊、病房或手术室、监护室直接经网络调阅影像学图像。应用计算机仿真技术设计外科手术方案,并直接在手术过程中引导手术入路,揭示手术切除范围。通过影像网络化实现现代医学影像学的基本理念,达到人力资源、物质资源和智力资源的高度统一和共享。

2. 多模态融合技术使诊断、治疗一体化 在 21 世纪,医学图像所提供的信息可分为解剖结构图像(如 CT、MRI、B 超等图像)和功能图像(如 SPECT、PET、fMRI 等图像)。由于成像原理不同所造成图像信息的局限性,使得单独使用某一类图像的效果并不理想。因此,研制新的图像融合设备和新的影像处理方法,已成为计算机手术仿真或治疗计划中的重要方向。同时,包含两种以上影像学技术的新型医学影像学设备将更受欢迎,诊断与治疗一体化将使多种疾病的诊断更及时、准确,治疗效果更佳。

3. 人工智能技术的应用使医学成像更安全、准确 当前科技部正在积极落实党中央国务院的战略部署,"十三五"期间启动了"科技创新 2030—新一代人工智能"重大项目,坚持基础理论研究、关键技术研发、创新应用协同推进,以智慧医疗作为典型应用领域进行了重点布局,并积极推进算力基础设施建设。而影像领域作为智慧医疗的组成部分,成为人工智能与产业深度融合的"急先锋"。目前,人工智能在医学影像领域的应用方向主要有以下几个方面。

（1）影像设备的图像重建：可以通过人工智能算法的图像映射技术，将采集的少量信号恢复出与全采样图像同样质量的图像；而且使用图像重建技术，可以由低剂量的CT和PET图像重建得到高剂量质量图像。这样在满足临床诊断需求的同时，还能够降低辐射的风险。

（2）辅助诊断早期疾病：疾病的早期诊断是人工智能在医学影像诊断中较多涉及的问题，且意义重大。利用人工智能算法和技术读取影像数据，分类判断患病的位置和严重程度，例如判断肺结节的位置、大小、密度和性质，通过眼底读片筛查糖尿病致视网膜血管病变，定位脑出血区域、量化出血体积、判断脑疝，诊断癫痫、阿尔茨海默病、帕金森病等神经系统疾病。

（3）智能勾画靶区：在放疗之前需要对CT图像上的器官、肿瘤位置进行靶区勾画，按照传统方法一般需要3~5小时。通过应用人工智能技术可大幅提升效率，能够很大程度避免由于靶区勾画得不准确导致的无效治疗。目前，利用人工智能靶区勾画已经成功运用在乳腺癌、肺癌、肝癌、鼻咽癌等治疗。

四、医学影像技术专业人才培养的标准和培养要求

1. 专业培养目标　医学影像技术专业人才的培养目标是通过理、工、医课程的理论学习与实践，使学生掌握一定的医学基础知识，掌握基础的电子技术、计算机科学和医学影像设备的基本理论、基本知识和基本技能，拥有良好的身体心理素质，具备医学影像设备和仪器的操作、维护能力，培养理工医相结合的复合型应用人才。

2. 业务培养要求

（1）树立依法行医的法律观念，学会用法律保护患者和自身的权益，培养防护意识，履行维护医德的义务。

（2）掌握医学影像学范畴内各项检查技术、医学影像图像后处理的基本理论。

（3）正确掌握辐射实践正当化原则，在应用各种可能的技术去追求准确的诊断或治疗的同时，应当能够正确判断辐射实践的危害与利益的关系，能够考虑患者及家属的利益，并注意发挥可用卫生资源的最大效益。选择合理的设备、医疗设备维修方案，充分掌握公平、有效分配和合理使用有限资源的原则，充分利用可用资源，使设备使用达到最大效益。

（4）熟悉国家卫生工作及临床相关科室管理有关的方针、政策和法规。

（5）珍视生命，关爱患者，具有人道主义精神。在职业活动中重视医疗的伦理问题，尊重患者人格，保护患者隐私；充分认识医患沟通与交流的重要性，并积极与患者及患者家属进行交流，使其充分理解和配合诊疗计划的制订与实施。

（6）系统、规范地操作医学影像设备的能力。

（7）生物医学信息的采集、分析和处理能力。

（8）医学影像设备的质量管理、维护能力。

（9）了解医学影像设备及技术的进展。

（10）掌握文献检索的方法，具有进行数据收集、整理和统计分析的基本知识和操作技能。

（11）掌握一门外语，能阅读专业文献，具有一定的语言应用能力。

（12）具有初步的科学研究能力，能结合医学影像技术实践，开展科学研究。

3. 职业资格认证和规范化培训工作　医学诊断和治疗的硬件和软件先进技术层出不穷，但其使用率以及与临床诊疗目的的对接程度还比较低，医学影像质量标准化也不尽如人意。形成适应现代医学发展趋势的人才培训规范要求的医学影像技术毕业后培训体系，以培养适应我国国家建设实际需要，具有从事医学影像技术工作必需的基本理论知识和实际工作能力的高级医学技术人才已是迫切需求。

我国1999年开始施行《中华人民共和国执业医师法》（2021年8月20日，《中华人民共和国医师法》予以公布，自2022年3月1日起施行；《中华人民共和国执业医师法》同时废止），

2008年开始施行《护士条例》,1999年开始施行《执业药师资格制度暂行规定》以及2019年实施《执业药师职业资格制度规定》,分别从法律的层面规定了执业医师资格、执业护士资格和执业药师资格的行业准入标准和要求,明确了独立从事相关工作的特定专业学识、技术和能力的必备标准。

很多国家和地区对于医学影像技术专业的入职都有严格的职业资格认定制度和资格证管理的要求。自2001年,卫生部就开展了医学影像技术类职称资格考试,包括技士、技师、主管技师等层次;促成了医学影像技师的职业定位和发展规划,建立了技术操作规范的制订,督促和落实了业务能力培训和考核,使医学影像技术人才不断适应临床诊疗的增长需要。但是我国目前还没有建立医学影像技术人员的职业资格准入和认证体系,预计不久将开始医学影像技术职业资格认证工作,医学影像技术学科高水平、长远的发展就有了基础保证。

还可以借鉴医师规范化培训的做法,在未来开展医学影像技师的规范化培训。目前,我国各地医疗机构的医学影像技术人员的专业水平参差不齐,尤其是基层医疗机构的人员,缺乏接受培训和参加学术交流的机会,虽然操作着大型的诊疗设备,但不能充分发挥设备的功能。因此开展影像技术的规范化培训,可以补齐医学影像技术人员受教育程度不足、专业水平欠缺的短板,使现代化医学发展与医院诊疗技术开展的需求相匹配。

第二节 医学影像技师的知识培养

为了让临床专业学科从业人员能更专心地诊治疾患,作为临床"眼睛"的影像专业应发挥更大的作用,特别是影像技术专业更应充分发挥专业技术的特点,除在第一时间充分表达被检区的特征信息外,需要最大程度地挖掘潜在信息;不断地利用人工智能及新技术,不断地学习、深度学习,以满足临床对影像诊断信息的需求;同时还要凭借本身储备的临床技能满足行业的需求,适应各级医院对人才的现实要求,以适应医疗各部门对医学影像技术专业人才的要求。

不管是目标对象还是环境空间,任何一个岗位的存在都不是独立的。人与环境、人与人、人与事、事与事都辩证地存在。只有熟知环境和融入环境才能和谐存在,环境中每一个空间成分都互相影响,共同维护这一生态环境,在这一环境中每个人都凭自己的个人特点独立存在并影响这个系统。作为影像技师的个人价值和意义与服务对象产生的价值相关,知识结构和个人特性在这个系统中的作用来源于学校赋予它的知识培养以及贯穿始终的人文培养。它们彼此相辅相成,知识的培养启发人文知识培养,人文培养塑造知识结构。

从宏观层面上看,中国传统的教育更重视知识体系的搭建,或是围绕着社会经济总体发展来服务。对个体的知识培养,国家教育系统对于影像技师及医学生知识培养是有系统规划的、有目标的。主要表现在现有模式下个体知识结构的塑造,以及为就业岗位输送具有专业技能知识的人才所进行的教育培养。这期间更应该加强人文培养,在经济效益和社会效益的面前,要加强对个性化的服务主体和客体对象的进一步探究。

怎样做一个合格的岗位工作者?在复杂的社会关系中,不同知识碰撞会形成的复杂、多元的知识,但涉及服务客体对象时又会产生新的人文知识。要以积极的世界观来认识世界,新时代塑造的复合型人才会针对这方面进行探索,我们需要从点滴做起,完善我们的学识,积沙成塔,使不同知识互相渗透、升华。

一、医学生教育的要求

2018年教育部就提出了"新医科"概念,中央高度重视"健康中国"建设,强调"人民健康是社会文明进步的基础""努力全方位、全周期保障人民健康""要把人民健康放在优先发展的战略地位""广大医务工作者要恪守医德医风医道,修医德、行仁术、怀救苦之心、做苍生大医,努力为人民群众提供更加优质高效的健康服务"等,为影像技师及在校本专业医学生提供了战略方向指导。《中共中央 国务院关于深化医药卫生体制改革的意见》《教育部 卫生部关于批准第一批卓越医生教育培养计划项目试点高校的通知》和《"健康中国 2030"规划纲要》等具体政策和文件也为新医科状态下医学生教育提供了内涵和培养蓝本。

以恩格尔为代表的学者提出的"生物 - 心理 - 社会医学模式"已得到了医学界的广泛认同,他指出医学对象是"人"而不是"病"。所以医学的目的具有巨大的人文性,医学比其他任何学科都更加强调人文关怀,要求医务工作者具有更加完善的人性修养。医学人文是将医学哲学、医学伦理学、医学心理学和医学法学等知识综合而成的学科,是实现人性化医疗、人性化医患沟通应具备的基本技能。加强医学生人文知识培育具有重要的理论意义、现实必要性和紧迫性,关系着医学生自身的成长成才,也关系到健康中国的建设质量,更是培养推动民族复兴的时代医生的重要环节。

高等医学院校承担着培养和提升医学生人文素养的责任,为新时代医学生——未来医务工作者,进行人文知识培育研究界定概念内涵和外延。在思想政治教育主体、客体、内容、环境和政策等闭环系统内对医学生人文精神培育的研究,既要致力于从学理上明晰医患关系问题产生的制约因素,又要在新时代全面建设社会主义现代化国家、健康中国的时代背景下,深入探讨优化医患关系等社会问题的人文对策。应正确引导医学生树立人文知识培养的理念,树立优秀典型,强化教师的模范引领,优化规范教学规程,营造良好的校园文化氛围和优质的政策体系保障。

随着医学影像学科的迅猛发展,影像检查技术在临床上的使用日益广泛、频繁,如果影像技师没有较好的人文素养会直接影响医疗服务质量。需重视医疗服务的人文性,为患者提供最优化的影像检查方案,满足他们在精神文化、情感等方面的需求,关注患者的生活质量,维护患者的尊严和价值,促进患者的身心健康,以及对生命的全面关爱。把影像医学人文教育融入理论和实践教学中,使医学影像学教学水平得到提高,使医学影像技术专业学生更加认同自己医学生的身份,成为高素养的影像技术人员,在未来的临床实际工作中对患者有同情心和责任感,以人道医学精神对待患者,以积极向上的态度对待自身,才能适应当今环境下高质量医疗服务的需求。

二、医学影像技师知识构建内容

依照培养方案提出医学影像技师知识构建总体分为以下几个方面。

1. **思想素质要求** 热爱祖国和人民,拥护中国共产党领导。热爱医学事业,遵纪守法,勤奋务实,品行端正,具有良好的思想品德和职业道德。具有良好的人文素养、卫生习惯,达到国家规定的大学生体育和军事训练合格标准。

2. **知识结构要求** 系统掌握医学影像技术专业的基础理论、基本知识和基本技能,熟悉临床医学,有较宽的知识面,熟练掌握一门外语,掌握一定的体育和军事基本知识。

3. **基本能力结构要求** 掌握医学影像大型医疗设备的基本原理和使用方法,以满足常规的临床影像检查;熟练掌握检查标准流程。

4. **学科专业发展要求** 具备优化现有检查手段的意识,以满足临床上对于疾病的影像检查需求及科研需求,形成初步的科学研究能力、创新发展的能力,具备较强的获取信息的能力;能够阅读本专业的外文书刊,并具有初步的听、说、读、写、译等能力。

5. **技师团队协作** 需要形成共同的价值观、行为规范,良好的工作氛围,积极进取的精神,尊师重教的风气及团队精神。

6. 继续教育的能力　开展培训、拟定培养措施,可应用网络平台在线学习等提升专业知识和能力。

事实上很多知识不会在教科书上体现出来,而是通过课堂上纵横联系的语言讲座,包括老师讲课中的举例而获得。大学生通过在校教育,掌握了可以通过自学来完善自己知识架构的学习方法,但更多的知识结构完善是在实习阶段完成的。如果教师能提前让大学生接触到相关知识,培养良好的习惯和足够的知识储备,则会让整个教育过程驾轻就熟,效果良好。现阶段诸多问题都表明,加强在校阶段的相关知识学习可以明显提高影像技师的综合素质,减少工作中因经验不足乃至修养不够造成医疗诉讼。

三、医学影像技师常见知识的构成特点

医学影像技师的知识体系构成具体来讲可以分类为:事实性知识、方法性知识、规范性知识、价值知识;或专业知识、基础知识、人文知识、实践性知识。

现代德国学者龙普和简托斯总结:事实性知识是理解周围特性和关系的知识;方法性知识是理解操作的策略和规则的知识;规范性知识是共同生活的知识;价值知识是同客体及其特性相关的社会重要性和价值的知识。这就基本能较全面理解一类知识的内涵与外延。但要做好,就需要对知识的全面理解。这中间掺杂一个人的世界观、个人修养和人格,这些都需要长期的积累和渗透。

有的知识的掌握经过努力反复记忆是能做到的,比如专业知识、基础知识;有的经过实际操作是可以把握的,比如实践性知识、规范性知识。但人文知识和价值知识却不能,就算偶尔的一两次成功,也不能改变对这类知识的参悟;只有一直坚持这类知识的积累,价值知识最终才能体现出来,成为独立的世界观的一部分。

四、专业知识与人文知识

专业知识在学校并不能学习完全,但是临床中具体到某些病种时,除了解剖学外还需要更多的如病理、生理、生化、寄生虫以及诊断、内科、外科学的知识,医学院校开设的课程基本都会涵盖以上学科的相关内容,但因大学生学习时间有限,所学的内容也就十分有限,往往存在"书到用时方恨少"的情况,需要在未来实践中继续钻研,这也应是后期继续教育的一部分。

在人与人的交流中,需要运用社会性知识以及语言表达艺术、人际交流沟通艺术、演讲艺术等,它们属于人文知识的重要组成部分。在校期间积极参加各种公益社团活动有助于学生的成长,有益于今后的职业生涯发展。

人文知识是非常重要的一项培养内容。医学检查是人对人的活动,每一个被检人都有自己的特殊性,医患矛盾的产生除了技术水平原因,绝大部分是双方待人接物中语言、态度存在问题,进行检查服务一定要注意语言艺术、语气行为艺术与准则,多一些关爱。大学的心理学课程都会反复提到这部分内容。"医学伦理学""医学心理学"及"医学交流技能学"课程终究停留在理论层面,学生还是要在日常工作生活中、在实践中塑造博大的人文情怀。医学影像技术专业在校大学生职业教育不能只停留在"知道以后干什么",作为医学生,要进一步提升医学人文素养,使自己成为一个敬畏医学工作,有同情心、责任心、公理心,温暖而擅长沟通的优秀的医务工作者。具体表现在实践教学环节中,学生不能以学习专业知识为唯一目标,也要注重患者的感受。

五、人文知识的内涵与外延

影像技师及本专业医学生人文知识培养包含了思想道德教育、文艺素养教育、身心健康教育、职业生涯教育等内容,除文艺素养外,相关知识从入学开始都有涉及。人际交流的表现形式

多种多样,与其他知识相辅相成,是社会实践过程中不可或缺的一项技能,是人文知识的重要组成部分。

随着社会的进步和医患特点的不断变化,医学生除了具备扎实的专业基础知识外,还需要深厚的人文素养,这已是现代教育的共识;未来的从医者需要不断地积累和提升人文知识并转化成自身修养。医学生应该具备:

1. 思想层面的人文知识 具备有实践指导意义的世界观、人生观、价值观知识,这部分内容的传授主要靠哲学和人文科学课程。

2. 结构层面的人文知识 主要指学校及社会相关机构提供的如法律基础、思想道德修养、卫生经济学、临床思维、医学写作、规定、规范、规章制度及临床方法技巧的补充知识,以完善已有知识体系,以便在处理新型医患关系中游刃有余。这部分内容主要靠必修课、选修课。

3. 应用层面的人文知识 除上面两种外,实际临床交流中还需要相关知识储备,主要是指平时的修养提升相关积累,如可通过长期存在于三级学科中的文学艺术等进行提升。可体现临床实践中个人处理问题表现出来的特性的这部分知识,来源于非制度强制性学习,是医学生在校期间需要涉猎的知识。作为医学生应学习有关艺术和文学方面的知识,完善知识结构,为形成良好的医学人文素养打好基础。具备不同人文素养的人,对待同一问题的处理态度也是不一样的,事情的结果也会不同。

六、不同客体对同一知识的不同要求

知识与知识也是互相影响的,比如做好一幅图像和图像信息的挖掘就有很多知识互相影响着。图像涉及的对象包括做图像的技师、写报告的诊断医师、临床治疗医师、阅读图像信息的远程专家、患者及家属。诸多观察者对图像表达的信息的意义的理解也不一样:

采集图像信息的技师:注重了解信息数据是否能满足已知病情需要,特别是标的区的清晰度、对比度、亮度以及数据挖掘的可能性。

读写报告的诊断医师:注重兴趣区表达是否完整,结合患者病史可否得出认知范围内的结论,数据测量是否标准,能否为排除认知范围内的其他信息提供足够的数据支撑。

临床治疗医师:注重图像信息对兴趣区是否有明显的提示,清晰度、对比度、亮度及简单的数据分析是否能为诊断及鉴别诊断提供帮助。

阅读图像信息的远程专家:除了上述专业要求外,注重图像提供的数据信息是否真实、具有更多的数据可挖掘。

患者及家属:更关注经济效益比;图像对比度、清晰度、亮度是否明显;兴趣区是否表达充分;信息携带是否方便、快捷等。

当然,内容远不如上面介绍的那么简单。单就采集信息的技师来讲,不规范操作、兴趣区的不规范表达(标的内容不全,比例显示失调,序列不完整,各种模糊干扰),导致医师阅片困难、效率低下,对兴趣区无法做出正确判断,使其不能及时实施缓解病情的措施等一系列严重后果。质控管理的初衷也是尽力避免上述结果的发生。为此应注重各类知识的积累,提高效率、塑造良好的社会形象。

七、现代医学影像技师及医学生的美学修养

作为影像技师及医学生,主要接触具体的图像及相关信息数据,特别是一些基础的影像信息,怎样在现代医患关系中体现影像信息的价值,除了专业知识价值体现外,就是人文知识的价值体现。这里我们需要提到影像美学培养问题,这类知识属于人文知识的文学艺术修养范畴。一般来讲,文学艺术修养主要集中体现在思想、知识、情感、艺术四个方面。能成为艺术家的人,其个人的努力起着决定性的助其成长的作用,这种个人努力的方向就是艺术修养高度的提升。

艺术修养的高度决定着其作品艺术水平的高低。得益于艺术家的深刻思想修养,思想修养与人生观、价值观、审美观密切相关。审美观是世界观、人生观的重要组成部分,是对审美活动的基本看法。尽管艺术各门类知识不同,但作为人类的精神产品有互通的共性。知识之间是互相渗透的。比如图像的对称、色彩的搭配;押韵的诗歌;书法的良好空间布局等,它们对不同感官的刺激是明显的,这种刺激基于触类旁通的知识共振,演绎成人类对美好事物标准构成的向往与追求。通过视觉感官只能发现外在形式的美,唯有理性思考才能发现内在的、深邃的美,在直观的画面影像中获取快乐,获取意识的满足。如要欣赏中国的水墨画,或西方的现代派名作,没有相应的理论修养与知识积累,就不可能有深刻的体验并得出准确的鉴赏评价。国家也在提升人民艺术修养方面下足了功夫,正确引导大众对中国传统文化作品进行赏析,从而提高人民群众基本的人文修养。例如,当我们看到天安门解放军步操后,这种"整齐""整洁""规范"就会融入你的内心,这是知识修养的渗透作用的结果。

艺术修养是一个较大的范畴,涉及生活的方方面面。就医学而言,不仅有影像美学还有医学美学。医学美学中有很多特征数据和我们生活息息相关,摄影美学、图像美学是美学的一个极小的分支。如黄金分割(0.618)在图像画面剪裁及色彩搭配应用广泛;面部黄金分割律(图6-1)在口腔正畸中应用为:①反映鼻口关系的鼻唇指数,鼻翼宽与口角间距之比近似黄金数;②反映眼口关系的目唇指数,口角间距与两眼外眦间距之比近似黄金数。

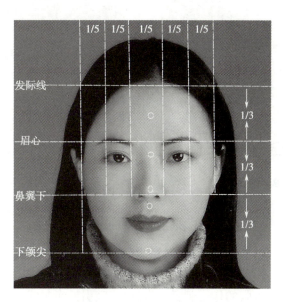

图6-1　面部黄金分割律

八、医学影像学中的美学及常见问题

图像美学的形成是在图像生成和处理过程中运用最适合的技术和手段使图像读取者在观察图像细节中获得强烈的刺激,从而对强度刺激所引起的信号印象产生概念比较。这是一个对客观信息的主观印象的产生过程,即主观阅读者对信息的感受,是阅读者的心理因素、视觉感受因素、长期专业知识培训综合训练而成的。不规范的信息会干扰主观阅读者对信息的准确表达的读取。采用好的信息表达方式能提高信息的读取成功率;而这种好的表达方式需要图像采集者用最恰当的方式表达出来。

阅读期间的心理因素和视觉感受因素并非即兴发挥,而是长期积累的个人修养和美学修养的反映。

"医学图像"既是充满智慧结晶的图像产品也是艺术品。我们首先是记录被检者的信息,检查一定要准确记录,并确保检查能反映被检对象的真实情况。同时,阅读者要了解检查的行业规范,包括兴趣区的信息空间和细节把控。阅读者在接收图像信息时,必须全面考虑并认同对象的视觉要素。对信息的完全、准确地接受依赖于感官的同等刺激;包括采用对比度增强,信息细节灰阶的表达与挖掘等技术手段来提升阅读者的感官刺激。在相关标准的制定中,还融入了审美标准,例如姿势的对称之美、协调之美和比例之美。

一幅检查图像不仅需要准确且完全地诠释医学信息,还需要更多的理念来支持信息的传达,如美学修养水平。例如:在图 6-2 中,存在太多的空气,直接曝光区过大,导致图像细节不足,这反映出在图像获取时未满足辐射防护的要求。此外,图像中的曝光区域过大,有效像素区过小(信息数据有限),标记不当,图像呈现方位不正确;尽管体位设计本身无明显问题,但诊断信息的完整性受到了影响。类似地,如图 6-3 中的体位不正导致信息传达不完整,还可能引入干扰因素,使得左侧的采集区域乃至整个 FOV 信息变得无意义。另外,在磁共振图像中,恰当选择 DWI 中 b 值以突出兴趣区的信息也符合图像美学原则。

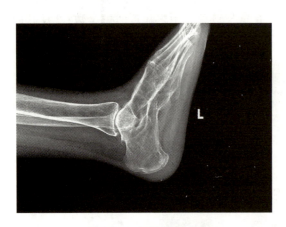

图 6-2　图像举例 1

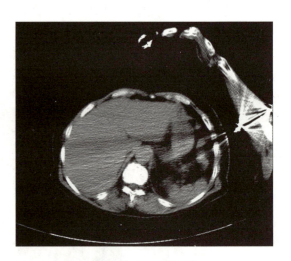

图 6-3　图像举例 2

九、做代表自己水平的图像作品

对图像而言,根据心理学上的研究,刺激要达到一定强度,经过一定的持续作用,才能对感受器施加足够的能量,引起它们的变化。有机体反射活动的强度,也跟刺激作用的强度有关。通常情况下,比例协调的图片对人眼的作用刺激更大,更能吸引读者视线,并持续一定时间,使受众产生先睹为快的心理。学科在标准的制定时,都多多少少渗透这些在其中。学科具体化的标准是每一个从业者必须遵守的。

图像处理首先是内容标准的显示,再调节图像其他的比例和人眼感受的对比等,信息数据一定要表达足够。

我们强调图像后处理也是完成这些内容。当然,挖掘隐藏数据是软件对于超过肉眼观察到信息的操作过程,最终还是要体现在肉眼观察到相应的刺激阈值区间内。这在图像获取和后处理过程中表现为恰当的检查区域再现和显示标的的足够明确、清晰,需要运用恰当的方法和恰当的参数配合。

我们做的每一幅图像都是一个代表自己水平的作品,这在一定程度上也代表了对工作的认真程度。正确认识标准图像信息的意义非常重要,常见的不规范图像包括:体位轴线歪斜、后处理剪裁不当、标记放置不规范、对比度亮度比例调节不当、异物存在、参数选择不合理等。

1. 体位轴线歪斜（图6-4、图6-5）

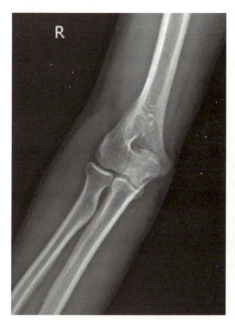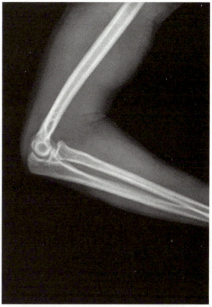

图6-4　歪斜图像

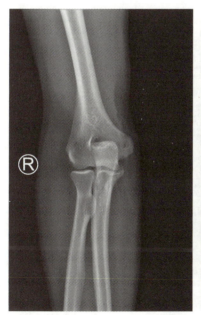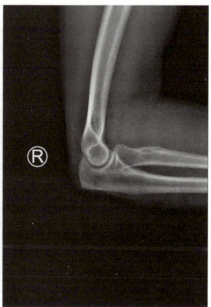

图6-5　标准处理图像

2. 后处理剪裁不当（图6-6、图6-7）
3. 标记放置不规范（图6-8、图6-9）
4. 对比度亮度比例调节不当（图6-10~图6-12）
5. 异物存在（图6-13、图6-14）
6. 参数选择不合理（图6-15、图6-16）
7. 图像比例调节不当（图6-17、图6-18）

8. 重点区域选择处置不当（图 6-19、图 6-20）

总之，要做好图像靠我们的责任心和态度，包括自己的审美。

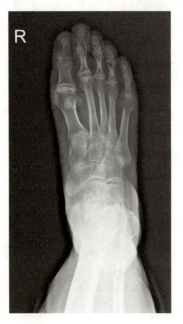 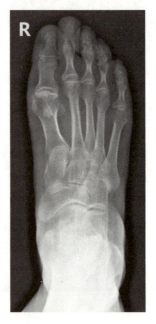

图 6-6　裁剪不当图像　　　　　　　　图 6-7　规范裁剪图像

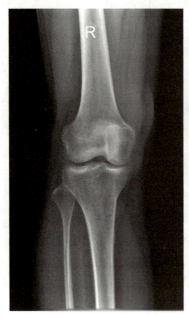 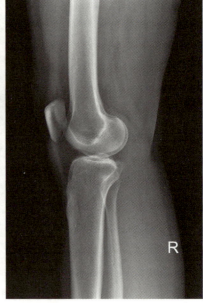

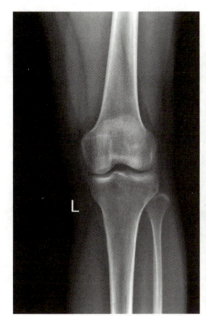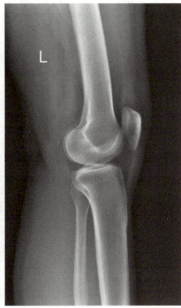

图 6-8 标记放置不规范

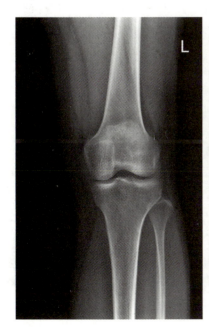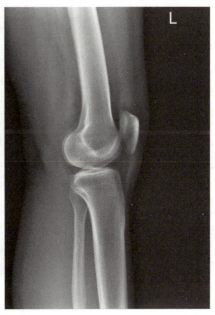

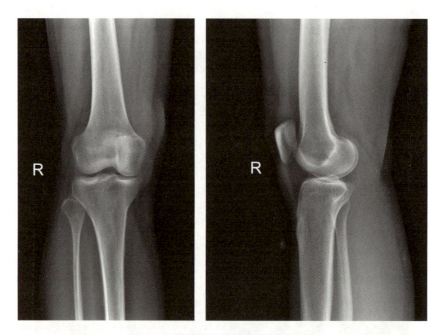

图 6-9　标记置于顶端或同关节平面

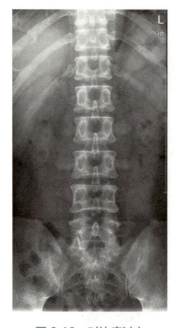

图 6-10　对比度过大

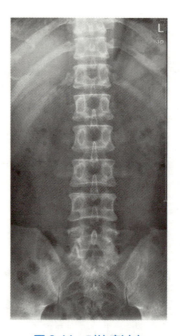

图 6-11　对比度过小

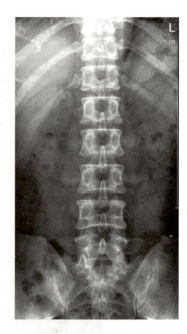

图 6-12　对比度正常

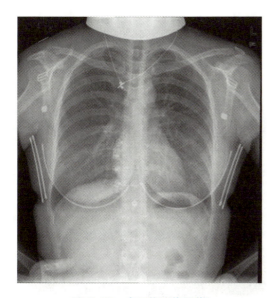

图 6-13 多异物影像图像

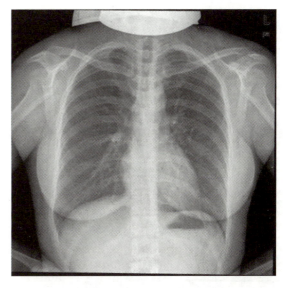

图 6-14 无异物影响标准图像

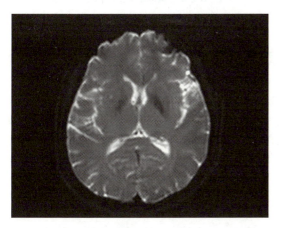

图 6-15 低 b 值颅内病灶区显示不敏感（b=0）

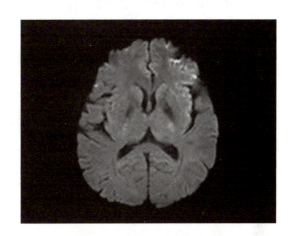

图 6-16 高 b 值颅内病灶区显示敏感（b=1 000）

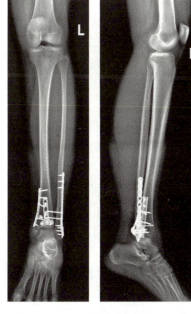

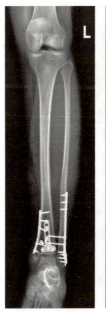

图 6-17 图像比例调节不当

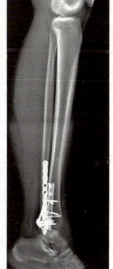

图 6-18 图像比例调节规范

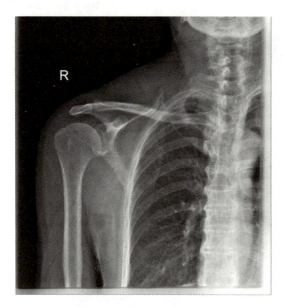

图 6-19　重点区域选择处置不当

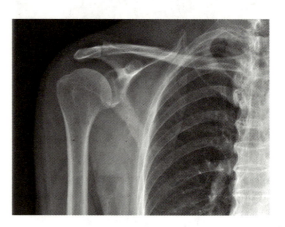

图 6-20　重点区域选择处置规范

第三节　医学影像技师能力培养

随着医学影像技术的飞速发展,我国医学影像技术人员将面临人机对话、网络化传输、大型医疗设备的日常维护和维修保养等一系列新课题,学生在学习中应主动深入临床,注重专业基础知识的积累,培养提出问题、分析问题、解决问题的辩证思维能力,提前找到适合自己的发展方向。同时应培养团队精神与合作技巧,加强创新能力和科研能力,努力成为基础扎实、善于思考、勇于实践的影像专业人才。为此需要从多个方面提高医学影像技师的能力水平。

一、道德约束能力

道德作为规范人们行为的准则,往往代表着社会的正面价值取向,起着引导、促使人们向善的功能。道德以是与非、善与恶、美与丑、正义与邪恶、公正与偏私、诚实与虚伪等范畴为评价标准,依靠社会舆论、传统习俗和内心信念等约束力量,是实现调整人与人之间、人与社会之间关系的行为规范的总和。道德的本质是自律。道德自律要从生活小事做起,品格形成于生命中的小小瞬间,无论何时,一旦打破道德原则,道德自律基础就会出现一条裂缝。

在职业层面,医务工作者要达到职业道德对自身的要求,包括:

1. 忠于职守　医务工作者应把自己全部身心投入医学事业中,把解除患者疾苦、促进人民健康、发展医学科学作为自己崇高的信念和职责。在拯救患者时,尊重患者求生的意愿,只要有一线希望决不放弃,为人民的健康高度负责。

2. 精益求精　要努力钻研本专业知识,掌握精湛的医疗技术,为医学学科的发展做出贡献。

3. 医风廉洁　在与患者及家属交往过程中,要奉公守法,不图私利,把患者的疾苦和安危放在首位。

4. 平等待患　不论服务对象的年龄、性别、种族、职业、经济收入、社会地位等状态如何,医务工作者都要秉公办事,一视同仁。

5. 文明礼貌　医疗的服务对象是"人",大多是患者,医务工作者的言谈举止要处处尊重患者、爱护患者。

6. 慎言守密　患者对医务工作者非常信任,把自己的身心疾苦告诉医生,有些属于个人隐私,医务工作者有责任为患者保守秘密。在对患者治疗过程中,医务工作者也要出言谨慎,避免对患者或家属产生不必要的压力或伤害。

二、逻辑思维能力

逻辑思维能力是指正确、合理思考的能力,即对事物进行观察、比较、分析、综合、抽象、概括、判断、推理的能力;是采用科学的逻辑方法,准确而有条理地表达自己思维过程的能力。逻辑思维是智力的核心,是考察一个人智力高低的主要标志。

培养逻辑思维能力,需要注重逻辑推理思维方式的培养。根据逻辑思维推理的方向,即思维进程中是从一般到特殊,或从特殊到一般,或从特殊到特殊的区别。传统逻辑将推理分为演绎推理、归纳推理和类比推理三大类。演绎推理是由一般到特殊的推理,就是由包含着一个共同项的性质判断推出一个性质判断的推理方法。归纳推理是一种由个别到一般的推理,就是由特殊具体的事例推导出一般原理、原则的推理方法。类比推理是根据两个对象在某些属性上相同或相似,通过比较而推断出它们在其他属性上也相同的推理方法。

培养逻辑思维能力,需要掌握逻辑推理的基本方法。逻辑推理的基本方法包括综合法和分析法。从已知的条件出发,通过一系列已确立的命题(如定义、定理等),逐步向前推演,最后推理出要证明的结果,这种思维方法,就叫作综合法,也就是"由因导果",即"由原因去推导结果";先设想它的结论是正确的,然后追究它成立的原因,再就这些原因分别研究,看它们的成立又各需具备什么条件,如此逐步往上逆推,直至达到已知的事实,这样的思维方法,就叫作分析法。也就是"执果索因"。即"拿着结果去寻找原因"。

逻辑思维能力对于医学影像技师是非常重要的,我们应该不断加强逻辑修养,不断提高临床思维水平。

三、分析与处理问题的能力

分析与处理问题的能力是在工作和生活中都非常重要的核心技能,是能综合应用所掌握的知识、思想和方法解决在相关学科、生产、生活中的问题,并能用恰当的语言正确地加以表述的能力。培养分析与处理问题的能力,可以从以下几方面着手。

1. 善于问为什么　要提升自己的能力,要懂得问为什么,要知道提问的目的是什么。

2. 将看到的事物转化为数据　数据是最能说服人的,也是最直观的。把要分析的问题分类,再想办法跟数据挂钩,将所有的分类都用数字表达。

3. 预判问题发生　面对未知情况,可以通过预设事情如何发展,让自己有充分的心理准备,并预演应对措施。多预判、多预演,能快速提升分析、处理问题的能力。

4. 多分析、多总结、多实践　所谓纸上谈兵,也只不过是想想而已,最好的办法就是实践,将自己生活、工作中所有遇到的困难,都事先分析出来,用头脑风暴的方法,将自己觉得可行的方法写在纸上,反复推演提炼,形成整体的方案。之后,按这个方案实行下去,实践过程中不断收集相关数据,进行分析总结。多分析、多总结、多实践,分析处理问题的能力自然而然就提升了。

四、良好的心理调节能力

人们在工作、学习和生活中,容易遇到各种各样的失败和挫折,面对这些失败和挫折,采用一些比较有效的心理调节方法加以调适就显得十分重要。

我们要具备自立、自强、永不气馁、永不屈服和永不放弃的精神。要"输得起",从哪里摔倒就从哪里爬起来。在面对困难和痛苦的时候,不要做出过激行为,要冷静下来,过一段时间再回头看看,你会觉得也不过如此。另外,还要多与别人沟通,可以找亲人、知己倾诉一下,不要总是想一个人去承担,真正关心你的人会替你分忧解愁。

掌握一些自我安慰和自我放松的方法和技巧,例如打球、锻炼、瑜伽等,多学做这些让人能放松下来的活动。要建立一个心理支持系统,包括朋友、家人、心理咨询人员等,在我们需要的时候能有人倾听我们的心声,抚慰我们的心灵,帮助我们走出困顿。

五、技术创新能力

技术创新能力是指以现有的思维模式提出有别于常规或常人思维的见解为导向,利用现有的知识,在特定的环境中,本着理想化需要或为满足社会需求而改进或创造新的技术的能力。学生在学习过程中,不能只是被动地接受知识,而是需要独立思考,敢于提出问题,培养批判思维,探索未知。此外,积极参加社会实践活动有利于创新精神和创新思维的培养。

创新能力的培养包括自学能力、理论构思能力、交流沟通能力、把握前沿能力等方面。医学影像技师的理论构思能力、把握前沿能力是建立在扎实的理论基础之上的,除了专业必须掌握的医学影像知识外,还要加强临床与基础、影像与病理等多学科的联系。在临床工作中要与多学科进行沟通交流,形成自己的创新思维。

六、终身学习的能力

医学影像技术是一门不断发展的学科,成像新技术层出不穷,影像设备更新换代的周期逐渐缩短,要求影像技术专业学生要时刻保持认真学习的态度,形成终身学习的观念,提高再学习能力,积极探索,深入了解知识动向,不断学习新理论、新技术和新设备,从而实现知识、能力和素质的协调发展。

另外,由于我国大学教育、毕业后教育和继续教育的医学教育体系系统结构还未完全贯通,对于医学影像技术专业学生来说,接受制度化毕业后教育和继续医学教育机会是有限的。因此,在我国当前高等医学教育改革中,贯彻终身学习的理念,重视在大学阶段培养毕业后继续学习所需的终身学习的能力,具有极为重要的意义。

七、沟通交流能力

当前,医学模式已从传统的生物医学模式演变为"生物-心理-社会医学模式",任何医疗活动都应本着对患者负责的态度,时刻考虑患者的利益。影像技术专业学生同样应树立良好的职业道德,提高责任意识,同时应当注重人际交往和沟通能力的培养,有意识地去体察患者的疾苦,给予患者更多的理解、同情和帮助。

在临床工作中需要掌握一些沟通交流技巧,例如:

1. 要有爱心和耐心 医学生要提高自己的医患沟通能力,需要有爱心和耐心。临床上面对的每一位患者的文化水平和理解能力都有差异,同一句话,对不同患者讲会有不同的效果,对有的患者讲一遍,对方就理解了,而有的患者会反复地来询问你刚刚交代的事情,所以医学生在与患者沟通的时候,必须要有爱心和耐心。

2. 要学会倾听 在面对患者描述自己病情的时候,要认真地倾听患者的描述,从中找到一些有利于疾病诊断的信息,只有将患者的诊断明确了,才能做到对症治疗,患者才会满意。

3. 加强专业知识的学习 医学生要提高自己的医患沟通能力,需要对自己本专业的知识精通。患者就医的原因很多,这就需要医学生加强本专业知识的学习,有了扎实的理论基础,面对患者的问题,才能运用自己所学的医学知识来解决,而不会措手不及或是感到尴尬。

4. 加强自身的文化修养 医学生在平常休息的时间可以多阅读一些有益的文学作品来增

强自身的文化修养,要修炼自己在一些紧急的情况下也能不慌不忙地与患者进行沟通,而不会词不达意,造成误会。

八、团队协作能力

团队协作能力是指发挥团队精神、互补互助以达到团队最大工作效率的能力。对于团队的成员来说,不仅要有个人能力,更需要有在不同的位置上各尽所能、与其他成员协调合作的能力。

团队合作能力对于一个团队来说非常重要。一个好的团队不是说每个成员各方面都很优秀,而是能善用彼此的专长来弥补自己的不足,并把自己的长处分享给大家,互相学习,共同进步。

团队精神的核心是合作。合作是任何团队不可或缺的本质,是建立在相互信任基础上的无私奉献,所以团队成员之间是相辅相成,互相帮助的。

团队精神的前提是包容。包容是团队合作中最好的润滑剂,它能消除分歧和矛盾,使团队成员能够相互尊重、彼此包容、和谐相处,从而安心工作,促进团队发展。为此,对待团队中其他成员时,一定要抱着包容的心态,听取他人不同意见,在求同存异中寻找解决问题的途径和方法。

九、组织管理能力

组织管理能力是一个人的知识、素质等基础条件的外在综合表现。现代社会是一个庞大的、错综复杂的系统,绝大多数工作往往需要多个人的协作才能完成,所以,从某种角度讲,每一个人都是组织管理者,承担着一定的组织管理任务。

培养组织管理能力,需要从心理上做好准备。组织者最重要的是具备强烈的责任感及自觉性。不论组织者的能力如何,只要有竭尽所能完成任务的干劲及责任感,就会有相当不错的表现。

培养组织管理能力,需要学会倾听、整合别人的意见。在团体组织者的必备条件中,最迫切需要的是良好的倾听能力及整合所有成员的意见的能力。即使工作能力不是很出色或拙于言辞,但若能当一个好听众,并整理、综合众人的意见而制定目标,就算是一个优秀的组织领导者。善于整合大家的意见,就是尽量综合所有成员的意向及想法,再经过分析整理,得出最具有代表性的结论。

医学生在未来工作中,不可能每个人都走上领导岗位,从事管理工作,但每个人却都会不同程度地发挥组织管理的才能,这也是现代社会对综合性人才提出的新的要求。

第四节　医学影像技师素质培养

素质是指在先天基础上,受后天环境、教育的影响,通过个体的认识和社会实践养成的比较稳定的身心发展的基本品质。素质与知识、能力有天然的联系,知识与能力的内化是素质,素质外现是能力,是人的生理、心理和社会文化等方面构成的长期、稳定、内在的基本品质和潜能。医学影像技师需要有较高的政治素质、道德素质、人文素质、专业素质和科学素质。

一、政 治 素 质

政治素质主要包括政治理论知识、政治心理、价值观和信仰、政治能力等。政治素质是人的综合素质的核心,人的政治素质的高低是社会政治文明发展水平的重要标志,准确把握政治素质的内涵和特征是提高人的政治素质的前提。马克思主义理论课和思想品德课是大学生进行思想政治教育的主渠道,也是主阵地。

医学影像技师作为医疗服务的重要支持力量,需要的政治素质包括:

1. 热爱祖国、拥护社会主义、坚定正确的政治方向。

2. 遵纪守法,勤奋敬业,清正廉洁。

3. 坚持求实务实的工作作风,解放思想,实事求是,一切从实际出发,勇于开拓前进。

二、职业道德素质

职业道德素质是指从事各种职业活动的人员按照职业道德基本原则和规范,在职业活动中所进行的自我教育、自我改造、自我完善,使自己形成良好的职业道德和品质。良好的职业道德素养要靠自律形成,它既是一种自律行为,也是培育社会主义核心价值观的基本要求。

2017年7月,国务院办公厅印发的《关于深化医教协同进一步推进医学教育改革与发展的意见》提出,把思想政治教育和医德培养贯穿教育教学全过程,推动人文教育和专业教育有机结合,引导医学生将预防疾病、解除病痛和维护群众健康权益作为自己的职业责任。

医学影像技师的职业道德素质要求学生谨记医学生誓言,勤奋工作、敬业尽责、锐意创新、言行得体、注意形象。

三、人 文 素 质

人文素质是由多种因素综合而成的一个人的内在品质,表现为一个人的人格、气质、修养等,是人文知识教育等的内化,而绝非是与学生的心理状态无关的、带有强制性的他律过程。学生人文素质的提高与学生是否自主自愿地接受外在的人文影响,并内化这种影响密切相关。这种需要是基于对人文素质所具有的满足自我与社会的价值的认识,而产生的对某种理想人格自行的向往和追求的心理倾向。

人文素质培养的目的,主要是引导学生如何做人,包括如何处理人与自然、人与社会、人与人的关系,以及自身的理性、情感、意志等方面的问题。

医学影像工作者在提高技术服务水平的同时,应该重视人文知识的培养。在检查前应和临床医生做好沟通,根据患者的实际情况理性地选择检查方式;检查过程中应消除患者的紧张心理,保护患者的隐私,同时要注意患者、陪护人员的辐射问题,在满足诊断要求的基础上,尽可能地缩短检查时间;为了教学和科研,需要多摄图像时,应充分和患者沟通,征得患者的同意。在医疗过程中用临床专业技能与情感交流并重的方式,让患者体会到医务工作者是真心为患者考虑,能够减少医患纠纷,促进医患信任机制的形成。

培养医学生的人文素质,需要树立正确的人生观、世界观和道德观,积极参加丰富、多彩的校园文化活动和社会实践活动,提高身体素质、增强意志。

四、专 业 素 质

专业素质是指从事专业活动所应具有的素养和能力;是掌握医学专业理论知识及相关医学知识,以及运用这些知识解决临床实际问题的能力。医学影像技师的专业素质包括:

1. 掌握本学科的基本理论、基本知识和基本技能,具有扎实的自然科学基础、良好的科学思维能力。

2. 掌握计算机系统原理、系统软/硬件的设计和分析过程。

3. 掌握面向对象程序设计的基本原理及基本方法,掌握程序设计的基本方法。

4. 掌握计算机网络的基本原理及技术,具有分析和管理网络的能力。

5. 熟悉嵌入式系统软件和硬件的设计构造和分析过程;能够使用基于嵌入式系统的软/硬件开发工具来进行嵌入式系统的分析和设计。

6. 了解计算机科学与技术发展动态、新的技术、系统及原理。

五、科 学 素 质

依据国务院 2021 年 6 月印发的《全民科学素质行动规划纲要（2021—2035 年）》（以下称《纲要》），科学素质是国民素质的重要组成部分，是社会文明进步的基础。公民具备科学素质是指崇尚科学精神，树立科学思想，掌握基本的科学方法，了解必要的科技知识，并具有应用其分析、判断事物和解决实际问题的能力。提升科学素质，对于公民树立科学的世界观和方法论，对于增强国家自主创新能力和文化软实力、建设社会主义现代化强国，具有十分重要的意义。

《纲要》将我国全民科学素质提升行动分两步走。2025 年目标：我国公民具备科学素质的比例超过 15%，各地区、各人群科学素质发展不均衡明显改善。2035 年远景目标：我国公民具备科学素质的比例达到 25%，城乡、区域科学素质发展差距显著缩小。

培养科学素质就是在教学实践中要注重培养实事求是的科学精神和严谨的科学态度。任何一个科学结论的产生，都必须采用科学的方法设计，在严格的科学检查和验证下进行，并且要求实践结论在相同的实验条件下可以重复得到。在实践中需要一丝不苟，操作严谨规范，如实记录实践条件和结果。实事求是，就要以科学的精神对待科学，专注于科研事业，勤奋钻研，不慕虚荣，不计名利，以理性态度发现客观世界的科学规律；崇尚创新，就要敢于创造，敢于提出新理论、开辟新领域、探索新路径，在独创独有上下功夫，多出高水平的原创成果，为不断丰富和发展科学体系做出贡献；实事求是，就要不迷信学术权威，不盲从既有学说，敢于大胆质疑，认真实证，不断实验。

培养医学影像技师的科学素质，重点应围绕践行社会主义核心价值观，大力弘扬科学精神，培育理性思维，养成文明、健康、绿色、环保的科学生活方式，提高劳动、生产、创新创造的技能。

（胡贵祥　岳文军）

第七章 医学影像技术学的人文精神与沟通能力

现代医学影像技术随着设备的不断革新换代而日新月异地发展,医疗工作中的临床需求也在不断增加,医学影像检查也越来越受到重视。作为医学影像工作者,在临床医疗工作中,不仅要为临床和患者提供高质量的检查技术,而且还要通过展示和发扬良好的医学人文精神和沟通能力,更进一步促进医学影像检查技术的质量提高,保障患者检查安全。因此,培养和提高医学影像检查工作者的医学人文精神和沟通能力具有十分重要的意义。

第一节 人文精神与医学人文精神

随着经济社会的快速发展,人民群众的健康意识普遍提高,对医疗服务质量也有了更高的要求。因此,医务工作者不仅要具备精湛的医疗技术,还要拥有高尚的人文精神,以满足老百姓日益增长的健康需求。

人文精神思想内涵丰富、源远流长,在中国已传承数千年,它是一种关心人、尊重人、倡导保护个人的权利,要求重视人的价值,主张实现人的平等和自由,实现人的身心和谐发展的伦理观。

医学人文精神是人文精神在医学领域中的具体反映和体现,它始终坚持以人的健康关怀为最终目标,其本质就是在医疗活动中自始至终贯彻"以人为本"的科学精神,也体现着现代医学对人生的最基本态度。具体来说,医学人文精神所重视的是人们生活的品质、生活的价值以及人们的健康和快乐,还有人们的健康与自然、与社会及与人之间的和谐互动和可持续发展。因此,医学人文精神的根本点是"以人为本",核心是敬畏生命权、尊重健康权,医学人文精神,是医学精神的核心价值,也是对医务人员的基本要求。

随着医学模式由传统的"生物医学模式"向现今"生物 - 心理 - 社会医学模式"的转化,表现出医学对人文精神的强烈渴求,这是种种医疗问题和社会发展对医疗卫生服务的必然要求。"有时是治愈,常常是帮助,总是去安慰",这是特鲁多医生的墓志铭,其内涵正是对医学人文精神最好的体现,关爱生命、尊重患者权利、营造有益于患者康复的心理、社会环境等,强调医学向人本化、人性化、人文化回归,在治疗疾病的同时,让患者感受到来自医务人员对自己的切身关注。

当前科学技术飞速发展,出现了大量新的治疗设备和治疗手段,很多以前无法治疗的疾病都得到了有效的救治或缓解。提倡医学人文精神建设是化解医患矛盾、建立和谐医患关系的一剂良药,是改善医患关系的重要途径,也是提高医务人员职业道德修养的必然要求。医学人文精神与医疗技术是医学发展的两个方面,大力推进医疗技术发展的同时,也应加强医学人文精神建设,确保高新技术为患者利益服务,避免过度依赖机器、依赖检查,忽视了对患者的人文关怀。

晋代名医杨泉指出"夫医者,非仁爱之士,不可托也",医学服务的对象是人,这就使得医学不同于其他的自然科学,而具有人文精神,即"仁爱"。特别是在当今的医疗环境下,只有在医学实践中充分发挥医学人文精神的地位与作用,才能培养出适应现代医学模式要求的、具有医学人文精神的合格的医学人才,才能建立牢固互信的医患关系。

第二节　医学人文精神的具体要求

医务人员是医学的实践者,也是医学人文精神的体现者。医学的人文精神贯穿于医务工作者的言行举止之中,贯穿于医疗行为之中。提倡医学的人文精神,除了要求医务人员掌握医学技术外,还对医务人员的文化、道德、审美修养及社会适应诸方面有更高的要求。

1. 对医务人员文化素质的要求　随着医学科学技术的不断发展,医务人员需要不断地、终身地学习医学知识及人文知识,提高自身的文化素养。

2. 对医务人员道德品质的要求　医疗工作是一个高风险的职业,国家、社会为了规范医疗行为、保障医务人员和患者的权益,制定了相应的法律和规定,医务人员应该学习并模范遵守国家的法律法规。

3. 医务人员应该具有良好的人际交往和沟通能力　患者是一类特殊的人群,他们需要治疗,更需要安慰。在医学领域,协同合作至关重要,医务人员之间需要紧密配合和协作。医学是一个需要传承的事业,医务人员对于自己的师长和学生应该尊敬和爱护。这些都需要通过良好的沟通来实现。

医学影像学近年来发生了翻天覆地的变化,已成为医学领域中发展最快的学科之一,医学影像设备全面走向数字化,检查技术不断完善,影像设备成像质量不断提高,从二维成像向三维成像发展,从常规成像向功能成像发展,出现了光谱 CT、双源 CT、7T 磁共振等一大批先进的医学影像设备,使医学影像学提高到了一个新的水平。医学影像学科具有显著的设备依赖性,医学影像技术发展的同时,我们也应警惕陷入"技术至上主义",要避免人文精神的缺失。2012 年卫生部印发了医疗机构从业人员行为规范,对医学技术类从业人员提出了以下几条规范要求。

1. 认真履行职责,积极配合临床诊疗,实施人文关怀,尊重患者,保护患者隐私。

2. 爱护仪器设备,遵守各类操作规范,发现患者的检查项目不符合医学常规的,应及时与医师沟通。

3. 正确运用医学术语,及时、准确出具检查、检验报告,提高准确率,不谎报数据,不伪造报告。发现检查检验结果达到危急值时,应及时提示医师注意。

4. 指导和帮助患者配合检查,耐心地帮助患者查询结果,对接触传染性物质或放射性物质的相关人员,进行告知并给予必要的防护。

5. 合理采集、使用、保护、处置标本;不违规买卖标本,牟取不正当利益。

医学影像工作者在日常工作中除了遵守最基本的行为规范,还应结合本专业具体的工作内容,将人文精神贯彻到医学影像检查与诊断中,在尊重与理解的前提下,不断提高影像诊断质量和水平。在患者检查的过程中,应时刻采用换位思考的方式来考虑患者此时的感受,同时采取积极、主动的服务态度,以获取优质的影像,避免产生不必要的纠纷。在面对行动不便的患者时,应该保持耐心并主动协助其完成检查;在进行要求患者配合度较高或者失败率较高的检查时,更要与患者进行充分的沟通,讲解检查的流程及有关注意事项,消除患者的紧张情绪;在患者等候检查区,应播放检查相关的宣教视频,让患者对整个检查流程有所了解,以利于其顺利完成检查;在 CT、MRI 等温度设定较低的检查科室,应提供毛毯等保暖物品,以减轻患者检查过程中产生的不适感;CT、MRI 增强检查前,应详细询问患者的病史,预防过敏反应的发生。

新时代人民群众对更高水平的医疗卫生服务的需求更加迫切，也因此赋予了医务人员新的使命。广大影像工作者要深刻理解"生物 - 心理 - 社会医学模式"在医学影像学检查与诊断过程中的价值意义，以患者为中心，树立根深蒂固的工匠精神并时刻体现人文情怀，为人民群众提供更好的卫生与健康服务。不忘初心、牢记使命，以更加坚定的责任感和使命感，为健康中国建设谱写新篇章，努力开创我国卫生健康事业的新局面。

第三节　医学影像检查中的医患关系

医学影像学在临床疾病诊断中起着不可替代的作用，能够提供科学和直观的诊断依据，因此在临床影像学检查应用广泛。同时影像科室作为医院最繁忙的科室之一，工作量大，患者容易出现聚集的情况，更容易诱发医疗纠纷。

医患关系是医疗实践中最重要、最基本的人际关系。另外，医疗服务模式向"生物 - 心理 - 社会医学模式"的转变是社会发展的要求和必然趋势。因此，如何避免医疗纠纷并与患者构建相互信赖的医患关系，已成为当今医疗领域一个不可忽视的问题。

影像科是医院接待诊治患者的重要服务窗口，且人员较为密集，易引发医患矛盾。面对日常繁重的临床工作，影像技师应具备良好的职业道德和全心全意为患者服务的理念。如脑出血患者常伴呕吐及大小便失禁，在患者检查的过程当中，医务人员应恪守职业道德，充分理解患者以及患者家属。对患者家属出现过激的语言及行为，应给予体谅、安慰、解释，处处为患者着想；同时还应具备过硬的专业素养，快速灵活地完成检查，减少患者的就诊时间。

影像技师应严格遵守相关法律法规，如放射科技师应遵守《X 线诊断中受检者放射卫生防护标准》，注意对非检查部位的防护，特别应加强对性腺及眼晶体的屏蔽防护。对育龄妇女和孕妇进行放射科检查时，应主动告知检查中可能产生的电离辐射危害，尊重患者的检查意愿，并尽可能形成书面声明，避免因沟通不良，后续产生医疗纠纷。

影像技师应熟练掌握专业知识和技能，确保影像检查质量。检查前应仔细阅读检查单，根据患者病情及临床医师的检查目的合理确定检查方法，必要时及时与临床医师进行沟通，共同确定检查方案。如进行肝占位 CT 增强扫描时应认真观察病变，根据病变范围和性质增加扫描范围或者扫描期相，如因违反扫描常规而造成漏诊，则可能发生医疗纠纷及医疗事故。只有根据不同患者的诊断需求，采取有针对性的技术措施，才能提高放射科诊断的质量，避免漏诊，才能给患者提供高质量的服务。

现代医学要求一名合格的医务人员，不仅要有高超的医疗技术，还要做一个有社会良知、有社会责任感的人，缓解医患矛盾，构建和谐社会是医务工作者义不容辞的责任。对患者多一份关爱、理解，掌握与患者沟通的策略和技巧，是医务人员良好个人素质的展示，也是建立协调融洽的医患关系的基石。

第四节　影响医学影像检查中医患关系的因素

医学影像检查是临床诊疗中不可或缺的一环，由于检查过程中容易出现患者聚集、待检时间较长等原因，也是诊疗活动中最容易引起医患纠纷的环节。医患关系是医务人员和患者两者之间的关系，因此影响影像检查中医患关系的因素，主要包括检查科室和患者两个方面。

一、检 查 科 室

1. 缺乏沟通技巧,医患沟通不畅　医学影像检查种类、方式繁杂,患者很难对检查内容有充分的认知,医患双方若沟通不畅,很容易引起医患纠纷。如 CT 检查时,对于育龄期妇女应提前告知电离辐射风险,由患者决定是否进行检查,避免后期发生纠纷。

2. 检查流程繁琐,等待时间较长　就诊患者在门诊经过了缴费、预约挂号、排队候诊等一系列流程后,来到影像科一般还需要登记、置管、检查排队等环节,检查结束后还需取片、取报告等流程,极易导致患者及家属的疲劳,因不良情绪而引发纠纷。特别是超声科、放射科等人员易聚集的科室,排队候诊时间一般较长,再加上急诊患者需要优先检查,容易引起患者的不满。

3. 与临床科室缺乏沟通,不能有效完成检查　影像检查中会根据不同的病史制订相应的检查方案,部分临床科室检查申请单病史描述不详,常导致影像检查不能对疾病做出有效的评估,易引起患者不满,引发医患纠纷。

4. 缺乏人文关怀　针对育龄妇女、儿童等群体,检查中需要特别加以关注,特别是进行 X 射线检查时,应对性腺、甲状腺等敏感部位进行防护,若出现防护不到位,常会引发患者不满。

二、患　　者

1. 患者及家属对检查流程不了解,导致检查流程不畅,如消化道造影检查前未禁食、禁水,未带对比剂等。

2. 患者检查等待时间较长,对检查顺序的安排不满意。

3. 患者认为自身病情较重,要求提前做检查但遭拒。

4. 急诊患者较多,且优先做检查,导致检查时间被延长。

影像科由于其患者数量大、流动性高、多科室交叉等特殊原因,医患关系的处理应尤为谨慎。应该学会交流与沟通的方法和技巧,学会如何与患者建立共同参与型的医患关系,只有这样,医患双方才能有更多的理解和包容,医者仁心,才能真正减少医患纠纷的发生。

第五节　医学影像技师的沟通能力

医患关系是医学伦理学、医学心理学和医学社会学中的核心概念。随着社会经济、文化、科学、哲学和医学的发展,医学模式经历了一系列的转变,最终发展成"生物 - 心理 - 社会医学模式"。医学影像学作为新兴的诊断技术,在临床中发挥着不可替代的作用。随着影像检查的广泛使用,作为一名检查技师,如何快速、准确地领会临床检查的意图,与患者及家属有效沟通,顺利合作并完成影像检查过程,不仅需要良好的医学技术,更需要拥有高效的沟通能力。

一、检查流程中的沟通

(一) 检查前的沟通

在患者到达检查室时,应告知其需要等候的大致时间,若患者需要等候的时间较长,可询问患者是否有其他的检查,可先进行其他检查,可让患者留电话等候通知。患者较多时,可对等待的患者进行编号,让患者清楚自己需要等候的人次。对于需要镇静的儿童患者,在到达检查室时就应及时与家属沟通,强调镇静药物使用的时间和剂量;并同时与其他等待的患者沟通,说明儿童检查的特殊性,在镇静后需要尽快完成检查。若因为设备故障或是抢救患者较多时,使得患者等待时间延长,应主动向患者解释情况,减少患者因等待时间过长造成的不满。

嘱咐即将检查的患者提前做好准备,如 MRI 检查前需要去除身上的金属物品,普通 X 射线和 CT 检查时需要去除被检部位的金属物品。对于老年人和儿童,应请家属再次帮忙检查衣物口袋里是否有金属物品,及时移除,避免不必要的重复扫描以及金属物品带入 MRI 检查室造成危险。进行检查前准备工作时,注意观察患者的精神状态,对于紧张、焦虑的患者,应询问其原因,宽慰患者。对于需要呼吸配合的患者,提前进行呼吸训练。

耐心询问患者的病史和手术史,核对患者检查单上的部位及核对左右,若发现检查单检查部位或是左右与患者描述不同时,再次向患者确认检查部位及左右;若发现有误时,及时让患者找医生更改医嘱,并且保留患者排队的位置。若患者无法联系医生,也可请示值班技师长,是否能协助患者联系医生修改医嘱,以减少患者的来回奔波。

(二) 检查中的沟通

1. 取得患者的理解和配合,提高工作效率 患者由于对疾病、检查结果的担心,在影像检查候诊过程中有不同程度的紧张、焦虑、急躁等心理,当等候时长增加,容易引起患者的不满或投诉,甚至影响候诊秩序。技师此时应多与患者沟通疏导,减轻焦虑心理;当有急重症患者需优先安排检查时,应向其他候诊患者做好解释工作,避免误解引起纷乱,确保有序地安排检查。向患者讲解检查的目的和配合方法,以及配合的重要性,力求一次检查成功。有序的检查及患者积极配合,可以明显提高工作效率。摆放体位时,应注意观察患者的身形,选择合适的体位。在磁共振检查时还需注意线圈的选择以及摆放的位置。在做特殊部位的检查时,如乳腺、前列腺、盆腔、胸部等,要注意保护患者的隐私,注意开门、关门的时机,以及对隐私部位的遮挡;若有家属,尽量让家属陪同准备,以免造成误会。全程做好解释工作,患者任何动作发出的同时,医生及时做好解释工作,这样有助于提高患者理解度及配合度。

2. 提高影像检查质量 医学影像诊断的正确性在很大程度上取决于影像检查质量。影像形成过程中的每一个环节都存在导致影像质量下降、使影像图像供诊断医师观察的信息丢失的可能。要采集到优质的图像,需要患者、技师通力配合,除了影像技师的专业技术水平和个人素质因素,患者的配合是完成所有环节的前提,遇到一些老人、儿童或语言不通的患者要有耐心,请家属帮助解释。通过与患者或家属的沟通,将医生的意图和配合要求传达给患者,让患者按照技师的意图摆好体位并保持。如患者的呼吸配合不好,常常会出现运动伪影,导致误诊、漏诊,甚至检查失败。检查过程中可通过视频监控密切关注患者状态,患者出现不配合的情况时,通过通讯系统询问其原因,再决定是否继续检查。对于无法配合或精神状态出现异常的患者,应及时停止检查。对于需要注射造影剂的患者,在注射时询问患者是否有异常,并嘱咐患者出现异常及时反馈。

3. 和谐医患关系,避免医疗纠纷 患者及家属对影像检查抱有期望,希望通过影像检查能明确疾病诊断,但缺乏对影像检查的足够认识。技师应该态度和蔼,对患者抱有同理心,与患者及家属多交流,遇到患者及其家属不懂的地方要对其做耐心的解释。对于需要做 X 射线和 CT 检查的儿童和育龄期年轻人,应注意对生殖器官的防护;意识不清的患者和婴幼儿需要家属陪同,同时对家属进行防护。当需要患者配合时要认真地讲解,避免因交流不恰当,产生误会,从而产生医疗纠纷。因图像质量达不到要求需要重新进行检查时,要与患者详细沟通,以取得患者和家属的理解与配合。当有些患者或家属遇到急性发病的情况情绪急躁时,有时会出现过激的语言及行为,此时应宽容患者,设身处地为患者着想,平心静气地安慰、解释,不能满足患者需求时,要做好解释工作,以取得患者及家属的理解与配合,减少纠纷的发生。对于已发生的纠纷,应及时沟通,积极疏导,尽快解决,使者的不满情绪得到平复和安抚。

(三) 检查后的沟通

检查完成时,应告知患者取胶片和报告的时间,对于有疑问的患者,可告知放射科的咨询电话。对于做完增强检查的患者,不仅需要告知其多喝水,观察 30 分钟后无异常才能离开,还应告知观察目的,引起患者的重视,防止个别患者在医院以外的地方发生过敏样反应因缺乏重视而延误救治。良好的沟通不仅可以降低患者检查前的紧张与焦虑,也能使患者积极地配合检查,从而提高影像检查的质量。

二、培养影像技师的沟通能力

(一) 在校学习期间的培养

1. 加强学生的职业道德教育　目前的医学模式强调医务人员面对的不仅仅是"病",更重要的是"人"本身。除了关注疾病治疗外,还应关注患者作为人的社会心理,了解患者的心理状态,取得患者的信任和配合。要求医务人员在诊疗工作中要以患者为中心,重视医患沟通,倾听患者的心声,理解、尊重患者的想法。这个过程对医务人员的职业道德修养要求很高,会直接影响沟通效果。因此,加强学生的职业道德教育是建立良好医患关系的前提条件。

2. 增设医患沟通类课程,提升学生的沟通能力　目前本专业对学生医患沟通能力的培养比较薄弱,只开设了一两门沟通课程,课程针对性不是很强,并且学时有限,操作性不强,对人际交往的技能培养不足。目前,已经有越来越多的医学院校开设医患沟通课程,收到不错的效果。除此之外,还可以开设专题讲座,定期带学生到医院参加社会实践,举办专门的案例分析讨论会,观看临床中出现的各种典型正面事迹的录像,等等。通过多渠道、多方式对学生的沟通能力进行培养。

3. 在专业课程教学中融入医患沟通技巧的学习　"影像技术学""影像诊断学""影像设备学"等专业课程的教学中,可借助角色扮演、案例分析、小组讨论等方式对学生的医学素质,尤其是医患沟通能力进行培养。实施过程中,首先要注意学习氛围的营造,让学生能够积极、认真地参与其中,以获取真实的教学反馈;其次要注意选择真实的符合情境的教学案例,让学生感受病例的真实性,使其融入;再次要在教学中注意正面引导。总之,在教学中要尽可能使学生能够进入具体情境中去思考、分析,以解决问题;答案可以不是唯一,合情合理即可。

4. 加强学生法律法规的学习　在我国当今的医疗环境下,医务人员在给病患进行诊疗的过程中,如何保护自己的权益不受侵犯,避免医疗纠纷的发生,俨然已成为一个不容忽视的社会问题。通过开设"卫生法律法规"课程增强学生的法律意识,学习如何运用法律来保护自己,同时,也学习了规范自我的医疗行为,以保障患者的合法权利。只有学会更多的医学法律法规知识,规范医疗行为,依法从医,在与患者及家属沟通中恪守法律原则,依法处理医患矛盾;才能建立和谐的医患关系,避免不必要的医疗纠纷。

(二) 临床实习期间的培养

学生进入临床实习阶段,实习医院就成为他们学习和锻炼沟通能力的重要基地。这一阶段中,要同时注意操作技能的提高和医风医德的培养,要明确新的医疗模式下应该做到"懂病懂人",要善于与患者沟通,尽快转变角色获取患者信任。因此,临床带教老师要言传身教,以身作则,通过工作中的点滴,教育学生爱岗、敬业、奉献,给予学生正确的引导,在潜移默化中提高医患沟通能力。

(三) 学生的自我培养

不管学校和实习医院采取何种方式对学生进行培养,最终的目标都是要回归学生个体,增强学生的自我培养的内驱力。每个学生才是沟通能力的载体,最终能否实现沟通能力的发展、提升职业素养,离不开学生的自我教育和培养。因此,学生首先要端正态度正确认识自己;其次,要增强积极性和主动性,利用学校和社会资源强化沟通能力的训练,通过外界力量的帮助,主动地对自身潜能进行补充和提高,促使自我进步。

第六节　医学影像检查医疗缺陷的防范

一、医疗缺陷的定义

医疗缺陷是指医疗过失造成的一切不良后果,包括医疗缺点、差错、事故的总称。

根据对患者的影响程度,医疗缺陷分为轻、中、重三度。①轻度缺陷:未造成或有轻微影响且无不良后果。②中度缺陷:影响疗效,延长疗程,造成组织、器官的可愈性损害,或违反操作规程,增加患者痛苦与医疗费用,但无严重后果。③重度缺陷:严重影响疗效或造成重要组织、器官损害致功能障碍,甚至残疾、死亡等严重后果。

二、影响影像检查医疗缺陷的因素

(一) 环境因素

1. 医院环境

(1)影响 DR、CT、核医学、超声、介入正常运行的因素:①系统单回路。②供电系统不稳定、火灾、房屋漏水、漏电等。③医院路面不平易导致移动 DR、移动 CT 及超声等设备故障。④自然灾害如台风、地震、暴雨、泥石流、洪水等。

(2)影响 MRI 正常运行的因素:①磁共振成像场地环境要求严格,需远离大型移动设备、电力设施和较大的固定铁磁性物资,如电梯、汽车、高压变压器等。②附属设备运行不良的影响,如冷水机组、精密中央空调等。

2. 科室环境　①各设备间的相互影响。②机房温湿度异常影响设备性能稳定性或导致线路板损坏。③通风异常,DR、CT、核医学、介入工作电离辐射及放射性药物等产生的有害气体,不利于人体健康。④设备使用操作不当以及鼠害引起的故障。⑤消防安全通道不畅、消防器材配备不足等。⑥消毒设施配备不完善。⑦设备、设施线路混乱等。

3. 设备场地　设备环境的空间布局不合理致工作流程不畅。

(二) 设备因素

1. DR、CT、核医学及介入射线装置失控　可能发生放射辐射泄漏,使工作人员或者公众受到意外 X 射线电离辐射。

2. MRI 设备安全　序列射频脉冲产生较强的噪声:① 3.0T MRI 的噪声指数平均 102dB,峰值 115dB。接受 MRI 检查时,磁体间产生较大噪声,使受检者感到不适致情绪不稳定,也影响医务人员的工作。② MRI 幽闭恐惧症,因噪声的刺激可引起恐惧、焦虑、惊慌、心跳加速,严重者可出现濒死感甚至窒息引发危险。③ MRI 失超,可导致患者生命危险及巨大经济损失。④ MRI 检查是使用高场强磁场获取人体组织信息,由于磁场及射频场对电子元件及铁磁性物质有很强的吸附性,因吸附引起的投射可能导致人员及机器的严重损伤,检查前不严格按要求做好准备及了解筛选禁忌证,将造成各种安全隐患甚至"机毁人亡"。

(三) 人为因素

1. 未严格执行查对制度。使患者检查前准备不足,其基本信息录入及检查部位参数准确性有误,图像伪影严重,病变部位未充分显示等。

2. 在特殊情况下医务人员之间没有做到有效沟通。如绿色通道的患者衔接不到位,未得到及时检查或等待时间过久而延误最佳救治时间等。

3. 未严格执行保护安全核查制度。造成检查部位、方式错误或坠床跌伤、夹伤及灼伤等。

4. 未严格执行手卫生、清洁消毒、医疗废物处置、医务人员职业暴露及多重耐药菌等管理规范,造成医源性感染。

5. 未重视对比剂规范、合理及安全使用,如剂量欠规范、未加温等造成患者不适及不良反应等。

6. 对静脉血栓栓塞症的忽视。如久病卧床、手术、产后患者突然出现呼吸困难、咳嗽、胸痛、咯血等症状时,应考虑是否为静脉血栓栓塞症。

7. 对血管内导管相关血流感染重视不足。如动、静脉置管应严格在治疗室行无菌操作,禁止在过道及大厅等场所置管和未严格消毒下的管路用药等。

8. 未建立完善的放射科"危急值"报告制度。上报 >10 分钟,错过最佳诊治时间。

9. 未建立完善分时预约检查制度,对跌倒事件认识不足。如年老体弱、基础疾病及禁食过久者排队时间过长易发生。

10. 对携带诊疗管路安全管理不够。如术后的各种引流管未固定好,检查中造成管路拉出或脱落。

11. 医学装备安全与警报设施管理制度不健全。

12. 防范与减少再损伤的意识淡薄。如多发性骨折及脊柱骨折等患者转运不规范,偏瘫、昏迷、急危重症患者检查时无专人陪伴,未检查固定带效果等。

13. 未形成主动上报医疗安全不良事件及以问题为导向的不断整改意识,将小差错酿成大问题。如检查前训练交代不清楚,扫描中机器播放的声音与训练时不一致,使患者紧张而影响图像质量。

14. 科普宣传及患者参与医疗检查安全重视不够。如 MRI 检查前准备不足,造成患者佩戴的金属贵重物品损坏或铁磁性物品吸附,导致经济损失甚至伤害事故。

（四）患者因素

医学影像检查需要患者充分配合,否则容易导致异常情况的发生,如:①各种沟通障碍导致无法配合;②对 CT、MRI 等检查禁忌证不知晓。③ MRI 幽闭恐惧症等。

（五）患者家属因素

医学影像检查需要获得患者家属充分的理解和配合,否则也容易导致异常情况的发生,如:①因家属顾虑导致检查障碍;②家长情绪焦虑引起患儿紧张;③疾病原因及医院陌生环境使患者感到惶恐不安而难以配合。

三、医疗缺陷的预防

（一）环境因素的防范

1. 医院流程顺畅、合理、规范

（1）DR、CT、核医学、超声及介入管理:①配备自动稳压系统,保证频率在（ 50 ± 0.5 ）Hz 以内,双回路供电保障;②单独接地装置,接地电阻 $\leqslant 4\Omega$;③做好自然灾害、鼠害、突然断电、房屋漏水等预案、培训及处理措施;④定期检查设备及做好维护保养;⑤院内路面整洁、平坦、顺畅,无障碍。

（2）MRI 管理:①移除与 MRI 磁体中心点相距 $\leqslant 2m$ 的铁磁性物质,如建筑钢筋、金属排水管道、暖气管道等,且需固定牢固;② MRI 对分布其周围设备的使用产生影响,须保持安全距离;③震动影响 MRI 图像质量,须远离震动源;④场地均需配备射频屏蔽;⑤保证所有房间的温度、湿度,例如从磁体底部至顶部温差应 $\leqslant 3℃$,温、湿度变化率应严格控制在 $\leqslant 3℃/h$ 和 $\leqslant 5\%/h$ 。

2. 设备环境

（1）DR、CT、核医学、超声及介入检查室:①温度 18~22℃,湿度 40%~65%;②工作人员更换工作服,工作区清洁消毒、禁烟,设备及空调等做好日常保养,定期清洗更换灰尘过滤网;③做好静电防范措施,扫描室不宜铺地毯,如有静电,应使用地线静电环放电。

（2）MRI检查室:①多台MRI设备之间应保持安全距离,确保每两台MRI设备之间线路无交叉,距离越大越安全。②根据房间功能不同,合理设置温、湿度。采用不同类型的空调分别控制,使各室温、湿度符合标准要求。操作间配备普通空调制冷,设备间配置系统电子机柜等设备。因人员极少入内,设备运行时大量散热,环境清洁度要求高,通常采用精密空调系统对封闭空间行内部空气循环,以调控机房及磁体间温、湿度。③MRI室需放置特殊无磁消火栓等器材。

3. 科室环境

（1）各类物品归放整齐:①各类耗材放置固定位置;②患者检查区域、办公区及非办公区等分别设置消毒设施,避免混杂使用;③定期对各个环境进行细菌培养及有效消毒。

（2）值班室及餐饮区域固定:①有条件的情况下,尽量设置值班人员餐饮区域,勿在各类设备检查台面用餐,避免招致鼠害,导致线路破坏及危害工作人员的身体健康;②残余饭菜妥善处理,放置固定地点,勿乱丢。

（3）医疗设备及设施的外露电线、电缆要包扎整齐,以防脱皮、折断等损坏,必要时安装保护套或电线槽等保护措施;走线洞口要做好密封,防止鼠害及便于清洁。

4. 检查室人性化　①用温馨壁纸装饰;②调制柔和光线;③佩戴耳麦或耳塞,消除受检者紧张情绪;④个性化的辐射防护;⑤指导增强检查受检者多饮水做好水化;⑥尽量避免对比剂外渗;⑦定期、定时清洁消毒环境及设备、设施并做好登记标注。

（二）设备因素的防范

1. 超声、DR、CT、核医学及介入设备　超声、DR、CT、核医学及介入设备要做好维保及放射辐射事故预防,包括:①成立应急小组,分工明确,责任到人;②工作人员定期应急培训演练;③救助设备、设施和物资常规准备,及时补充并做好交接班;④完善辐射事故分级与应急响应措施及事故的调查、上报和处理流程。

2. MR设备　由于MR检查设备的特殊性,需要更多的技术手段保证检查顺利进行。

（1）降低噪声:成像原理和结构设计若不做改变很难根除。应从基础设施建设的角度降噪,主要减弱声波在墙壁、天花板、地面形成多次反射及降低声波穿过装饰和建筑结构后剩余的强度,主要通过特殊的装修材料、工艺以及发明专利产品实现。

（2）提高幽闭恐惧症检查成功率:①选择大孔径、开放式磁体或足先进扫描方式,缓解恐惧情绪,避免头部进入磁体过深引起压抑、胸闷、头晕等不适症状;②提前进行良好的医患沟通,鼓励患者树立完成检查的信心;③必要时家人陪伴等。

（3）防范磁共振失超:①由专业公司远程监控液氦压缩机工作情况,定期检查磁体、失超管（quench tube）、氧监测器、应急排风机及紧急失超开关等。②技师每天检查液氦水平和磁体压力并记录交班。③液面下降到60%时,立即通知液氦供应商及时灌装。④例行磁体各对外管口的常规检查,磁体上方各排气管路应保持畅通,以免容器内压力升高而导致失超。⑤各输液口应密封完好,有结冰应立即处理。通向室外的失超管应有防鼠措施,定期检查,防止堵塞。⑥铁磁性物品吸入磁场造成"人伤机毁"时,迫不得已进行紧急失超的处理;但正常情况下不行失超处置。失超处置可导致巨大的经济损失和导致今后机器性能不稳定,从而影响图像质量等情况。

（三）人为因素的防范

1. 做好检查前准备及查对制度,避免影响图像质量及检查部位或患者之间发生错误。

2. 做好运送患者人员的安全宣教及放射科各专业之间的有效沟通和衔接,防范与减少患者跌倒事件的发生,如患者出现头晕、血压升高,运送人员应及时搀扶或协助扶物站立或坐下休息;患者如厕等需运送人员亲自陪同或寻求轮椅、平车等。使用轮椅要帮助患者系好安全带,头晕时立即锁定轮子,防止歪倒。平车须加床栏并使用踩刹制动装置,采用足至头方向运送,勿让患者独自下车。根据轻重缓急合理安排检查,确保绿色通道畅通。

3. 须穿防滑鞋及合适长度的裤子,勿穿无深底纹易滑或酒店式拖鞋。当地面有水渍时,请患者绕开以防跌倒。

4. 防止患者发生医源性伤害,如行 X 射线检查以外区域行辐射防护。CT 特殊部位及 MRI 检查时需更换衣服,清除所有佩戴的金属物品,了解医源性植入体的材料特质,按规范要求检查。

5. 严格执行手卫生、清洁消毒、医疗废物处置等管理规范,预约分时段检查及营造温馨、有序、流程顺畅的医疗环境,防止医源性感染和其他隐患的发生。

6. 规范合理使用对比剂及其他各类药品,对比剂和生理盐水使用前需加温至与体温相当,减少患者的不适及不良反应发生等;使用特殊性药物的患者应在安全区观察。

7. 危急值 ≤ 10 分钟上报,使急危重症患者得到快速救治。

8. 树立防范与减少患者再损伤的意识。跌倒可发生骨折、韧带扭伤、关节脱位、脑出血或严重后果等。规范合理抬放多发性骨折及脊柱骨折等患者。偏瘫、昏迷、烦躁、急危重症患者固定好或镇静后再行检查。检查床升降过程中,须搀扶或抬放患者下床;摆放患者时,禁止隔室指令性操作。

9. 主动上报医疗安全不良事件,发现问题及时整改,防微杜渐。

10. 检查过程中涉及的各类人群的要求

（1）患者:让患者参与医疗检查的安全过程。了解检查的目的,消除紧张心理以获得高质量的影像学信息。家长注意照顾好患儿,切勿在通道跑动或在候诊椅上玩耍,触摸设备、电源等造成伤害。检查前要告知患者 X 射线的危害、磁共振检查的适应证及禁忌证、对比剂不良反应等,增强检查的患者应在检查后观察 15~30 分钟,无不适方可离开。

（2）护理:严格执行护理、院感职责及操作规程,如无菌操作、患者检查前的准备、药品管理、环境消毒及与技师、登记员的交流等。

（3）技师:充分了解和掌握导致影像检查医疗缺陷的因素,按要求严格执行各种操作规范及制度,工作认真负责,使扫描规范化、同质化。定期与本科室医师、护士、登记员、工程师及临床医生进行有效的沟通交流,每天针对不同的设备、设施,使用适宜的方法进行清洁消毒。

（4）医师:按结构化和 TNM 分期等规范格式与临床要求,及时出具检查结果和报告,定期与科室成员及其他不同专业的临床工作人员进行多学科交流学习,不断掌握新动态、新技术及临床的新要求。

（5）工程师:每天测试 CT、MRI 仪器,检查各种设备及 PACS 等运行情况;利用人工智能远程监测整体状况,定期保养维护。

（6）登记员:严格认真执行登记工作及检查前宣教工作,热情、周到解答患者提出的每个问题。做好分拣。有突发事件及疫情突发时,要根据要求及时调整工作流程。

（四）突发事件的防范

1. 网络、设备故障预防及应急预案　①设备突然发生故障时,应先将患者移到安全的地方,尽快通知相关部门进行检修;②立即上报计算机中心;③故障恢复前,采用手动摄片检查登记,使用临时号码拍片,在申请单地址栏记录住院或门诊号码;④故障排除后,将临时号码修改为正式 X 射线号码后,将对应的影像上传至 PACS 系统;⑤做好日常网络的维护保养。

2. 停水、停电应急预案

（1）停水:①做好停水应急,及时关闭科室内所有自动供水开水器电源,避免因停水而导致开水器烧坏;②立即电话告知相关部门了解停水原因;③储备好适量用水;④当用水恢复正常后,需检查科室内所有水龙头,防止因停水时空开而造成水溢和浪费。

（2）停电:①各种意外停电,立即告知正在接受检查的患者;使用手电筒、应急灯等应急设施,保证患者的安全与撤离,并做好安抚、解释工作。②立即关闭各类用电设备电源,同时电话通知相关部门,了解停电原因及停电时间长短。③根据停电情况妥善做好等待检查患者的后续及相关交接班工作。④确认供电恢复正常,待电压稳定 0.5 小时后,按操作规程恢复所有应正常运行设备的供电。⑤因突然停电引起设备故障,应及时通知设备科或相关部门并向科室负责人汇报。

3. 传染病及疫情突发处理方案与预防措施 面对突如其来的传染性疾病疫情暴发时,医院必须迅速完成患者的检查和诊治流程,并采取一定的措施,以有效防止疾病的传播和蔓延。

(1)制订传染病及疫情突发处理方案。依据传染病管控的三大要素,分别制订应对措施。

1)控制传染源:①特定的场所;②特定的检查设备;③特定的线路。

2)切断传播途径:①指导患者做好自身防护;②减少医 - 患、患 - 患之间的接触;③保护好医生、患者;④避免传染病患者和其他患者的直接接触。

3)保护易感人群:疫情下的特殊患者须重点保护,如做好年老体弱者和陪同人员如何防护的宣教指导。在综合医院的常规设计流程上进行局部的合理优化,避免交叉性接触;必须在尽短时间内合理安排人员、设备与制订诊疗流程,以满足常规患者及疫情下的特殊患者。

(2)在传染病及疫情突发时应做好以下工作:①检查设备特殊时期的保养与维护;②防护设施和消毒用品的准备及相应清洁消毒、消杀流程的确立;③尽快合理选择与流程相匹配的设备及制订设备故障时的预案;④传染病门诊、病房与放射科检查流程遵循快捷、便利及避免交叉;⑤避免传染病患者与普通患者交叉接触;⑥医、技、护、工感染控制培训,如密切配合、衔接及有效防护;⑦重视医患心理疏导,减少压力与恐惧;⑧工作人员的日常生活保障及工作持续改进。

(3)传染病及疫情防控措施的依托

1)信息化建设与完善的重要性:①在国家"新基建"窗口期,数字产业与经济催化了"数字医疗"建设新业态的提速;②及时总结传染病及疫情防控措施经验与教训;③化"危"为"机",在5G 与物联网和互联网不断推进的今天,传染病的检查流程上的少或无接触模式至关重要;④手机等移动端功能需进一步拓展;预约缴费、网上会诊初步实现,但流程的通畅程度及使用地区的覆盖尚不平衡,有待同质化设备的研发;⑤人工智能应用于放射等影像科室,辅助诊断、接诊、消毒、设备安检等高科技含量的一体化服务设施有待开发。

2)"平""战"结合:①综合医院与传染病医院放射科的设计布局截然不同;②综合医院如何利用已有布局,在"平时"就检流程基础上,预先设定出"战时"的区域,有效变更突发事件时符合要求的特定区域与流程;③持续改进,符合感染控制常态化要求是今后备用方案的必备条件与要求。

3)培训常态化:医患的防护意识应在"平"时工作中的"战"时培训中体现,即将与突发公共卫生事件的快速应急响应相适应的培训纳入日常工作。

4)研发与防治:利用影像理工特色开展实用性研发及医防结合项目,以服务于诊治流程。如针对检查密闭式环境和特殊设备等特点,消杀均有特殊的要求。其系列消杀模式有待产、学、研、用进一步开发服务创新理念。根据数字医疗特点,采用多学科联合一站式服务特殊患者。与多单位、多专业合作,使人工智能服务、环境与设备管理不断提升,感染控制特殊材料及防护可穿戴技术等高科技产品不断开发。

(五)常见自然灾害的应对

1. 应急领导小组密切注意气象预报及变化等,现场指挥。

2. 值班人员坚守岗位,参加抢险救灾。

3. 提前用沙包、方木、绳索等固定好门窗及易松脱物品,检查所有设备、设施。

4. 电子产品、电源、地上放置的不防水物品等,应行遮盖保护或移到安全区并固定,人员应远离高空坠物等。

5. 相关部门检查所有上下水道、沙井、雨水渠等,并清除可能引致淤塞的垃圾、泥沙;检查排水泵系统、发电系统及其供油装置是否正常并按规范程序启动电机组。

6. 确保所有紧急用品(雨衣、头盔、水靴、应急照明等)随时可用。

7. 切断危险的室外电源,事后须经检查确定安全无误后,方可恢复供电。一旦停电,应立即关闭主要的设备电源,防止电力重新恢复时强大的脉冲损坏设备。

8. 当发生火灾、泥石流、地震等其他突发事件时,应因地制宜,根据实际情况迅速上报,并做好相关的应急工作。

（岳松伟　孙家瑜　陈晶）

第八章　医学影像技术科学研究与创新

随着我国经济和社会的发展,科学研究和创新对于国家和社会各方面越来越凸显出其重要意义。影像技术学与科学研究也有着密切的联系,科学研究不仅促进了影像技术学的发展,科学研究也需要影像技术学人才的支持。例如有的国家专门设立"研究技师(research technician)"职位,主要负责在科学研究中辅助相关科研人员操作实验设备和工具、收集和处理实验数据、分析研究材料、记录实验结果、维护实验设备、管理库存和耗材乃至制作研究报告。这些都需要从事研究性工作的技师具备较强的科学研究素质和热情,以及一定的分析和归纳能力。

随着近年来国内各大学和研究机构购置大型影像设备,特别是 MRI 设备的增多,对于科学研究技师的需求也越来越多。这些岗位未必需要较高的学位和学历,但是相关人员不仅需要坚实的影像技术知识,也需要较高的科学研究素养。

第一节　科学研究与创新的定义及意义

一、科学研究的定义

科学研究是指为了增进知识(包括关于人类文化和社会的知识)以及利用这些知识去发明新的技术而进行的系统的创造性工作。具体来说,科学研究就是针对所存在的问题或假说,在专业理论指导下,利用科研实验和分析,对事物的内在本质和规律进行的调查、研究、实验、分析等一系列活动,从而获得新发现、新发明、新技术和新产品。而医学科学研究则是围绕人类身心健康问题进行探索,揭示人体或疾病的内在联系与客观规律,从而获得人体疾病知识和防病、治病技术的科学实践活动。

根据研究的目的、内容和方法不同,科学研究可分为不同的类型。

1. 基础研究　基础研究是为获得事物基本原理或新知识而进行的探索,它以认识现象、发现和开拓新的知识领域为目的,通过实验分析或理论性研究对事物特性、结构和各种关系进行分析,以加深对客观事物的认识,解释现象的本质,或者提出和验证各种假说、理论或定律。

基础研究不以任何特定应用为目的,这类研究一般由科学家进行,成果常表现为一般的原则、理论或规律,以论文形式在科学期刊发表或学术会议上交流。研究结果能推进知识的发展,甚至建立新的科学领域,但是由于不考虑直接的应用,这类研究的具体用处、经济利益或社会效益常不明确。

2. 应用研究　应用研究是把基础研究发现的新理论应用于特定目标的研究,它是基础研究的继续,目的在于为基础研究的成果开辟具体应用途径,使之转化为实用技术。

应用研究在获得知识的过程中具有特定的实际目的,它通常是确定基础研究成果的可能用途或者探索解决实际问题的新方法或新途径。由于应用研究是针对具体领域的问题,研究结果一般只影响科学技术的有限范围,成果形式以科学论文、专著、原理性模型或专利为主。

3. 开发研究　开发研究是利用最新的知识与技术创造新药物、新器械和新设备,是针对性地以生产某种新产品或技术而进行的研究活动。开发研究是科学技术转化为生产力的重要环节,可表现为技术革新、供应改造、产品更新等形式。

基础研究、应用研究和开发研究是整个科研系统中互相联系的环节,它们的协调发展对于国家或某个专业领域的科学体系建设具有重要作用。

二、科学研究的意义

科学研究的意义,主要有以下几个方面。

1. 科学研究能使我们客观准确地认识世界,获得真理,构建完善的知识体系,为科技创新奠定理论基础。

2. 科学研究是社会进步和民族富强的唯一途径,通过科学研究能促进社会发展,间接地提高我们的生活质量。

3. 科学研究也是建立稳定的科技队伍,选拔和培育科技人才,促进科学技术发展的关键机制。此外,科学研究也能培养相关科学研究人员刻苦钻研的拼搏精神。

当然,科学研究也需要具备一定的条件,包括合理的科技队伍、必要的科研经费、完善的技术装备以及相应试验场所等。

三、创新的定义和意义

科学研究的基本任务就是探索和认识未知,它的本质就是创新。

创新简单说就是更优的、创造性的问题解决方案。创新是在正确理解所面临问题的本质、当前的解决方案和受到的约束条件的情况下,利用最新的、相对全面的科学技术知识,充分调动可利用的资源(人、物、资金等),针对方案中的环节或整体进行优化和改造,最终以更高效、更低成本或更有价值的方式来解决问题。

创新常采用有别于现有或常规的思维模式,提出或修正理论、理念、研究方法,并获得一定效果。创新是推动社会发展,推动社会制度变革,推动思维和文化发展的关键动力。创新在经济商业、科学技术、文化艺术等各领域都有着重要意义。对于个人来讲也是如此,无论在工作还是生活方面,一个人要想被社会、企业所接受,就必须具有创新精神。在当前复杂的国际社会条件下,创新精神就显得更为重要,它是不仅是民族进步的灵魂、国家社会繁荣昌盛的动力,同时也是个人的基本素质;对于个人的长远发展至关重要。

第二节　科学研究与创新的方法和方向

科研创新是科技发展中的重大问题,涉及较多的理念和方法,掌握这些理念、方法对于科研创新非常重要。对于这些科学研究方法的理解和掌握,不仅涉及研究时选择恰当的研究方法,还涉及对研究结果的评价,即评价不同方法得到结果的解释、优缺点与可信度。

一、科学研究的方法

科学研究按照方法可分为:观察性研究和干预性研究。

1. 观察性研究　观察性研究是科学研究的最基本方法,不采取任何干预措施,只搜集适当的数据资料,对这些资料进行整理、归纳,客观呈现这些数据存在的条件或结果,可分为描述性研究和分析性研究。

(1)描述性研究:是直接搜集自然资料,不改变事物的任何条件,直接观察人体生理现象和病理现象的发展过程,调查现象的原因、特点、影响因素等。例如,临床病例观察、流行病学调查、疾病普查等。

(2)分析性研究:是对既有资料或文献进行开发利用的一种研究,它对已有资料进行重新整理、分析综合,建立新的模型或算法,从而总结新经验,提供新信息。例如,文献综述或荟萃分析,这些对文献资料的挖掘整理,不仅能为自身研究提供思路,也可作为一种独立的研究方法。

观察性研究常用于确定疾病的宏观情况,特别在制定各种医疗卫生保健政策、进行卫生规划等方面具有重要意义。

2. 干预性研究　干预性研究是在人为控制条件下,采取一定干预措施,观察评价干预措施的效果和相关数据。根据研究场所和干预措施的对象,可分为临床试验、社区试验和实验室实验三大类。

(1)临床试验的场所主要在医疗机构,研究对象是患者或健康志愿者,主要观察干预因素(新药、新疗法等)对人体的作用、不良反应或代谢规律等,从而探索疾病的诊断、治疗和预防措施。如新药正式上市前,为了解药物疗效和副作用情况所进行的临床研究。临床试验必须符合伦理学要求,不能为了临床试验而危害受试者权益,受试者在试验期间可随时退出试验。

(2)社区试验在社区进行,以普通居民为研究对象。社区试验常为预防医学内容,观察"环境 - 人群 - 健康"之间的联系,制定疾病的预防策略与措施;从而达到预防、控制疾病,保障健康的目的。

(3)实验研究以实验室为主要场所,研究对象可涉及人体组织或细胞、实验动植物、微生物、药物等。医学科学研究常需进行实验研究,这些研究能够在设计严格的条件下进行,研究所确定的生理、病理条件下的变化或机理,对于医学或者科学研究是至关重要的,也是很多临床研究的前提和工作基础。当然这些实验也必须要求实验室具备相应的仪器设备,需要经过培训的、具备技术操作能力的技术人员,才能进行。

此外,科学研究也有不同的分类方法,按照研究时限可分为横向研究和纵向研究。横向研究常观察某一时间点的病例发病情况。纵向研究则是在一段时期内反复地获取病例进行研究观察,可分为回顾性研究和前瞻性研究。

二、科研创新的方向

创新的前提是建立在掌握已知知识的基础之上,科学研究首先必须注意前期背景知识的积累和实际客观条件的充分了解。前人的科研成果是后期创新的基础和必要前提。只有充分掌握了前期的知识成果,结合具体问题的实际情况,才有可能进行创新,这是目前绝大多数科学家的共识。因此,进行科学研究前必须尽可能学习以积累知识,提高自己的知识储备和能力素质。

科研创新的方向可分为两种类型。

1. 经验驱动型创新　老马识途的故事说明了经验的重要性,但是经验的积累并不是死守固有的路线或模式,当环境变化或出现新的问题时,就要我们依据已有的经验进行分析判断、调整、找到一条新的路径,从而解决新出现的问题。

需要注意的是,经验与创新并不矛盾,经验是创新的基础,创新是已有经验面对新情况、新问题时的拓展和延伸。一方面,只有借鉴和继承前人经验,才能进行有效的创新。另一方面,经验也并不是死守既有模式一成不变的,在已有经验上需要逐步提高,打破束缚,这也是进行开拓创新的一个基本方向。

2. 科技驱动型创新　科学技术的发展,对于人类生产和生活有着巨大的影响。例如蒸汽机的发明,造就了一系列工业化机械设备的创新发展,从而使人类完成第一次工业革命;而电子科学的发展,再次促使了各种电气设备的出现,使人类完成第二次工业革命。而当今随着互联网的出现,手机的普及,也造就了各种创新的信息化应用类型。医学影像学亦是如此,计算机技术的发展,促使了 CT 和 MRI 等多种数字化影像设备的发展;随着各种微电子技术的进一步发展,新的影像设备的改进与创新也不断出现。

科学技术的发展及其在不同领域的应用,促进了新技术、新方法的创新,从而解决了原有的临床问题。科技驱动型创新也在医学影像学中常见。

第三节　科学研究的流程及规范

一、科学研究的流程

科学研究首先需要确定选题,继而针对所要进行的研究问题,根据专业知识进行实验设计,拟订研究计划,选择适合的统计方法;同时在实验实施过程中根据实验进行情况,及时调整和修订。

1. 确定临床问题与科研选题　科研工作的第一步就是科研选题,确定所要解决的临床问题和科研的主攻方向,具体的研究目标就决定了课题的过程和方法。科研选题对于科研项目的价值、难度、可能的收获都有着决定性影响,它也反映了研究者的业务能力与学术水平。

确定科研选题,需要针对一个具体、可研究的临床问题,它应是临床的棘手问题,这样研究才具有价值和意义。对于临床问题的提出,需要研究者在平时的临床工作中养成善于观察、勤于思考的好习惯。

科研选题的方向和范围,常受到多方面因素的影响,包括研究者的兴趣、自身前期的研究基础、此研究领域的具体情况、研究的热点与难点问题、单位的优势与不利因素、可能的预期成果等。研究者应该对这些因素进行充分的准备和综合评估,来确定研究方向和针对性的科学问题,评估研究的科学性、创新性和可行性,科研选题是高质量研究的前提和基础。

2. 查阅文献与设计研究方案　阅读科研文献是研究者的基本能力和素养,通过大量的文献阅读,研究者可深入了解研究领域的前沿情况,根据当前本领域的最新进展,确定切实可行的研究方案。查阅和追踪本领域内的最新文献进展,不仅能使研究者掌握国内外研究的现状及发展动态,也是研究者进行研究设计的依据和参考;是研究者创新思维的源泉和基础。研究者应熟练掌握常用数据库的使用方法,培养快速获取文献信息的能力,以及对文献的归纳、总结、管理能力。

通过阅读文献,在课题实施前,研究者需要设计一个完整的研究方案。研究方案的内容应包括:研究方法、技术路线、关键技术、预期结果等情况说明。研究方法部分尽可能充分考虑实施过程中的细节和影响因素,包括:受试者的纳入与排除标准、数据采集方法与参数、后处理与结果指标、统计学分析方法等。对于研究流程,可以采用简洁的图形、表格等形式,如技术路线图,来描述实验过程;对于一些特殊的实验手段或关键技术,可详细阐述。这些因素会影响实验结果的敏感度和特异度,充分完善这些因素才能去除可能的干扰,达到预期的研究目的。一个好的研究课题,只有在规范化的实施方案以及准确、恰当的统计学方法的指导下,才有可能产生一个高质量的研究成果。

3. 科研方案的实施与修订　当研究方案确定后,对于前瞻性临床研究,经单位伦理委员会批准后就能实施。研究方案的实施应按照已设计的研究方案的目标要求、工作内容、方式方法及工作步骤的安排计划有序进行。实施过程中,要遵循对照、盲法、随机、重复、均衡等基本原则。

研究实施后,应及时、全面地进行阶段性总结,总结内容包括研究方案是否顺利开展,是否纳入足够的研究对象,研究技术上是否存在难点及有无相应解决方案,研究进度是否可控,经费预算的执行情况等。不同的阶段研究进度的侧重点可能存在不同,进行阶段性总结有利于了解研究实施的限制和可能存在的问题,一定程度上避免由研究中断造成的时间和资源浪费,研究者也可根据具体执行情况及时对方案进行调整。

如果在实施过程中出现方案设计阶段未考虑到的情况而影响计划执行,则必须修改相应的研究方案和计划,反复试验、改进,以期达到原有的研究目标。

4. 科研成果的归纳与总结　研究者应总结阶段性成果,并撰写相应的进展报告、论文等有关材料。阶段性数据应完整、清晰且可核查,采用正确的统计学方法对数据进行分析,才能减少结果偏移和错误,保证研究结论的准确性和科学性。

论文撰写中应遵循论文的基本格式,陈述研究背景、研究目的、材料与方法、研究结果,并对结果的意义及限度进行讨论。研究方法部分信息应陈述完整、详尽,保证读者能够依据这些信息重复本研究;研究结果陈述应客观,避免主观内容;观察指标、数据表达、统计学分析方法应规范。

总之,经过周密设计、科学实施后的科学研究,还需要及时、规范数据总结和统计分析,通过摘要、论文等形式获得科学结论,才能达到最初的研究目的,取得科研成果。

二、科学研究的规范

1. 科研实验设计　科学研究的实验设计是研究的关键和核心内容,严谨的实验设计不仅体现了研究者的专业技术水平,也体现了研究者的学术素养。很多研究仅简单直接对研究数据进行比较,而忽视通过实验设计避免其他影响因素的干扰,这样很难得到可靠、令人信服的结论。严谨、合理的实验设计理念对于科学研究者,特别是对于临床医生十分重要,它是研究结果准确、可信的前提。

(1)研究对象的定义:临床研究常选择患者为研究对象,对于生理情况也常需要正常人为研究对象,二者互相参照时也还需要考虑性别、年龄因素的影响。而实际上,正常人和患者的概念是相对的。确定研究对象时,患者与正常对照者的定义必须清楚明确,尽可能选择国际公认或全国性学术会议规定的诊断标准。

实验研究的研究对象可能是动物、离体组织或细胞,其中,动物实验条件相对容易控制,但结果存在种属差异;而离体组织或细胞,可能存在不同变异,影响因素较多,虽然缺乏体内代谢过程,但仍具有参考价值。

(2)样本量的评估:研究的样本量受到多种因素影响,设计时主要考虑的因素包括:疾病发病率或就诊量,检查手段的敏感度,获得预期结果所需的病例数量等。样本量过少易造成数据不稳定、统计检验效能低、结论缺乏可靠性;而样本量过大,则会增加课题的难度,浪费人力、财力和时间。最恰当的例数是在保证研究结论可靠性前提下的最小样本例数。样本量的估算可根据研究目的要求,借助统计学方法进行,必要时进行预试验,以确定病例获取、检查手段敏感等影响因素情况。

(3)方案流程的制订:对于研究方案,首先要注意保证研究围绕课题的目标进行,避免偏离既定的研究目标;其次,应选择实现该目标的最佳研究方法手段,或者通过不同研究手段进行验证以保证结果的可靠性,研究方法和步骤也应该切实可行;最后,应充分考虑可能的影响因素,通过优化研究设计去除其他因素对结果的影响。

(4)研究指标的选择:最常见的评价指标有两种数据类型——定性数据和定量数据。研究指标应尽可能选择客观、定量指标,这样不仅能更有说服力,也易于不同研究之间的比较。即使是主观评价,也尽可能进行量化,选择通用的评分或量表,必要时进行不同研究者的主观一致性评价。而对于随机误差大或者重复性较差的指标,应尽量避免。

(5)研究的质量控制:临床研究中,很多可能涉及不同的研究者、不同的研究设备,不同时间段的复查,特别是多中心研究;为了保证研究数据的稳定和一致性,必须制订一套数据质量控制方案或计划,常包括数据的收集方法和过程、评价标准和观察起止时间、资料的排除和纳入标准、缺失数据和异常值的处理规则等。

2. 科研数据管理 科研中的数据管理是研究结果真实、可信的保证,数据管理安排及相应的质量控制措施是科研方案设计的重要组成部分。研究数据管理包括:对研究数据进行获取、归类、存档、分析、利用、保护等,它贯穿整个研究周期,特别在信息大数据时代,对海量影像学数据以及多种数据进行准确、高效的管理,才能满足研究者的预期和要求,实现研究目标。

(1)数据的分类存储:绝大部分临床科研课题,会涉及多种不同类型的数据信息,如从简单的个人信息、不同的临床评分、实验室检查结果到不同类型的影像和病理数据。并且,多数研究从研究对象入组、随访直至研究结束,需跨越从数月到数年不等的较长周期,且要对研究对象病例进行随访。这些都需要对于不同类型的研究数据信息进行分类规范化存储,才能从中挖掘影响疾病发生、发展、诊断、治疗和预后的关键因素。

通常采用病例数据表对上述信息收集整理。科学规范的病例数据表不仅需要保证囊括信息的完整,还需要页面布局和随访流程清晰、易懂。设计良好的病例数据表更有利于对数据库进行统计分析,很大程度上决定了研究的质量。

医学影像研究的数据形式更为多样,涉及多种医学图像信息,以及这些图像或数据的后处理、分割、提取、评价等内容。这些都需要将不同类型的海量影像信息进行分类保存,有效分类索引,以便需要时快速使用这些资料,进行影像数据的导出和管理,有时可能还需进行图像格式的转换。需要注意,这些影像数据,与患者的个人信息、临床资料等也应被一同管理,在数据库内部实现彼此的关联,以保证研究数据的完整性。

(2)数据的备份核查:对于科研数据的管理,还需要注意数据的安全性和准确性。目前常采用硬盘等大容量存储设备进行影像数据的存储,应定期进行数据备份,以保证数据的安全。此外,研究数据在录入或整理过程中应进行必要的核查,核查的目的是确保数据的完整和正确。

即使在科研课题结束后,研究数据也需要妥善保存,以备将来可能的核查或其他利用。有些杂志可能要求研究者投稿时提供原始数据,以核查研究结果的可靠性。研究数据的开放共享,对于研究者自身和科研机构,甚至整个专业领域内研究的规范化、可核查和效率的提升,都具有积极意义。

3. 科研统计分析 完善的统计分析是研究设计和实施的重要保证。对于某种类型的数据,可能有多种统计方法可供选择,科研人员应知道如何选择适合的统计方法,以及相应结果如何解释。

(1)结果的描述展示:对于研究数据的描述,应通过特征的统计指标或绘制统计图表来描述所获得的数据情况,如果发现存在异常,要对数据进行核验、校对。需要特别注意,这与人为篡改研究结果存在原则性不同。临床研究中最常用“均数 ± 标准差”或“均数 ± 标准误”来描述定量数据,但均数易受极端值的影响,也可采用中位数等代替,具体统计描述方法要以研究目的和设计为基础进行选择。完整和清晰的统计学描述,有助于读者更好地理解数据和结果情况。

(2)结果的分析比较:研究结果统计方法的选择,需根据数据类型、分组情况、数据分布特征来确定。研究目的也影响统计方法的选择,例如确定一段时间内的生存、死亡情况,则可采用生存分析。与严格的实验研究不同,临床研究常存在多种影响因素,统计分析需考虑多种混杂因素或协变量,常采用多因素模型对可能的协变量进行校正。此外,对于影像学研究,常涉及感兴趣区勾画等主观因素,这些就需要进行数据的一致性评价。

总之,经过规范化设计和实施的科学研究,才能得到可靠的结论。作为医学影像学研究的技术人员,也要对研究的规范化流程和相关知识有一些了解,这亦是"研究技师"的基本素质。

第四节　医学影像技术科研的选题

医学影像技术科研的选题是科研工作的起点,是贯穿于全部科研工作的主要思想,是科研工作基本内容和目标的高度概括。接下来从医学影像技术科研选题的基本原则、选题的来源和选题的基本程序三个方面做主要介绍。

一、选题的基本原则

医学影像技术科研选题的基本原则主要包括:需要性、创新性、科学性、效能性和可行性五个方面。

1. **需要性**　主要包括医学科学本身发展的需要,医疗卫生事业中有重大意义或迫切需要解决的关键问题,或者是本学科、本专业、本单位、本人发展的需要。

2. **创新性**　创新性是科研工作最主要的特征,而医学研究的"灵魂、亮点""质疑、不盲从"是创新性思维的重要前提。先进性的参照标准是国内外最高水平。创新性的主要内容首先是原创:所选的课题是前人或他人尚未涉足的,包括发现新的致病机制,提出新理论、观点、学说,或者建立全新的医疗技术等;其次是改进:在已有研究基础上提出新问题、新试验依据,促使新的发展、补充或修正的产生,或者是出现独特的研究思路、改进现有的研究方法。最后是补充:认真研读国外已有的研究课题,并结合我国实际情况进行探索。

3. **科学性**　创新性必须与科学性相结合。第一,选题要有依据和理论基础。新问题、新假设、新思想必须符合已确认的客观规律和科学理论,要"有理、有据"。既要依靠前人的积累发现,又要有创新,要在前人研究的基础上超越前人。第二,设计要科学。包括专业设计、科研设计和统计设计等。第三,临床研究的对象是患者,任何新治疗措施或诊断手段,必须有足够的依据证明利大于弊,符合伦理要求。

4. **效能性**　效能性是指综合衡量科研的投入和预期成果的价值,如科学意义、学术水平、社会效益、经济效益等。"高、精、尖"不等于解决临床问题,要对选题进行重新审视和综合评价,注重其临床价值。其临床价值挖掘主要包括更新知识,影响临床实践、指南制定和卫生政策,改善患者结局或指导研究。

5. **可行性**　可行性是指具备完成和实施课题的条件(人力、物力、财力等)。首先,研究者须具有一定的研究经验和完成课题的研究能力,与申请课题有关的研究工作已有一定的前期工作积累。其次,课题组是一支知识与技术结构合理的队伍;同时应具备完成课题的客观条件,如仪器设备及研究手段、临床病例、研究时间、科研经费等。

二、选题的来源

医学科研课题的类型大致可以分为指令性课题、指导性课题、委托课题及自拟课题等。在进行科研选题时,研究者可以考虑从招标范围、临床实际问题、多学科交流、文献阅读、已有课题延伸、改变研究要素组合中进行选题。

1. 从招标范围中选题 研究者可以通过阅读各级基金委与科研管理部门定期公布的各种项目指南,了解招标范围及优先资助的研究领域,并根据自身条件及已有的工作基础,比如个人专长、科室单位优势、实践经验与设备条件等,自由地申请具有竞争力的课题。

2. 从临床实际问题中选题 在医学实践中,医务人员经常会遇到各种实际问题,也能积累大量的科研材料与经验,若能善于观察和捕捉临床实践中有争议或差异较大的问题,特别是常常遇到而又不能用现有知识圆满解决的问题,并深入思考,进行分析,就可能设计出具有普遍指导意义的实用课题。

3. 从多学科交流中选题 研究者们可以参加医学影像技术相关领域的各种学术讨论、学术讲座、学术会议和疑难病例讨论等,从广泛的学术交流中了解当前的学科发展前沿及存在的学术争论等,从而进行选题。

4. 从文献阅读中选题 通过大量的文献阅读,熟悉国内外医学影像技术领域的动态和发展趋势,从而探寻新的科研课题,也是一种实用而有效的选题方法。研究者可根据自己的特长与已掌握专业的发展趋势,进一步查阅专业领域及相关领域的权威期刊,从中吸取精华,获得启发。阅读文献时,可以寻找研究的空白点,就有可能在前人研究的基础上提出新的观点、论点和新方法;也可以关注既往研究文献结论不一致或研究结论与临床实践/指南有冲突的临床问题。

5. 从已有课题延伸中选题 延伸性选题可在已研究课题的研究基础和工作积累中寻找新课题,从其广度和深度中进一步挖掘出新题目。由于这种课题并非独立存在,研究者应细心透视其横向联系、纵横交错和互相渗透的现象,即可进行延伸性选题,使研究工作循序渐进、步步深入,假说日趋完善,逐步达到学说的新高度。

6. 从改变研究要素组合中选题 在试验研究和临床观察研究中,通常每个课题都是由受试对象、试验因素及效应指标三大要素组成。可根据研究目的,有意识地改变原课题研究要素,如发现具有理论意义和应用价值,就可构成一个新的课题。

三、选题的基本程序

医学影像技术科研选题的基本程序主要包括:提出问题、文献检索、建立假说、确定方案、确定选题名称。

1. 提出问题 提出问题是科研选题的始动环节,具有重要的战略意义和指导作用。通过以上不同选题来源获取灵感,发现并提出问题。

2. 文献检索 提出的问题是否具有创新性,在这个方向上前人是否做过研究,如何把提出的问题深化,进而建立假说,必须通过查阅文献来解决。查阅文献、收集信息是选题的重要环节而且贯穿于课题研究的全过程,需要严格评价文献资料的真实性、可靠性和重要性。研究者需充分了解研究领域的历史、现状、热点、今后的发展方向,发现前人研究中存在的问题、缺陷,提出新的问题和假设或改进的方法。常用的中文文献检索网站包括中国生物医学文献数据库、万方医学网、中国知网等;英文文献检索网站包括 PubMed、MEDLINE、SCI 等。

3. 建立假说 经过文献检索后,在理论上对所研究的问题进行合理而充分的解释,这种确立有待证实的理论认识的过程就叫作建立假说。建立科学假说是选题的核心与灵魂,假说的正确与否从根本上决定了科研工作的成败。科学假说的建立一般要符合:①自然科学的根本原理;②基于以往的科学资料;③具有个人的初步实践经验体会;④可被重复验证,问题一经提出,应当先进行预实验,并再次查阅文献与有关资料。

4. 确定方案　即选择试验方案,包括选择处理因素、受试对象和效应指标,以便证实假说的正确与否。

5. 确定选题名称　一个好的题目,不仅可知其研究的目的、内容和主要方法,而且还可以透过题目,看出其假设的科学性。在拟定某些科研课题名称时,可适当考虑采用以下形式,即:题目 = 处理因素 + 受试对象 + 预期效应。其中处理因素、受试对象和预期效应称为组成课题的三要素。题目应准确、具体、精练、有专指性,且具有可检索性。

第五节　医学影像技术科研的设计和实施

一、科研设计的内容

医学科学研究的基本程序可分为:①提出假设;②检验假设(科研设计、实施,资料整理与分析);③研究结果及结论。其中科研设计是对科学研究具体内容与方法的设想和计划安排。确定一个创意新颖、设计周密、指标合理、科学性强又切实可行的实施方案,是取得高新成果的根本保证。要做好科研设计,设计者不仅应具备丰富的专业知识,还需具备必要的相关知识,如医学统计学、临床流行病学知识等。

科研设计由专业设计和统计设计两部分构成。专业设计是运用专业理论和知识技术来进行设计,主要是为了解决实验观察结果的有用性和独创性,需要从专业角度来选定具体的科研课题,提出假说,并制订合理的技术路线和实验方案。统计设计是运用数理统计学理论和方法来进行设计,可以有效减少抽样误差和排除系统误差,保证样本的代表性和样本间的可比性,确保实验观察内容的合理安排,以便对实验结果进行高效率的统计分析,以最少的实验观察次数(例数)得出相对最优的结果和可靠的结论。

1. 专业设计　专业设计涉及选题、查阅文献、建立假说及进行预试验的相关内容。对于医学影像学技术学科,在专业设计选题阶段,通常需要在对实际临床工作的观察和分析中,明确对影像技术的需求方向及具体内容,以及针对已提出的临床科学问题,探讨医学影像技术手段能够提供哪些方面的帮助。通过大量查阅前人研究结果,评估课题设计的创新性、科学性和可行性。总之,在科研设计前认真阅读有关文献,确立正确的研究方向,在专业设计上做到周密、严谨是完成高水平高质量研究的必要条件。

2. 统计设计　统计设计是从统计学角度做的各种计划或方案,涉及对象、分组、数量、指标、分析方法的相关内容。

(1)设计阶段的基本要素:包括受试对象、处理因素和观测指标,遵循科研的基本原则(随机原则、对照原则、重复原则、均衡原则及盲法),它们是统计设计的要领和精髓。

1)受试对象:应根据研究目的,确定同质的研究对象。受试对象是试验因素作用的客体,是接受试验因素的基本单位。根据研究目的的不同,受试对象可以是人、动物,也可以是器官、组织、细胞、亚细胞或血清等。医学研究一般需要先进行实验研究,在确定无严重毒副作用且具有较好疗效和安全性的条件下,再进行临床试验。选择受试对象应有明确的纳入标准和排除标准:无论受试对象是动物还是人,首先应满足对试验因素敏感、反应稳定以及具有同质性和代表性的要求,从而使研究结果具有普遍性和推广价值。受试对象的数量通常指试验研究总共需要多少样本量,也称样本大小。在统计学上称为"样本大小估计问题"。样本例数的多少通常是由研究所要求的精确度、指标的特点及受试对象间个体差异的大小来决定的。样本量估计是设计中的重要组成部分,它涉及研究设计的类型、统计方法类型(如差异性检验、非劣效检验、等效性检验或有效性检验)、观测指标的性质(定量与定性)、有关的先验知识和对结果精确度的要求。

2)处理因素:处理因素是指研究者施加于研究对象的某种干预措施,研究设计阶段,应根据研究目的,明确在一次实验中要研究哪几个因素。区分处理与非处理因素,抓住主要处理因素,同时要进一步分析有哪些影响因素,以便进行控制,避免其成为混杂因素。处理因素的水平,即一个处理因素有程度、剂量、方法、时间、空间、性质等方面的不同,研究人员应根据自身实验目的设计合理的实验方案。处理因素一经确立,在整个研究过程中应保持一致和稳定,例如其性质、剂量、(药物)批号、剂型、加工方法与给药途径,都应明确规定,施加方式、条件、时间应标准化和固定化,保证处理因素在整个研究过程中保持一致和稳定。

3)观测指标:首先所选用的观测指标要与临床科研的目的有本质上的关联,并能确切地反映干预措施的效果。观测指标要尽可能客观地反映研究结果,不受主观因素影响或影响较小。选好反映试验效应的指标以后,还要规定指标观察的常规方法,如观察方法、标准、时间、记录方法及记录格式等。

4)基本原则

随机原则:是指通过随机方法使每一个受试对象有同等机会被抽取,并且有同等机会被分配到不同的组别。

对照原则:指研究过程中,设定可供比较的组别。设置对照是控制混杂因素的重要手段,可以平衡非处理因素在实验中的影响,通过与对照组的比较能够准确地评价处理因素的效应。

重复原则:重复是指为提高科研的科学性,相同条件下进行多次研究或多次观察。重复包括三个角度:①整个试验的重复;②用多个研究对象进行重复;③对同一研究对象的重复测量。一般说来,整个试验的重复可用来说明试验的可靠性,而后两种重复要求样本量要充足。

均衡原则:指对照组除处理因素与实验组不同外,其他非处理因素(如年龄、性别、动物体重等)应尽可能与实验组相同,使得各组间具有可比性。

盲法:单盲是指仅受试对象不知自己所在组是对照组还是试验组;双盲是指受试对象和治疗者(包括医生和护士)都不知任何一个受试对象属于对照组还是属于试验组;三盲则是指受试对象、治疗者(包括医生和护士)和统计分析工作者都不知任何一个受试对象属于对照组还是属于试验组,仅临床试验设计者知道具体的分组情况。

(2)统计设计的类型:包括实验设计、临床试验设计和调查设计三种类型。它们之间既有联系又有区别。联系是它们在拟实现的目标方面是相同的,区别是它们在研究对象、具体操作方法和对因素控制的严格程度等方面是不同的。

1)实验设计:根据研究目的,通过具体的实验去探测未知事物或现象的本质规律就属于实验研究。在实验研究中研究者可以主动地去安排实验。因此可以对各种重要的非处理因素进行严格控制,使实验因素的实验效应能更充分地显露出来。实验研究的周期是否较短、耗费的人力物力是否较少、考察的影响因素是否较多、结论是否可靠,关键取决于实验设计方案的质量和遵照实验设计执行的严格程度。实验设计方案的质量高低主要体现在实验设计的三要素的把握、基本原则的执行和设计类型的选取上。应当紧密结合专业的知识和统计学知识,将各种重要的影响因素和观测指标包括在实验设计中。应根据具体实验的特点,选择合适的实验设计类型,科学地安排实验因素和区组因素,使适当的对照形式出现在所分的组中,使组间具有高度可比性和均衡性。应采用随机的方法选取和分配受试对象,并按设计类型估计出恰当的样本含量,使实验条件下处理的效应能真实地显露出来。

2)临床试验设计:一个新医疗器械经过试验研究(受试对象为动物)发现它具有较好的应用前景(即疗效较好,安全性较高),需要在临床医生的大力协助下,以健康志愿者和患者作为受试对象,在人体上进行试验研究以观察药物或医疗器械的疗效性和安全性(即毒副作用的大小、不良反应及不良事件的发生情况),进一步确定合适的剂型、剂量和给药途径等,这就是临床试验研究。由于临床试验研究的对象是人,所以既要考虑到伦理道德问题,又要考虑到受试对象的依从性问题。需要控制的影响因素比动物实验要复杂得多,特别是心理因素对观测结果的干扰和影响。因此,需要制订出科学、严谨的临床试验设计方案。其中,最关键的问题是除了严格按试验设计中的四个基本原则操作外,还应采用盲法,提高受试对象的依从性,降低其脱落率,尽可能减少各种人为因素对结果的干扰和影响。这些都是临床试验设计中必须认真考虑、妥善安排并在临床试验实施过程中需要一丝不苟、自始至终地贯彻落实。

3)调查设计:对客观存在的事物或现象进行被动观察,包括询问一些有关的情况和测量一些有关指标的数值,以便弄清引起某种结果的原因和已产生的影响或关于未来情况的预测,这就是为了某种目的而进行的调查研究。为了使调查研究卓有成效,需要将各方面的影响因素和各种可能的结果考虑得尽可能全面一些,以便用较少的人力、物力和时间,获得较为全面的、高质量的调查结果,这就需要制订出完善、合理的调查研究设计方案。其中,最重要的问题是要设计出内容全面又具有可操作性的调查表格。写清调查的时间、地点、范围、对象及数量、指标及其测定的方法和精度。另外,在调查设计方案中,还应考虑到:参与调查人员的质量和数量及其培训标准、数据的收集方法。

值得一提的是,在三种统计研究设计中都应明确交代拟采用的统计分析方法和正版统计分析软件,最好应有统计学专家自始至终地参与课题设计和研究,以确保科研课题的质量。

二、研究计划的制订

课题实施之前,应拟定完成整个研究课题所需要的时间,可分阶段制订研究计划,明确各阶段所要达到的目标和时间(包括实验准备及人员培训、实验观察、资料收集整理、成果报告、阶段性交流等具体安排)。在研究方案制订过程中,需要注意以下几点。①研究对象:该课题研究的是什么,是人、是动物,还是药物或其他。对研究对象有什么样的限制,比如年龄、性别、职业、患病与否等。②研究方法:不同的研究方法采用的研究策略不同。③研究假设:提出本课题的研究假设,比如使用 A 成像技术是否比使用 B 成像技术可得到更优的图像质量。④研究工具:研究需要用到的仪器、样本指标、问卷、软件等,需要具体列出来。⑤研究设计:是否需要对照研究,是否需要纵向随访,是否需要多变量。⑥研究程序:即技术路线,先做什么后做什么,什么时候做,出现预设之外的情况如何处理。⑦数据统计方法:包括描述性统计、t 检验、F 检验、线性回归、卡方分析、logistic 回归等,统计方法根据研究设计和研究目的确定。

三、研究计划的实施

在研究课题实施过程中,应遵循已拟定的科研设计方案及科研计划有序开展。在实施设计方案过程中应及时收集数据并分析总结每次的试验结果,有时随着研究的深入,可能会发现最初的研究设计需要调整,甚至出现最初的研究问题、研究假设都面临更换的问题。因此,在研究实施过程中,要及时地进行反馈,根据实际情况对后续科研设计方案做出相应修订及调整。

四、实　验　记　录

实验记录是观察和测量结果的信息储存,是实验条件、环境、实验设备、实验过程等信息的综合,是进行科学思维和研究及撰写实验报告的依据。实验记录在日常科研工作中的重要性不言而喻,实验记录绝不是简单的文字工作,更不是简单抄写实验步骤的过程,通过实践规范化的实验记录,可以起到训练逻辑思维和思维技巧、培养基本科学素质的作用。实验记录不仅是研究者工作的直接体现,也是防止学术诚信不端行为发生的重要措施。在实验记录中需要注意以下几点。

1. 记录时间　无论是临床试验研究、实验性研究或调查性研究,均应记录好实验开始的时间,实验进行中重要节点的时间以及结束时的时间。这样在进行某些重复的实验步骤时,便于根据前次实验所需要的时间来进行简单的准备工作,并且帮助做好人员的分配。

2. 记录地点　准确地记录实验的实施条件,让每一个实验尽可能变得可重复。

3. 记录人物　每一次实验操作或者执行均有一一对应的研究者,这样既可以直观发现不同研究者之间实验习惯的不同,便于互相监督,查缺补漏,也直接体现出了研究者在项目中的贡献。

4. 记录事件　将实验过程中进行的操作或者观察结果记录下来,无论是错误的操作还是阴性的观察结果均应如实记录。及时整理实验数据并得出研究结果及结论。

五、数据的处理

在对数据进行分析之前,数据的预处理尤为重要,数据预处理一般包括:明确数据分析的目标、数据的分布状态、数据清理、数据变换、数据精简。

1. 明确数据分析的目标　数据预处理的最重要的目的就是为了提高数据的质量。可通过以下几个方面去评价数据的质量。①数据的完整性:就是指数据是否有缺失的情况;②数据的合理性:就是指数据是否在合理正常的范围内;③数据的一致性:就是指数据前后的逻辑关系是否合理。而对于这些存在各种质量问题的数据,不同的质量问题有不同的处理方法,而是否能够解决这些问题,对研究来说至关重要;因为从一份质量很差的数据中很难得到任何有说服力的结果。

2. 数据的分布状态　对于一份原始数据,在简单了解研究的背景后,首先去了解数据的分布状况,包括数据的样本数、变量数,并且了解各个变量的均值、中位数、众数、缺失数等。这些通过不同的统计学软件都能达到,比如 SPSS 软件。对这些统计描述的指标计算有助于对数据的进一步认识,了解其集中趋势和离散程度;筛查该变量是否有异常值,保证统计分析的准确性。

3. 数据清理　数据清理就是指发现并纠正数据中可以识别的错误,包括检查数据的一致性,处理无效、缺失、重复值。而缺失值则是一个很常见的问题,在一些队列研究的随访记录中,往往很难保证数据百分之一百地完成,因此缺失值的处理是尤为重要的一步。

4. 数据变换　数据变换则是在完成数据清理之后的过程。所谓数据变换就是指原数据不能满足各方面的要求,将数据从一种形式变为另一种的过程。转换类型有分类型 - 数值型,数值型 - 分类型。

5. 数据精简　数据精简的含义主要包括两个方面,可从样本数和变量上进行精简,剔除质量欠佳的样本,或者选择更加平衡的子样本。变量精简则是根据研究目的来筛选一些需要用于分析或者更有利于分析的变量,剔除一些无关的变量。

第六节　医学影像技术科研合作和共享

一、医学影像技术科研合作

医学科研合作是指通过组织,把分散的、多方面的医学科技力量统一起来,为了共同的科学目的和任务而彼此按照计划协同合作的劳动形态。积极开展科研合作不仅是当代医学科技发展的基本要求,也是发挥人才资源、物力资源和信息资源优势的必由之路。现代医学科学研究具有显著的多学科性、多结构性和相互渗透的特点,科研合作成为科学研究的必要方式,并迅速发展成为科研活动的主流,这是现代科学研究高度分化、交叉、综合和规模化发展的结果。科研合作可以充分发挥知识共享、技术互补作用,提高科研质量;创造良好的科研环境,促进人才成长;缩短科研周期;促进科技成果转化。

科研合作的形式较为多样。以学科分类可以分为学科内、学科间、多学科及跨学科等形式。以地理位置分类可以分为远程合作、分布式合作等。以参与科研合作人员所属组织和机构分类,可以分为产学合作、行动研究、启发性研究等形式。其中产学合作是医学影像技术科研的重要形式,是高等院校与企业之间建立的一种合作模式,有助于重点培养医学影像技术人才的实践能力,促进企业专业技能人员和高等院校研究人员之间紧密合作,实现知识转化和创新发展。具体执行中可以表现为经费合作、技术合作、人力资源合作、项目合作等形式。

医学影像技术领域的科研合作,可以充分整合专业资源和技术优势,聚焦临床需求。例如,我国 CT、MRI、PET/CT 等大型医疗设备的核心技术长期受到国外垄断,临床应用成本高昂,限制了国内医疗机构的普及。我国医学影像技术、医学工程等科研人员组建多学科医工交叉团队,合力开展高端医学影像设备的研究和创新,研究新一代高端医学影像设备成像的核心技术及其临床应用,以加快我国高端医学影像设备核心部件技术攻关和产品迭代。针对"卡脖子"问题,紧扣"技术研发 - 功能整合 - 临床应用"的全链条设计,将应用研究与临床需求紧密结合,在模型完成后将在国内进行推广,实现软硬件诊断"一体化",共同推进产、学、研协同创新及成果转化,推进产业链整合扩容,打造出医疗器械产业发展的创新生态体系和高端医疗器械产业集群。

二、医学影像科研数据共享

数据共享是专指公开或在特定访问条件下向其他研究人员提供个人的数据,包括原始数据和 / 或衍生数据;共享包括数据用户之间的数据传输或数据交换。数据共享是健康医疗大数据建设和科学数据再利用的潜在方案,也是促进医学科学数据最终发挥更大价值、避免重复研究、节省成本的潜在方案。实施医学影像科研数据共享,有助于为其他科学领域解决关键问题提供可靠的科研数据与资源储备,是实现科研数据发挥最大效益的有效方法,有助于避免低水平和重复性研究,节约人力、物力和财力。也正是在海量数据的支撑下,出现了材料基因工程、人工智能、生物信息学等一批高度依赖信息 / 数据的新型交叉研究领域或学科专业。

医学影像大数据体量增加迅速,数据格式日益繁杂,数据内容也不断丰富,这就要求各利益共同体遵循科学数据管理标准和技术操作规范,制定一套支持数据提供者和使用者更加便捷的查找、访问、互操作和重用数据的指导原则。倡导科研活动产出的数据在开放共享过程中实现可发现(findable)、可访问(accessible)、可操作(interoperable)和可重用(reusable),简称为"FAIR 原则"。寓意科学共同体中的每个利益相关者获得数据资源的机会应该平等一致,科学数据资源应该在科学共同体中公平流通。FAIR原则将数据资源的范围从传统的结构化格式延伸至相关的算法程序、工具软件、工作流程,甚至数据基础设施等更广泛的数字化资源,为科学共同体提供了一套通用的、可操作的科学数据管理与共享国际化理论框架。

不少政府部门、科研院所、医疗机构等利用影像技术专门的机构知识库、数据管理平台、数据中心等来管理科学数据。一方面,定期开展平台使用率和知晓率调查,了解各类数据资源的使用情况,加强宣传与培训,使更多单位及个人知晓和使用平台数据;另一方面,开展用户需求调查,通过签订数据使用合同等方式,让更多数据所有者加入到科学数据共享工作中来,不断扩充和完善共享数据内容。此外,还要加强对现有数据的管理,提高共享数据质量,确保数据再分析结果的可靠性。建立国际医学科学数据共享平台和共享环境,加强我国现有平台与国际科研资源共享机构互联,是影像学科研数据共享的研究重点,从而不断提升我国医学科技共享资源的国际地位。

医学影像数据共享也存在一定的风险问题。医学科学数据共享因与人类自身的关系,与其他领域的科学数据相比,其共享面临更多的风险和伦理挑战。数据共享不可避免地发生个体参与者权利与数据共享应用的科学、研究、研发等社会公益之间的冲突。数据共享倡导者和使用者通常希望能够数据标准化,并能够获得数据链接。数据共享被认为具有隐私泄露和数据安全隐患,需要加强监管。要完善相关法律和具体措施,在法律和伦理学框架下建立科学、可持续发展的共享机制和综合的保障体系。

第七节　医学伦理问题

近些年来,随着中国医药卫生事业的日益发展,医学影像技术科学研究与创新蓬勃发展。但在实际临床试验期间,相关研究中仍存在一定的伦理问题。

一、医学伦理四大原则

(一)尊重原则

尊重原则的伦理要求主要包括两方面:一方面,医患双方都应尊重彼此的人格尊严,当科研人员和医务人员从事临床工作和科学研究时,应注意保护患者隐私;在没有获得患者同意的情况下,不可以将患者各方信息泄露给他人;另一方面,科研人员和医务人员应尊重患者的自主权,所谓自主权是指个人对自己的事物所具有的自行支配的权力,不受外人的干涉和影响。在研究和临床工作中,具有独立自主权的患者有权决定是否参与临床试验。虽然临床试验应可以为受试者带来一定的益处,但科研人员和医务人员无权强迫患者参与;但考虑到利益最大化,医务人员和科研人员应在试验前使患者及其家属充分了解研究或治疗的相关信息,在试验过程中,患者也可随时中断试验。但面对特殊群体时,例如儿童、精神疾病患者、处于昏迷状态的患者等丧失意识和缺乏自主能力的患者,因为这类人群不能对相关情况做出回应,也无法充分理解试验目的,其自主权可由家人或监护人代理。

(二)公正原则

研究人员和临床工作人员应该对所有患者一视同仁,公平、正直地对待每位患者,合理分配各项医疗资源,权衡每位患者的利与弊,即每位患者都有平等就医的权利,所有患者都平等地享有合理的卫生资源和医疗保障权。在临床试验中应建立公平的受试者入组试验标准,针对比较脆弱容易受伤的人群,如儿童、孕妇、精神疾病患者等,除非试验是以该类人群为主体方可进行选择,否则,在人群可得性的随意选择上,应避免这类特殊人群,从而避免有适应证的受试者无法分享研究成果或不恰当的受试者承受风险。

(三)不伤害原则

在临床试验和工作中,研究人员和临床工作人员应在不认为制造伤害的前提下,最大程度地减少对患者及家属可能造成的身体伤害、精神伤害及经济伤害。换言之,不伤害原则的真正意义不在于完全避免伤害,而在于要求研究者以严谨和负责的态度对待受试者。该原则主要用于规范研究人员在临床试验过程中和医务人员在诊疗工作中的行为,在调节医患关系方面起到了重要的作用。考虑到任何医疗行为通常都具有两面性,即在诊疗的过程中难免存在一定的风险。因此,研究人员和临床工作人员应在诊疗前和诊疗过程中权衡相关医疗行为的利弊关系,确保所做出的选择在利大于弊的情况下进行。

(四)有利原则

不伤害原则是有利原则的前提和基本要求。研究人员和临床工作人员有义务确保患者的健康利益。很多研究和诊治行为的目的是深入对疾病的研究,使对疾病的诊断和治疗更加有效。从伦理学的角度出发,部分受试者虽在试验中受益较小,但从长远的角度出发,若研究成果可以为后续患者谋取更大的利益,且受试者所承受的伤害在可接受的范围内,这种情况可以在伦理学上得到支持。

二、医学影像技术科学研究与创新中应注意的伦理问题

1. 加强对患者的辐射防护 医学影像学检查在临床疾病的诊治中发挥了重要作用,但是在实践中,有些检查方法会存在潜在的危害性,如 CT、PET/CT 具有一定的辐射,长期辐射累积可能会导致白血病等肿瘤。当然,数次检查可能并不会对患者产生危害,但医务人员要重视对患者实施辐射防护。

2. 检查方法的选择 当前随着医学影像技术的不断发展,针对同一类疾病的检查技术已在向着多元化的趋势发展,各种检查具有各自的特点和优势。在研究的过程中,研究者应当遵守试验方案,应当由临床医生做出医学判断或临床决策。参加临床试验实施的研究人员应当具有能够承担临床试验工作相应的教育、培训背景和相应临床经验。若临床医师对不同检查技术的适应证缺乏充分的了解,在给患者选择检查手段时,就常常无法实现最优化。

3. 保护患者的隐私 患者在试验中接受影像学检查后,保障和尊重患者隐私权是医院相应的职责与义务。在现实医疗活动中可能会受到诸多因素的干扰,弱化了科研人员保护患者隐私的意识。在日常的试验操作中,接受影像学检查的患者的所有临床试验的纸质或电子资料应当被妥善地记录、处理和保存,并能够准确地报告、解释。另外,科研人员要时刻意识到保护患者隐私的必要性,尤其在日常科研交流中,不能泄露患者的隐私。

4. 注重患者的知情同意权 知情同意权是患者的一项基本权利,根据医疗伦理准则,患者在进行试验前是拥有知情权的,患者可以在全面了解试验相关的信息之后,根据自己的实际情况来选择是否参加试验。在临床研究中,研究者必须以受试者能够理解的方式向受试者提供充分的、可帮助其做出理性决定的研究相关信息。例如,若直接让患者参加影像学的试验研究,但未事先充分和患者或其家属沟通并征询患方意见,在这种情况下,患者就较为被动,只能配合医务人员的检查,知情权就被忽视了。

5. 临床研究者的伦理责任 研究者在临床研究中还需要承担伦理方面的责任。科学诚信、实事求是是从事临床研究的首要必备的品质。在研究中,严格遵守学术诚信原则是至关重要的。诚实、诚信的研究是确保科学进展和社会进步的基础。因此,我们坚决反对任何形式的学术不端行为;包括但不限于伪造数据、篡改实验结果以符合预期假设,以及未经授权使用他人的研究成果。这些不道德的行为不仅无法有效证实研究问题,还可能对相关研究领域产生不良的影响,可

能进一步危及研究对象的健康、安全和权益。我们坚决主张遵循道德准则,以确保诚实和可信赖的研究,从而促进科学知识的正确认知和推动社会的发展。

6. 有关大数据时代科学数据共享的伦理问题 医学科技资源特殊性之一,是伦理引导和管理的必要性和重要性。作为医学科技资源的重要组成部分,医学科学数据的共享、使用和挖掘等需要符合伦理原则。在医学数据共享的过程中会面临数据所有权、个人隐私保护、数据安全等诸多问题,贡献者的利益保护、研究数据伦理准入机制等都是伦理甚至法律问题。总体而言,建立健全的相应法律法规和伦理准则,提升网络维护的技术手段,加强行为主体的伦理道德教育,是应对科学数据伦理问题的有效途径之一。

三、医学影像科学研究中伦理学问题的解决策略

1. 提高隐私权保护意识,健全隐私权保障机制 为了更好地维护患者的隐私权,确保医学影像科学研究有序进行,需要采取一系列措施。首先,在日常医疗工作中,必须向患者和医务人员明确隐私权的重要性。医务人员应特别注重保护患者的隐私权,这需要医务人员具备清晰的伦理观念,了解隐私权维护的意义和必要性。此外,医务人员需要接受更深入的伦理培训,以强化隐私权不仅是伦理学的问题更是法律问题的思想意识。对相关人员,包括医务人员,应进行法律常识培训,通过相关教育培训,逐步培养维护患者隐私权的意识,并将其视为法律义务,以防止患者个人隐私的泄露。其次,在法律规章制度方面,需要进一步完善隐私权保护;建立健全相关法律法规,并设立专门的机构负责管理患者的检查报告。除非特定情况下,在临床试验之外严禁讨论患者的情况。从医疗管理的角度,医院应该建立完善的隐私保障体系,构建现代化的医学影像数据存储库,并通过科学高效的管理体系对数据进行管理,确保在向患者提供检查报告时有专人负责。另外,医院还可以使用自助设备,使患者能够自行打印和领取检查报告和胶片,这不仅可以减轻工作人员的负担,还可以降低隐私泄露的风险。

2. 严格把握影像学检查范围和诊断的适应证,科学合理地进行检查 医务人员应从患者身体健康和经济情况出发,最大程度地保障患者的利益。首先,在影像科学研究工作上,要依据患者疾病的情况,选取比较适宜的检查方案。其次,在检查前要及时向患者介绍检查的有关情况,使患者及家属知情;包括临床试验工作的目的和检查期间的注意事项,且每个临床试验需要在征求患者及家属认可的前提下进行。再次,临床试验时间要合理,应去掉没有必要的试验内容。最后,针对孕期妇女和儿童要尽量选用辐射剂量低的检查手段,降低辐射剂量。

在影像医学检查中,从技术层面上来讲也有不少必须重视的问题。首先,检查要在充分掌握患者相关体征和注意事项的前提下进行;其次,承担影像检查的医务人员必须清楚自己的责任,将检查期间可能会发生的各种状况告知患者以及家属,并且在征求其同意后再实施检查。此外要仔细核对检查项目,防止重复检查。

3. 健全医疗管理监督制度,维护患者的应有权益与健康 在医院的影像科学研究中,患者扮演了直接的角色,他们亲身经历着整个过程。在当前倡导"医疗服务型"医院的大环境下,我们必须将患者的利益置于首要位置。因此,在进行影像学临床试验时,我们有责任更好地满足检查的需求,以确保患者的权益得到充分的保障。为了更好地发挥检查效用,避免伦理学问题的出现;医院应努力建立"以患者为中心"的服务型管理机制,在各项临床试验中,应始终以患者为中心,在检查时做好与病患之间的互动,全面考虑患者的心理,保护病患的人格尊严。另外,医生也要自我监督。在日常管理工作中,也应培养医疗工作人员的职业道德思想认识,并制定更有效的奖惩措施,从而保障影像学检查的正常有序进行,避免或防止医疗伦理问题的发生。

第八节　知识产权与科研诚信

一、知 识 产 权

医学大数据的商品属性、商品价值体现在医学与大数据分析、机器学习等融合形成的产品和服务,如疾病诊疗软件和产品等。医学大数据产权及其应用的知识产权,不仅要考虑个人和机构获取的财产权,还要考虑社会群体的健康权。在促进医学大数据的科技研发和应用中不能损害个体权益。因此,医学大数据产权确立原则及其权益分配等,需要在个体与社会公益之间平衡,解决相互之间的交叉和矛盾关系。

医学大数据的容量、速度、可变性等属性特征,决定了大数据的资源优势。大数据应用的实质是不同主体、不同主题、不同角度和不同层次有价值信息的提取,这决定了大数据产权的多维性。目前的知识产权制度中,单一的知识产权方式确实无法为大数据提供充分的保护和激励,但是所有权、各种不同的知识产权和特殊权利可以分别适用于大数据应用的各个方面。建立大数据产权的综合认定体系,实施产权分解和协同保护。

在实际工作中应注意以下方面。

1. 个人数据所有权和整合数据所有权并行　承认对个人数据、整合数据的所有权,并确定其权利行使的条件和限制。

2. 数据所有权及其衍生产品与知识产权并行　大数据只是科技创新的材料或资源库,大数据的知识产权在于利用大数据提取有价值信息,进而形成有价值的产品,无论是数据库、数据集,还是基于规范统一结构的数据库、数据集形成的软件,都不是高容量、高速增长和不断变化的、结构不一的大数据本身。知识产权认定的标的对象是有价值数据提取应用形成的成果。基于对大数据有价值信息提取的成果的形式、特点等提供不同的知识产权保护,不同阶段、不同特征的成果适用不同知识产权,通过版权、软件著作权、专利权等相互协同作用,保护相关权益。根据大数据及其有价值的信息提取形成的创新产品的特点,确定适当知识产权或其他产权保护方式。数据持有者还可以利用商业秘密和技术秘密保护数据,这种保护方式取决于数据中所包含的有价值信息。

3. 明确大数据相关的知识产权获得的要求或条件　基于大数据经创造性劳动形成的作品、产品、方法等,具有知识产权保护价值和知识产权认定元素,可形成知识产权。大数据与其他阶段性科学研究进展一样,丰富了知识产权的主题;但需要按照知识产权体系对这些新的产权主体提出相应的条件。基于大数据及其分析应用等的知识产权获得,如专利权授权条件,也需要随着技术的发展而不断地完善。

二、科 研 诚 信

科研诚信主要指"科技人员在科技活动中弘扬以追求真理、实事求是、崇尚创新、开放协作为核心的科学精神,遵守相关法律法规,恪守科学道德准则,遵循科学共同体公认的行为规范"。科研诚信是科学研究的高尚道德,是在科学研究中践行诚实守信规范的品行,科学探索过程中,科学知识的获取和学术交流都是以科研人员的诚信为基础的,学术不端行为对科学的伤害是难以估量的。我国现行的医学科研诚信管理包括:政府的监督管理和医学单位的内部管理。我国医学科研诚信管理工作主要由科技部负责,各医学单位承担主体的管理职责。需要不断完善医学科研诚信制度建设,建设多元化医学科技评价体系,加强医学科研诚信教育宣传,加大科研失信行为的惩处力度,完善监管机制。医学科研诚信建设是医药科技创新的重要基础,唯有形成健全、合理、可行的科研诚信机制体制与治理架构,全面带动医学科研诚信教育建设,加大对科研失信人员的惩处力度,应用人工智能等新兴科技手段加强监管监督;才能保障医学科研成果的公信力与影响力。

（尹建忠　孙家瑜　严福华）

第九章　医学影像技术专业人才职业发展

随着医学影像技术学科的发展,对医学影像技术学人才的需求日益增加;同时,国家及社会对医学影像技术学人才的重视程度也日益凸显。医学影像技术学人才的职业发展面临了前所未有的机遇。

第一节　医学影像技术专业学生的就业现状及前景

随着医疗科技的不断进步,医学影像技术已经成为诊断、治疗和研究过程中不可或缺的一部分。这意味着对于掌握医学影像技术的专业人才需求不断增加。医学影像技术专业毕业的学生可以在医院、临床实验室、医疗设备制造公司、研究机构以及政府部门等就业。此外,随着人口老龄化的发展,医疗保健等行业将需要更多医学影像技术专业人才,这也为本专业学生未来的职业发展提供了更加广阔的前景。

一、医学影像技术专业学生就业途径

(一) 校园招聘

校园招聘是指招聘组织(医院、企业等)直接从学校招聘各类、各层次应届毕业生,也指招聘组织(医院、企业等)通过各种方式招聘各类、各层次应届毕业生。校园招聘一般分为春季校园招聘和秋季校园招聘,常参加校园招聘的有医院、银行等大型企业。春季校园招聘时间通常为3月、4月左右,秋季校园招聘时间集中在10月、11月左右。

(二) 参加公职类考试

公职类考试主要指公务员考试、事业单位考试等。

公务员考试是公务员主管部门组织录用担任一级主任科员以下及其他相当职级层次的公务员的录用考试。公务员考试分为国家公务员考试、地方公务员考试两种。中央、国家机关公务员招考工作的报名时间在每年的10月中旬,考试时间大多在每年11月的第四个周末。省、自治区、直辖市的国家公务员考试时间由各地自行决定并组织实施,部分地区每年在上、下半年各组织一次考试,全国大部分地区每年只考一次,省级以下公务员主管部门不组织开展公务员考试。

事业单位考试又称事业编制考试,这项工作由各用人单位的人事部门委托省级和地级市的人事厅(局)所属人事考试中心开展。事业单位考试分为多省份事业单位联考、各地自行组织的事业单位考试两种,目前尚无全国招考。多省份联考一般时间在3月、4月发布公告,5月、6月笔试。各地自行组织的事业单位考试没有固定的招考时间,毕业生需要关注地方的官网信息。

(三) 人才交流市场投递简历

各地人才交流市场汇聚了各行各业的用人单位,大学生可以直接与面试负责人或者单位负责人面对面交流,进一步了解单位的基本情况、工作内容、岗位薪资等,也是一种比较常见的就业方式。

(四) 网上投递简历

网上投递简历是一种方便、快捷的就业方式,可以提前准备个人简历、报名资料等,在互联网上寻找心仪的单位或岗位直接投递简历,等待通知及下一步的考试及面试。

(五) 自行投递简历

如果有心仪的单位和岗位,也可以在用人计划未下达之前,直接前往该单位人事或相关部门投递简历,展示自己的优点,让人事决策者增进了解,使其在未来提交用人计划时,能有针对性地优先考虑。

(六) 介绍推荐

老师、学长或亲朋好友介绍推荐也是一种就业方式。通过亲朋好友的引荐,用人单位可加强对求职学生的全面了解,有利于面试等环节提高效率。

二、医学影像技术专业学生相关的就业岗位

(一) 医疗单位技师

1. 放射技师　放射技师(radiologic technologist)是指接受过放射投照技术专门教育和培训,在医学影像技术的一个或多个专业中,受影像学执业医生的委派有能力开展各种放射学检查或操作的专业人员。通常按正式机制由国家对放射技师进行评估,给定专业领域的登记、委任或任职资格。通常在放射科的普通放射、DSA、CT 和 / 或 MRI 检查工作岗位上从事相关设备技术操作工作(图 9-1),也是目前医学影像技术专业毕业生从事最多的岗位。

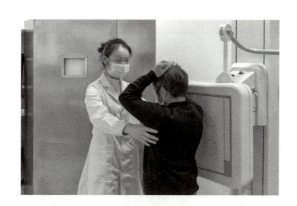

图 9-1　医学影像技师工作场景

2. 放疗技师　放疗技师(radiation technologist)是在放射治疗中具有资格实施操作和提供放射治疗的专业人员。在整个放疗流程中,由放疗计划的执行者操作放疗设备,其将患者送达设备中心后,负责使用各种治疗设备并进行放射治疗。

放疗技师在肿瘤的放射治疗过程中扮演着重要的角色,是肿瘤放射治疗技术中不可或缺的专业人员。早在 1936 年威斯康星大学癌症中心建立时,放疗技师就同放疗医师、放疗物理师一起为人类的抗癌事业发挥了重要的作用。放疗技师的专业化工作对于肿瘤病灶的治疗和最大限度地保护周围健康组织至关重要。一个专业水平高、技能素质强的放疗技师,对整个放射治疗过程的作用是不言而喻的。

3. 核医学技师　核医学技师(nuclear medicine technologist)是通过放射性核素或示踪剂,对临床患者或生物标本进行检测的专业人员。检查设备可从简单的 γ 相机、闪烁计数器,到复杂的 ECT、PET,甚至 PET/CT 等,可为疾病的诊断收集数据。核医学技师负责这些设备的操作,记录和处理程序结果,在检查过程中应用辐射防护措施,为患者提供适当的护理和监测。

4. 超声技师　超声已成为当今临床诊疗中必不可少的手段,社会及临床对超声的需求日

益增加。近年来,超声新技术不断涌现,各级医疗机构的超声检查需求量呈爆发式增长,单一的超声医师检查诊断的工作模式已明显无法满足超声医学的学科发展需要,超声科医技协同工作模式是未来超声发展的必然趋势。超声技师对患者进行超声扫查,完成超声病例的全套标准化切面图像采集,并上传至工作站,包括静态超声图像及动态超声图像,并附上初步检查结果记录。而后期的超声图像分析、复查扫描、诊断报告由超声医师或相关临床专科医师完成。医学超声技术广泛应用于生命全周期的医疗保健、疾病预防及诊治,具有广阔的发展前景和巨大的发展需求。然而,超声技师专业人才缺口很大。巨大的临床需求促进了超声医学检查工作的分层,优化超声从业人员结构、规范从业人员技能、医技协同发展是超声学科发展的趋势,医疗超声技师相关的就业市场广阔。

总的来说,放射技师、放疗技师、核医学技师和超声技师属于医疗技术人员。医疗技师作为与临床患者直接接触的一线工作者,除了在临床疾病的诊疗过程中具有重要的作用,成为了临床医生的"眼睛";在患者沟通工作中也发挥着积极的作用。

(二) 医疗设备应用培训专员

医院购买了先进的设备,如果医生不能充分了解、利用它的临床功能,就不能发挥设备的全部价值。医疗设备临床应用培训专员可以为医疗技师提供专业的临床标准培训、高级培训、升级培训等各类现场培训,会根据不同的使用需求,定义符合医生工作习惯的工作流程,并优化操作流程。此外,还包括根据患者情况定制合理的扫描参数,优化后处理算法参数,以获取最优的图像质量。基于医学影像技术专业的背景,医疗设备应用培训专员与医疗技师的沟通会更加流畅,会用医疗技师最熟悉的语言,介绍每一个参数如何影响图像、设备的每一个功能可以解决什么样的临床问题(图9-2)。经由医疗设备应用培训专员的培训,医疗技师能够更顺畅地使用医疗设备服务于患者。

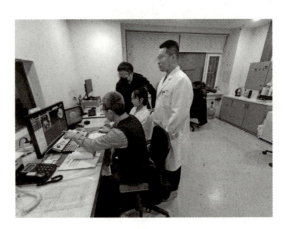

图9-2 医疗设备应用培训专员工作场景

(三) 高校影像技术学专业教师

随着国内越来越多的中专和大专院校开设医学影像技术专业,亟须医学影像技术学的专业师资。由医学影像技术毕业的本科生或研究生担任专业教师,他们不但对本专业课程更加了解,也容易与学生拉近距离,便于更深入地交流专业学习和职业发展等心得体会。

(四) 其他岗位

除了以上岗位外,还有包括科研机构、公司等很多岗位均可以供医学影像技术专业学生选择。

总之,影像技术学生在大学阶段培养的是一种服务社会的能力和责任意识,而非仅仅是某个特定的职业类型。

第二节　医学影像技术专业学生学历教育

随着医学影像学科的发展以及行业发展需求,医学影像技术学逐渐与以往广泛定义的医学影像学区分开来,成为一个独立的学科体系。同时,医学影像技术也是一门交叉性学科,该专业需要具备医学、理学、工学等相关的基础理论知识以及专业的实践能力,涵盖了基础医学、临床医学、医学影像学、电子计算机、设备学、图像后处理等多个学科的相关内容,是利用医学影像设备获取、处理及分析医学信息,从而为疾病的诊断、治疗提供依据的学科。目前,医学影像技术根据亚专业类型通常可分为:放射检查技术、超声检查技术、核医学检查技术、放射治疗技术等,其中放射检查技术又包括普通放射检查技术、CT 检查技术、磁共振成像检查技术、数字减影血管造影技术等。医学影像技术的软、硬件发展日新月异,相关各大院校也需要为社会输入具备临床、教学、科研工作能力的高素质人才,以匹配及推动学科的发展,为临床提供优质的影像学信息。为日后的学科教育提供高质量的教学,不断探索创新,为学科的良好发展奠定基础。

医学影像技术教育自开展以来就存在不同的教育层次,如高职、本科及近年来迅速开展的硕士与博士研究生教育,这符合了我国现代教育的特点,即多种教育类型、教育体制,构建更灵活、更通融的终身教育体系。不同教育层次都有各自的特色以及较为庞大的学习群体,这些不同层次的教育体系均为医学影像技术的发展做出巨大的贡献。如今,在科学技术迅猛发展以及医疗诊断日益精准的情况下,医学影像技术学生学历教育与以往也有所不同。

一、医学影像技术专业高职学生学历教育

高等职业教育是医学影像技术教学领域不可或缺的重要组成部分。高职院校医学影像技术的培养目标是培养拥有丰富现代医学影像基础理念、良好的职业素养、精湛的影像学操作技术的人才。教育学生在校期间如何获取知识、技能,如何建立思维、自信心、价值观等。医学影像技术学生需要掌握基础医学知识、临床医学知识、医学影像学知识等,其中涉及的科目众多,如人体解剖学、生理学、生物化学、病理学、诊断学、内科学、外科学、组织胚胎学、细胞生物学、免疫学、微生物学、医学影像成像理论、医学影像检查技术、影像诊断、医学影像设备学、放射物理与防护、影像诊断、影像物理、介入放射学、超声诊断;除此之外,高职学生需要学习高数、计算机原理、电子学基础等。由以上课程也可知,医学影像技术专业性和实践性强,偏重设备仪器操作技术的培养,因此,实验课是医学影像技术必不可少的课程。实验课对学生的要求以及对教学条件的软、硬件要求较高,要求学生掌握普通 X 射线、CT、MRI 以及超声等检查技术操作以及适应证、禁忌证,能够进行相应的图像后处理,且要求学生能够分辨正常与异常的影像图像。不仅如此,还应该学习如何与患者沟通以取得患者配合,以及整个检查过程中的安全注意事项。在脱离实践操作的情况下,学生难以理解一些重要的知识,尤其是图像后处理以及各种检查技术等;这就需要一定的实践教学环境,可通过在学校对应的附属医院的见习,将理论与实际相结合。然而,目前许多高职院校不具备该项条件,尽管如此,线上教育以及虚拟仿真模拟实训等多元化教学的开展,为一些高职院校提供了更加形象化、具体化的教学模式。

随着各大院校的扩招及专业的细分化,高职学生毕业后面临的就业竞争较大,为了提升整体就业率及就业水平,我国高等教育进行了体制改革,深入贯彻和落实"专升本"教育体制。这一体制可促进学生进一步全面提升,为更多高职院校学生带来更多的选择。专升本为想要继续学习提升自己、获得更高学历的高职学生提供了一条明确的途径。以下为完成专本衔接需要了解的几个要点。

1. **明确目标** 目前我国各大院校完成专本衔接的要求及考察标准各不相同,原因可能是由于开展专本衔接的许多院校教学理念正在逐渐发生改变,即转变为注重教学过程中学生整体水平的提升;另一个原因可能是个别院校近年来才实施这一政策,还在探索阶段,因此各大院校没有统一的考核标准,这使得很多学生在准备"专升本"过程中会遇到一定困难。因此明确理想的院校目标只是实现专升本的第一步。

2. **学习习惯的转变** 专本衔接还需要改变个人的学习习惯:即从被动学习到主动学习。从筛选理想院校开始,就需要主动去收集并了解各院校的相关信息,这也考验了学生主动学习和掌握信息的能力。在整个过程中,不断主动学习知识、拓展知识,建立在学习过程中的自信,不断突破自我,并且逐渐形成持续学习、终身学习的好习惯,认识到学习的重要性。学生具备了以上的学习能力,如在日后工作中遇到瓶颈,也能运用自己的学习能力去突破和解决。

3. **"专升本"中常见的问题** 在面对"专升本"这一选择时,学生心里常常会出现很多疑问,如"专升本"的学历在社会上的认可度等。一方面,由于各大院校的扩招,以及人们对教育的重视,毕业后的本科生、硕士生及博士生越来越多,而岗位需求有限,因此出现了第一学历要求以及更高的聘用标准;另一方面,学生缺乏自信,比如担心自己是否能完成"专升本",是否会消耗更多的时间而最终失败。其实,只要自己确立了目标,就应该一鼓作气地坚持下去。

二、医学影像技术专业本科学生学历教育

1. **本科学生在校学历教育** 随着科学技术的迅速发展和国内外医疗技术的不断提高,先进的医学影像设备不断涌现,医学影像技术专业教育不断迎来新的挑战,医学影像专业的相关医疗设备对操作者的技术要求也变得愈加严格。由此,医学影像技术专业的未来发展,充满了无限前景和机遇。三年制的专科教育更注重操作,要求学生熟练掌握各种医学成像设备的使用,而四年制的本科教育,则要求不仅仅停留于设备操作和使用方面,还需培养学生对各种医学成像设备的工作原理有更清晰的认识,能够利用医疗设备进行深度应用的开发,具备一定科研能力。本科阶段,本专业更加注重培养具有较强的专业素质、较高的技术含量以及灵敏的应变思维的医学影像技术专业人才,能去使用、管理并同时维护医学影像专业医疗设备的各项配置及其功能,从而提高医学影像设备在相关临床检查及诊断方面的应用价值。

医学影像技术专业在 2012 年教育部颁布的《普通高等学校本科专业目录》中,作为基本专业被单独列出,属于医学技术类专业。该专业学制为 4 年,学生修完全部课程将被授予理学学士学位。

2. **本科学生的课程安排** 医学影像技术专业是一个医学、理学和工学相结合的专业。为满足临床工作岗位的需求,提供基础牢固、素质过硬的应用型医学影像技术专业人才,医学影像技术专业在课程设置上,必须涉及医、工、理的相互渗透和相互融合。因此,在构建课程体系时,主要考虑其主干学科和核心课程。主干学科包括医学影像学、医学影像技术、临床医学;核心课程包括医学影像成像原理、医学图像处理、医学影像检查技术、医学影像设备学、医学影像诊断学等。医学影像技术专业的培养目标是培养适应我国医药卫生事业现代化发展需要,热爱医药卫生事业,遵纪守法、团结协作、刻苦钻研、开拓进取,具有良好思想品德和职业道德,具备扎实的医学影像技术基础理论与基础知识,熟练掌握从事影像技术实际工作的基本技能,充分了解医学影像技术在医学临床诊断中的应用价值,能在医学影像技术专业领域利用医学影像设备,从事医学影像学检查工作的医学影像技术应用型人才。

3. **本科学生的教育发展**

(1)本科学生的基本要求:医学技术人员最基本的工作任务就是要为临床医师提供更有利于诊断的优质影像资料。要得到"好"的影像资料就需要有足够的相关医学知识。学习医学类知识能够让技术人员知道应该如何进行成像,对哪个部位进行成像更利于医师的诊断;学习理工类

知识能够让技术人员知道如何设置设备参数,从而得到最优质的影像资料。除了设备的常规操作外,医学影像技术人员还可以配合临床医师,结合临床需求,针对特殊病例进行设备的深度应用开发和探索。

（2）本科学生的多元化发展:多元化发展是时代潮流。目前医学影像技术向着多元化的方向发展,决定了成为一名合格的影像技术人员必须具备操作各种影像设备的能力,要同时掌握医学影像的后处理技术(如各种图像重建技术、手术引导技术等)、信息技术(如 PACS、远程放射学等)、综合图像技术(如功能图像与解剖图像、CT 与 MRI、超声与 X 射线影像的融合)等;学生必须具有临床医学、医学影像学及生物医学工程等多学科综合背景知识;具有掌握本学科国内外学术发展动态和独立科学思维能力;具有在本学科探索与创新,独立从事科研、教学或承担专业技术工作的能力。医学影像技术有自己完整独立的体系,又与其他医学学科有着密不可分的关系。因此,还要具有良好的心理素质和沟通技巧,善于处理与患者及家属、与临床其他学科人员的关系;具有不断自我学习、更新知识结构、适应新技术要求的能力。

（3）高校的责任与使命:高校是人才培养的摇篮,高等医学教育必须是高质量的医学教育。医学影像技术本科专业人才培养需要相应的教学实训设备和专业的师资,高校招生人数不断增加,但若设备和师资准备不充分,则会导致医学影像技术本科人才培养质量的下降。所以,医学影像技术本科专业建设的首要任务是配备实训教学设备及培养专业的师资队伍。要培养出合格、出色的影像技术人才,就需要着重培养学生的动手能力和临床经验。根据学校的优势,充分合理利用医、工学院已有的教学资源和学校附属医院的师资力量与医疗设备,让学生在学习期间能够有条件接触影像设备,进行临床技能培训,不断加强学生的实践操作能力,让学生在"做中学,学中做",实现理论与实践的真正对接。综上所述,在现今医疗大环境的背景下,随着医学影像设备与技术的发展,影像技术专业的建设需要与时俱进,这是一项改革与创新的教学探索,它既要遵循教育教学的规律,又要紧跟时代的步伐,契合社会的需求,在紧抓内涵建设的同时,明确新形势下的培养目标,改革教学方法与手段,融合多学科建设,配备高素质的师资队伍,努力提高学生在实践中运用专业知识的能力,大力培养职业素质高、人文伦理情商高、具有实践能力和创新意识的复合型医学影像技术人才,持续推进医学影像技术专业的建设。

三、医学影像技术专业研究生教育

1. 医学影像技术研究生的概况　教育部在《关于加强和改进研究生培养工作的几点意见》中指出:研究生教育的改革与发展必须紧密结合国家现代化建设的实际。鼓励有条件的培养单位在研究生培养模式和学制等方面,根据社会对不同学科、不同类型研究生的要求进行改革和新的探索,不断提高研究生培养质量和适应社会需求的程度。近年来,我国硕士研究生招生规模以每年 26.9% 的速度递增,攻读硕士研究生学位的人数越来越多,甚至超过了本科生的增长数。同医学其他专业一样,影像技术专业的发展离不开更高学历的人才培养。随着医学影像设备和影像技术的不断更新进步,医学影像技术专业在临床医学中发挥着越来越重要的作用,高素质医学影像技术研究生的培养也成为现代医学的需要。医学影像技术专业是医学教育领域创办时间短,理、工、医多学科交叉的专业,高学历人才培养任重道远,需要在专业定位、教学模式、教学资源等方面不断探索和明确,以满足社会对高端复合型医学影像技术人才的需求。

2. 医学影像技术研究生能力要求　医学影像技术研究生将来不仅要胜任临床工作,也要具备科研工作的能力。加强临床实践的同时,应该注重对研究生科研能力的培养,要从文献查阅、实验设计、数据收集、统计方法掌握、论文撰写等方面进行。阅读文献是科研工作的基本要素,是提高论文写作水平的方法。通过阅读大量的文献,可以清楚目前的研究现状和亟待解决的问题,从而深入了解与课题相关的热点问题。随后,根据问题设计实验,达到解决问题的目的。导师在整个过程中起引导的作用,即引导学生思考,对学生提出的实验方案进行指导。在导师的指导下,可以选择与课题相关的具有较高科研价值的参考书进行认真研读和分析,广泛阅读与课题相关的国内外期刊。一般来说,硕士研究生至少需要查阅400篇文献,"粗看"300篇,"细看"100篇。可以先从简单的开始;从中文文献到英文文献;先阅读综述掌握问题的基本概念,再阅读论著,达到掌握科研的方法。学习一篇论文,在阅读文章之前应该找到问题,通过阅读,如果能够完全回答问题,那么这篇文章也就读懂了。比如,文章提出了什么问题、作者为什么要做这个研究,作者做这个研究的方法是否正确,解决了什么问题,最后有没有进一步深入研究的可能性,等等。通过反复研读文献,可以学习研究方法和结论,可以从中得到启示,而这往往就是科研的起点,就可能提出具有创新意义且符合临床价值观点的课题。在阅读的过程中,研究生不免会遇到很多困难,可以和同学、学长交流或请教。如若这样还不能解决问题,可以向导师请教,这其实也是提高自身表达能力、思维能力,培养解决瓶颈问题的能力的重要途径,也是提高论文写作水平的必经之路。

3. 医学影像技术研究生教育与培养建议

(1)完善研究生课程设置体系,合理安排教学内容:第一,对于临床基础课程,要在密切联系临床的同时结合影像科特色,增加医学影像前沿知识,如分子影像学、功能磁共振的研究等。第二,积极组织医学影像学专家编写适合医学影像技术专业研究生的教材,以满足研究生培养要求,突出学术学位研究生的培养特色。第三,在研究生培养过程中,应结合多学科或交叉学科、平行学科的相关知识进行医学影像技术知识讲解,如CT、MRI、超声、核医学等,举办医学影像与分子影像相关讲座,扩大研究生的知识面。

(2)理论联系实际,加强临床能力培养:随着科技的不断发展,医学影像技术发展较快,DR、CT、MRI和超声等影像技术日新月异。因此,这对医学影像技术专业研究生在电脑应用和临床医学知识储备方面提出了较高的要求。医学影像技术专业研究生应掌握X射线、CT、MRI、超声、DSA、核医学等设备的基本原理、使用方法和维护技术,对常见的疾病的影像诊断也具备一定的能力。注重在临床实践过程中培养分析问题、解决问题的能力,锻炼语言表达能力和人际交往能力。完善医、教协同培养模式,建成"宽口径、厚基础、强实践、重技能、高素质"的知识、能力和素质"三位一体"的培养模式。

(3)重视科研创新能力的培养:培养研究生的创新能力是导师的重要职责。学术型研究生科研创新能力的培养至关重要,要求研究生在临床工作中养成良好的科研思维习惯,善于发现问题,之后结合临床以提高诊疗水平为出发点,寻找解决问题的方法,在实践过程中培养科研创新能力。此外,在科研选题、实验设计及撰写论文过程中,导师应注重研究生科研能力的培养,引导研究生掌握正确的科研方法,培养严谨的科研态度和科研素质。

总之,医学影像技术研究生的教学与培养,需要导师与研究生的共同努力,需要相关单位或部门的大力支持,不断探索和优化教学模式,才能培养出理论知识丰富、具有较强临床实践技能、熟悉专业领域前沿、科研能力强、品学兼优的复合型或高级的影像人才,才能达到培养医学影像技术研究生的预期目的。

第三节　医学影像技术专业继续教育

一、继续教育现状

虽然经过不断发展,我国医学影像技术人员水平有了很大提高,但还远远不能满足社会发展对医疗卫生事业所提出的高质量、高技术的要求。长期以来。近20多年来,医学影像技术专业的人才培养模式对比 20 世纪 80 年代以前的师带徒等培养模式,从培养模式到人才整体素质等都发生了根本改观。但我国医学影像技术人才不管从数量到质量都还有很大的成长空间。

一名医学影像技术专业学生要成长为一名合格的医学影像技师,应该主动参与到患者的诊治环节中,充分理解每一位患者的检查目的,了解临床医师和影像诊断医师希望得到的诊断信息,必要时与临床医师或影像诊断医师沟通,从而使检查图像尽可能地满足诊断需要;因此要具备丰富的理论知识和较强的实践能力。传统医学影像技师参加工作后的继续学习的方式,主要是师带徒模式,但今天的技师不应仅以工作熟练为目的,应建立在理论的基础上,随理论的发展而不断更新临床技能。只有了解了疾病的基本表现、临床诊治的方式、各种不同检查设备原理、检查序列的区别和专长等知识,才能选择合适的检查方法和参数,必要时可以建议临床医师修正检查方法,最大限度地提供有助于诊断的影像信息。同时要加强医、技、护的密切协作。随着检查设备的变化,诊断医师、技师、护士协同工作也越来越重要。如日常工作中技师会协助医师参与一些介入操作,如 CT 引导下穿刺活检,也要和护士一起参与造影剂过敏反应的抢救处理,常规工作外,也会协助诊断医师进行各种科研工作。科研也是医院和科室很重要的一项工作,而医学影像技师也是科研的主力军之一,技师团队的科研水平对整个科室的科研水平起到重要的作用,这些对技师的综合素质提出了更高的要求。

目前,医学影像技术学科知识更新的周期短,面对快速的专业发展,我国影像学技术专业从业人员,受所在单位设备的更新程度、团队知识储备程度的影响。若医学影像技术人员虽然从事 DR、CT、MRI、DSA、PACS 等相关工作,但其知识水平和先进设备不相适应,则会限制相关医学影像设备功能的开发,影响设备的使用价值。医学影像技术应作为一种新兴、朝阳专业,应给予足够的重视,通过多种途径培养学生的应用能力。

二、继续教育培养模式

面对新形势和对医学影像技师综合素质的要求,单靠学校教育显然不足。目前医院的医学影像技师团队中,以医学影像技术专业毕业生为主;还有少量生物医学工程等其他专业的毕业生,虽然在校教育都开设了解剖学、生理学、内外科及医学影像设备等医学专业课,但仍存在医学影像断层解剖学、医学影像诊断学等知识积累薄弱,在医学影像识别和诊断能力上有所欠缺。同时,由于医学影像技术专业设置、办学条件、师资等因素的影响,培养的医学影像技师在各方面素质上也存在不足。可开展有效的在职人员继续教育,这也显得更为重要和迫切。

近年来,针对医学影像技术专业毕业生已经开始进行系统的继续教育模式规划并实施,形成了以下几种主要继续教育培养模式。

(一)学术讲座和交流

一般各单位的医学影像科都会定期组织学术讲座和交流,是一种重要的继续教育模式。讲座形式可以让大家集中一段时间来学习,相对网络学习更具有系统性,同时还可以在现场与讲者交流沟通,对某个专业方向的促进和提高有很大的帮助。利用网络进行实时的医院间的视频读片讨论,探讨交流新设备、新技术等,都是很好的交流形式。医院还应与国内外著名大学、学术团体保持合作,邀请知名专家来院进行学术讲座和交流,激发医学影像技术从业人员学习的主动性,进一步提高医学影像技师的综合素质。

(二)参加学术会议

医院应鼓励医学影像技术专业技师参加高水平的学术会议,撰写、发表高质量的学术论文,这是继续教育的重要组成部分。现代医学影像学专业人才医疗、教学与科研能力缺一不可,科研工作不仅夯实了医疗工作理论基础,更推动了医疗与教学工作的进步。同时,医院应鼓励影像技师在临床工作中发现问题,并通过影像学的手段解决问题,多做一些前瞻性的研究。医院及科室应制订相关的奖励措施,并与年终考评和职称晋升等挂钩,营造良好的学习进步氛围,鼓励大家养成不断学习、终身学习的习惯。

(三) 利用计算机网络资源学习

网络化教学模式可以不受地域、时间限制,共享发达地区、大型医院的教学资源,提供高水平的教学内容,也使基层医院的广大技术人员足不出户就能参加继续教育学习。网络平台的优势还在于可利用分散时间,随时随地参与继续教育学习,积累知识。目前,有关影像学的在线学习平台很多,内容更新快,操作方便,特别适合工作压力大、学习时间紧张的临床一线技师等,其中手机软件公众平台形式更加灵活,可以定期推送和分享一些医学影像相关专业的教学 PPT 和学术视频。

(四) 国内外进修学习

医院应鼓励青年医生积极到国内外著名大学或医院进修、深造,培养业务骨干,加强科室人才梯队建设。目前,有部分医院已经开展了医学影像技师规范化培训等工作,进修学习人员可通过相关途径,将学到的先进理念和知识带回来,促进大家共同进步,促进学科发展和建设。医院应有相关的考评方法和评价手段,也应有相关鼓励和支持政策。加强英语、计算机知识培训也是必要的,因为进口设备操作及后处理界面、程序的选择等提示仍为英文,若不提高计算机及英语水平,仅满足于日常常规的操作检查,则不能进行细化、专项检查,不能对机器报告的错误信息进行及时更正。

三、问题与讨论

我们知道,仅仅依靠书本上的知识,不能完全满足临床工作需求。因此,加强继续教育是医学影像技术人才培养必不可少的环节,也是迫在眉睫的工作。继续教育除了依靠工作人员的自觉性和紧迫感,还需要一定的监督考评机制。

目前,我国采用的学分制继续教育模式有一定督促管理作用,但也存在一定限制。首先,形式上不够灵活,多数学分需学员参加现场培训班和学术会议才能获得,这使得很多基层工作者由于受地域和经济条件限制,无法参加学习。即便有可以通过网上学习、参加考试获得学分的方式,但形式过于单调,缺乏吸引力,且很难达到理想学习的效果。其次,在内容上缺乏系统性。各地组织的继续教育培训虽然各具特色,但缺乏统筹安排,有时会存在主题或内容重叠,不利于学员提前安排好一年的学习计划,只能等待临时继续教育培训班的通知,不能根据自身的需求和目标灵活制订学习计划。因此,形成更加切合实际的继续教育管理模式是需要不断改进的方向。

医学影像技术综合应用能力的培养,应以掌握必需技能为目标;包括学术交流能力,与同事和患者沟通的能力,通过网络平台、讲座培训等手段获取专业知识和信息的能力,具备临床医学和循证医学能力及终身学习能力等。此外,现代医学影像技术继续教育模式必须将医疗、教学和科研全面结合,才能实现现代医学影像技术人才培养目标,同时促进医学影像学科和专业建设。

因此,要做好医学影像技术从业人员的继续教育工作,除了现有的培养模式,还应该在实际教育教学与工作中做好以下几个方面。

(一) 重视关心影像技术人员

卫生行政部门、医院领导重视关心影像技术人员,鼓励他们外出进修学习,撰写论文,参加学术会议,交流引进技术。科主任应以更大的精力和资金投入促进技师队伍的建设,从学历、外语水平、计算机水平、专业素质等方面高起点开展技师队伍的建设。

(二) 改进现行教学模式和教材内容

医学影像技术应加强理、工科教学,公共课、专业基础课学习,重视计算机技术在本专业的应用,学习内容紧密联系实际,增加新技术等内容。

(三) 加强外语的学习和培训

为了提高影像技术人员专业外语水平,使他们能很好地查阅外文文献,学习新技术、新理论,医院要积极采取各种措施,提高他们的外语水平。

(四) 培养以患者为中心的工匠精神

应持续培养医学影像技术人员树立和发扬艰苦奋斗、治病救人、一切以患者为中心的工匠精神,为祖国医学影像事业做出自己的贡献。

第四节　医学影像技术专业的职业生涯

一、概　　述

职业生涯(career)是一个人一生所有与职业相连的行为与活动以及相关的态度、价值观、愿望等连续性经历的过程,也是一个人一生中职业、职位的变迁及职业目标的实现过程。简单地说,一个人职业发展的状态、过程及结果构成了他的职业生涯。一个医学影像技术技师如果对其职业发展有了一定的控制力,他就可以利用所遇到的机会,从自己的职业生涯中最大限度地获得成功与满足。

目前,我国医学影像技术专业学生在职业生涯方面的现状和机会有:

1. 医学影像技术人才的专业要求提高　科技促进了医疗设备的更新换代,这便要求影像设备技术人员要及时更新医学影像技术的专业知识,拥有丰富的理论知识并熟练掌握新型医疗设备,为进一步的诊断提供更加清晰的照片。

2. 医学影像技术专业学生就业受到的学历限制　随着医疗技术的进步和社会的发展需要,医生的学历门槛也随之升高,很多学生希望通过考研深造来提高自己的竞争优势。

3. 医学影像技术专业学生目前的契机　医学影像技术是近年来的一门新兴技术,当下我国医学影像技术专业的市场需求仍然很大。加上各地医院大量引进影像设备,极大地扩大了医学影像技术专业的人员市场,为医学影像技术专业学生提供了一个良好的就业契机。医学影像技术专业学生还可选择进入相关医疗器械公司。截至目前,国内已经注册了大约两万家相关医疗器械公司,在每年医疗企业的招聘中,他们更加倾向招聘既有医学影像知识又有理工类专业基础背景的学生,这也为医学影像技术专业学生提供了不错的就业机会。

二、职业能力评价

突出学生职业能力培养,是教育教学改革的核心课题,而学生能力培养又必须按照社会发展和职业岗位的需求进行。因此,如何评价学生能力成为一个关键问题。

(一) 针对专业培养目标,树立正确的职业能力评价理念

近年来,以服务为宗旨、以就业为导向、以能力培养为着力点的医学影像技术应用型人才培养目标要求学校注重学生职业能力培养。但在传统办学理念的指导下,评价内容仍以理论知识为主,且缺乏科学的标准和程序,从而形成了教改与考试相脱离、评价与岗位需求相脱离的现状。

教学评价在教育教学领域的诊断、激励和导向作用也未能得到充分发挥。在构建医学影像技术专业学生职业能力评价体系时,应注重将考核侧重点从获取知识量的多少向知识、能力、素质综合评价转化,突出学生职业能力培养。根据医学影像技术岗位基本能力要求确立评价目标,突出医学影像技术专业的职业性、实用性与技术性。评价内容既包括理论知识的掌握情况,也包括专业技能的掌握情况;既要评价基本能力,又要评价核心职业能力和职业拓展能力;既要对学生学习效果进行考核,也要对专业教育的整个过程进行连续性评价。

因此,在医学影像技术专业学生职业能力评价体系的构建中,始终要坚持主体性和导向性原则、连续性和诊断性原则、个体性和激励性原则,制定明确的评价标准,充分体现学校对人才培养的教育理念和目标要求,将形成性评价和终结性评价、学校评价和行业评价有机结合,让每个学生积极参与评价,最终实现人才培养与岗位需求的接轨。

(二) 分析职业岗位需求,制定专业学生质量标准

根据职业岗位需求,以能力分析为出发点,逐级分解医学影像技术专业人才所需的能力、素质和知识,邀请行业专家共同制定以能力为导向的人才培养目标和路径。在明确培养目标的基础上,细化质量标准,明确医学影像技术专业学生能力标准。根据岗位需求,将医学影像技术专业学生职业能力分为基本能力、核心能力和拓展能力三种。基本能力包括语言文字应用能力、计算机应用能力、人际交往能力,核心能力包括医学影像检查方法的选择及操作能力、常用影像设备的操作与维护能力、常见病的影像诊断能力及构建超声检查和诊断能力,拓展能力包括自学能力、组织管理能力和创新能力。

(三) 依据学生能力标准,构建职业能力评价体系

构建包括基本能力、核心能力和拓展能力在内的评价体系。基本能力是学生应该具备的基础能力,也称之为通用职业能力、基本技能等。增设以能力培养为核心的实训课程,分解实训项目考核指标。拓展能力是一种主动适应、自主提高、善于创新、可迁移的关键能力,这是学生适应社会发展、科技进步、岗位变换所必须具备的能力。

评价就是评价者根据评价标准,对评价对象进行测量,最终得出一个可靠且符合逻辑的结论的过程。评价目的不同,方法亦不同。学生职业能力评价是教学评价的组成部分,因此,更应注重其导向性和激励性,突出学生的主体性,让学生积极关注职业能力培养,切实提高职业素质。

学生职业能力是一种适应社会和岗位需求的综合能力,它由知识、能力和素质诸多要素构成,并作为一个有机整体综合地发挥作用。随着"以就业为导向,以能力为本位"的教育理念深入人心,以能力为导向的人才培养质量评价机制的作用逐步显现。学生职业能力评价体系的构建是一个长期的系统工程,它不仅仅是对评价内容和形式的改革,更涉及教学内容和方法、实训条件和师资建设以及教学管理等诸多层面,需要进行配套的教学改革。

三、职业生涯规划

职业生涯规划中有个三叶草模型(图9-3),三叶草分别代表的是兴趣、能力、价值。三叶草的整体转动,能把兴趣培养成职业兴趣,慢慢把兴趣发展成能力,之后用能力找到平台兑换价值,再用价值强化兴趣。这样依次不断旋转,三叶草的漩涡不断循环扩大,让自己处在一个"完美职业"的中心中。这样的自己,就可以在职场充分、完美地发展。

这三者正常运转时,你会明显地发现,你做事的速度和效率都是很高的,更重要的是心情会无比愉悦,没有焦虑、厌倦、失落的情绪或心态,工作状态和生活质量都会有所提升。

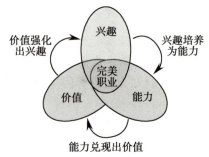

医学影像技术是医学技术中一门综合性较强的专业,要求学生掌握基础医学、临床医学、医学影像成像基本原理,以及常见大型医疗仪器、设备的操作等。医学影像技术专业的毕业生通常的就业方向为各级医疗单位的影像科室,如放射

图9-3 职业生涯三叶草模型

科、CT室、磁共振室或者放疗科等,少数毕业生会进入医疗设备公司的销售或生产等部门。由于专业性较强,医学影像技术专业学生就业面相对偏窄,尤其专科层次毕业生就业范围更加有限。而且,随着人民健康水平的提高,对医疗机构所提供的服务质量要求越来越高,从客观上也要求医学院校毕业生的水平要有相应的提升。医学影像技术专业毕业生不仅要掌握医学影像的相关知识,还需要掌握一定的临床知识;尤其是对于一些基层医疗机构而言,由于人员不足,有时甚至

要求影像技师具有一些常见疾病的影像诊断能力。

同时,就医学影像技术专业毕业生而言,受大学扩招和高等教育大众化的影响,高校毕业生面临的就业形势愈发严峻。另外,学生也应妥善解决实习、考研和就业之间的"矛盾"(如时间冲突等)。

(一)合理安排实习和考研的时间

大部分学生认为实习、考研和就业三者不可兼得,其实不然。现今各医院的实习生实习时间大都是在 8 小时左右,通常情况下,不会要求值班和加班。对于学生来说,每天晚上都有大量的时间复习考研,可以好好利用晚上的时间。此外,一般医院都会允许考研的学生提前半个月专心复习,所以时间上是可以得到保障的。

(二)树立正确的就业观,做好职业规划

学生可能会面临着走向社会自主择业的压力;同时由于我国卫生资源在地区分布上表现出的差异,经济发达地区与城镇的卫生资源相对充足,经济落后地区与农村的卫生资源相对不足。对于本科生而言,进入基层医院就业,也是最大限度发挥个人价值的一种不错的选择。

我们可以发现,在科技推动医学进步的新形势下,医学影像技术专业学生有良好的就业契机,同时也面临着严峻的挑战。作为一名医学生,应该将临床实习视为医学学习生涯中不可或缺的经历,端正自身态度,重视临床实习岗位,珍惜临床实习的机会,以此来提升临床技能。而考研、就业是每一个医学毕业生必须面临的重要选择,合理安排好临床实习、考研和就业在时间上的矛盾,为进修抑或是工作打下良好的基础。理性、客观地看待临床实习、考研、就业三者的关系,以考研为动力,以就业为压力,实现三者的良性循环。

综上,毕业生需要对自己有一个清醒、客观的认识,正确进行自我定位,不可妄自菲薄,同时也不可妄自尊大。每个人都有追求理想工作的权利,但切忌眼高手低。在寻找工作岗位的过程中,要对自身的能力、水平以及学历有一个准确的定位,不能盲目固执地"迷恋大城市、大医院",应结合自身当前的就业条件,多思考自己目前"能做什么",而不是"想做什么";要树立正确的就业观,"先就业,再择业"。如果目前的工作环境和条件不能满足自身的期许,可以在今后通过进修、考研等途径提高自身的能力、业务和学历水平,再去追求自己理想的工作。

09章 拓展阅读

(郁仁强　孙家瑜　何乐民)

附录　中华医学会医学影像技术分会简史

忘记历史的民族没有未来！同样,历史对于一个专业和学会的发展至关重要。正是基于此,我们在中华医学会影像技术分会的领导下,组织各方面人员,在前人工作的基础上,编写了中华医学会影像技术分会简史部分,目的就是对医学影像技术一百多年来的发展做一个客观的记录,希望能够激励青年一代医学影像技师继续努力奋斗！

第一节　医学影像技术的形成与变革

从伦琴发现 X 射线到现在已历经 120 多年,医学影像技术人员的工作由简单到复杂,由单一到多元化,由传统 X 射线检查技术到包括 MRI 检查技术、CT 检查技术、核医学检查技术、超声检查技术等在内的医学影像相关检查技术。医学影像技术工作人员队伍的发展,大体经历了"医技一体"、"医技分离"、独立学科形成等几个阶段。医学影像技术队伍的发展与科学技术的进步和职业教育的完善密不可分。

一、"医技一体"阶段

1895 年 12 月 28 日,伦琴向维尔茨堡的物理学和医学学会递交了报告《论一种新的射线》,宣布他发现了 X 射线。立即被广大的科学家、摄影师、工程师们,尤其是医学专家所接受。1896 年 2 月 3 日美国的达特茅斯学院(Dartmouth College)的物理教授 Edwin B.Frost 制造出了第一台 X 射线设备。同年,爱迪生研发出了透视用的荧光屏,并与制造商开发出商业用的 X 射线机出售给医院,用于疾病的诊断。在 1897 年美国西部战争期间,移动式 X 射线机被设计出来,供战地使用,对伤兵的救治帮助极大。在第一次世界大战期间,居里夫人设计的活动 X 射线车,分布于 200 个野战 X 射线站,帮助救治了大量伤兵。

创建于 1835 年的广州博济医院(现广州中山大学附属第二医院,即孙逸仙纪念医院),于 1901 年引进了 X 射线机,由该院留美医学博士弥有恒主持放射科工作。

放射学在我国开展较晚,虽然在某些医院已较早地应用 X 射线机检查患者,但放射学作为一个专业则是从 1919 年保罗·霍奇斯教授在协和医学院创建了放射科而开始的。随后,谢志光教授于 1923 年参加了该科工作。从此,协和放射科对我国放射学的奠基、开拓和发展起了巨大的影响和重要的作用。

在这段时间内,临床放射医师一边做 X 射线检查技术工作,一边做 X 射线影像诊断工作。显然,在这段时间内,因受时代科技水平的限制,X 射线设备的结构和功能相对简单,临床放射医师承担了放射检查技术的工作内容,无专职的放射技术人员。

二、"医技分离"阶段

随着科学技术和放射医学的发展,X 射线设备不断更新完善,临床放射医学的内容丰富起来,临床放射医师工作更加繁重了。为更好地适应临床工作,临床放射医师开始聘用医师助手,在临床放射医师的指导下作放射技术工作。被聘用的 X 射线设备操作人员具有不同的背景,缺乏医学方面的相关知识,采取"师带徒"的模式进行培养,担当 X 射线设备操作技术工作,故称其为操作员或技术员。这时,临床放射医师和技术人员的工作内容和岗位职责开始分离。"医技分离"对放射技术的发展来说无疑是一个巨大的进步,同时他们也是最早的放射技术专家的重要组成部分,奠定了今天医学影像技术专家的人才基础。

我国放射技术学界的前辈都师从各自领域的放射学专家,以"师带徒"的模式培养成才的。他们代表着我国放射技术学界第一代的领军人物。这批领军人分别在各自工作岗位上继续"师带徒",循序渐进,渐渐地医技分离,使放射科的人员结构发生了变化,增添了技术员这一职务。放射科医师和技术员的任务、职责上逐渐明确,放射医学影像技术队伍随之形成。

三、独立学科形成阶段

1949 年新中国成立后,党和政府关心人民的健康卫生事业,制定了一系列方针、政策,使得我国医疗卫生建设得到了快速发展。当时,在人事制度上采取的是国家分配制,即从学校毕业后由国家统一分配就业。所以,有些初中生、高中生和护校的毕业生,毕业后根据需要被分配到了各医院放射科做技术员,不仅充实了放射技术队伍,而且队伍的整体文化素质得到了提升。但这些技术人员专业技能的培养还是没脱离"师带徒"的模式。

进入 20 世纪 50 年代,随着工业水平的进一步提高和电子技术的深入发展,X 射线设备的功能更趋完善,这就为临床 X 射线设备使用的推广提供了重要基础。同时,也更加需要精通放射技术的工作者。这一客观需要,促使不少国家的放射学界,由"师带徒"模式走向由学校来规范化、规模化培养放射技术人才的道路。这是一个具有划时代意义的创举,医学影像技术开始向独立学科迈进。

在原卫生部的领导下,我国各大医学院校相继开办了放射医学影像技术专业班,面向社会招生。1950 年,卫生部委托北京大学医学院,创办了放射线机械检修训练班。1952 年上海市卫生学校开设了 X 射线班,共举办了 2 届,培训学员约 70 人。1954 年卫生部批示在北京设立放射班,此后,北京市药品器械专科学校和北京商学院先后创办了放射技术专业班,培养了一大批从事 X 射线技术工作的医学影像技术专家。1958 年卫生部召集部分专家论证,1959 年杭州会议确定制定 X 射线技术专业教学计划,当年招收中专学历学生,决定在山东、浙江、广东等有卫生学校的省正式设立 X 射线技术专业班,专业职称定为"放射技士"。中专学历教育培养使放射技术形成了独立学科的理论体系,并逐步完善,走向了学术殿堂,为我国培养了大批具有良好素质的放射技术人才,提高了放射技术工作者的素质和能力,使放射技术得到了前所未有的发展。

20 世纪 60 年代以后,随着电子计算机技术向放射技术领域的渗透,有关 X 射线的设备更新换代周期明显缩短。大量优质的 X 射线设备相继问世,X 射线检查技术也发展得越来越丰富。1979 年卫生部教材办公室组织编写了全国中等卫生学校《放射医士》《X 线诊断学》及《X 线投照技术》等专业用的教材。

20 世纪 80 年代,山东省卫生厅牵头编写出了我国第一套放射技术专业统编教材,包括:《X 线投照技术》《X 线机结构及维修》《X 线物理与防护》《X 线摄影化学及暗室技术》《X 线诊断学》等,这标志着我国放射技术学教育的教材建设进入了一个新的阶段。

1972 年随着 CT 机的问世,放射医学影像领域有了数字化成像设备,这是一个具有划时代意义的进步。进入 20 世纪 80 年代以后,MRI、DSA、超声、核医学、CR、DR、激光打印等数字化成像设备的开发应用,使得医院放射科发生了巨变。我国放射技术人员面对一系列全新的数字成像设备,深感力不从心、知识匮乏,难以驾驭这些现代化数字影像设备。这一客观现象,体现在人才培养上出现了断代,高等教育势在必行。我国于 1985 年在 4 所高等医学院校设立了 5 年制本科及 3 年制专科医学影像专业。1988—1994 年卫生部委托泰山医学院(现山东第一医科大学)为全国举办了三届主要培养医学影像技术专业中专教师师资队伍的全日制本科班,这些学员是全国首批具有放射技术专业本科学历的毕业生。

第二节 医学影像技术学科的成熟与发展

为加快高等教育进程,培养放射技术人才,1989 年我国放射技术界代表在陕西临潼召开了全国教育专题会,请求卫生部批准山东省泰山医学院放射系开设放射技术本科专业,培养高水平的放射技术人员。1994 年,泰山医学院设立医学影像技术 5 年制本科专业。

华西临床医学院(现四川大学华西临床医学院)于 1996 年借鉴国际健康相关职业(allied health professions)教育经验,在美国纽约中华医学基金会(CMB)的支持下,开始筹办"医学技术"专业,1997 年正式开始招生,率先建立医学技术系并开始医学技术本科教育,从专业设计、培养目标、课程设置、教材编撰、实验室建设上填补了我国医学技术高等教育空白,学制也从最初的 5 年制改为 3 年制,最后稳定为"四年学制,理学学士"的模式。在 2002 年,"医学技术专业"获得教育部正式批准,列入《普通高等学校本科专业目录》,专业代码"100309W"。2006 年,其率先在国内建立医学技术毕业后规范化培训体系,开始了医学影像技术规范化培训的招生培养工作。2011 年,华西临床医学院牵头向国家递交《新设"医学技术"一级学科调整建议书》并获批准,推动医学技术成为医学门类下独立的一级学科。

2012 年 9 月,为了贯彻落实教育规划纲要提出的"要适应国家和区域经济社会发展需要,建立动态调整机制,不断优化学科专业结构"的要求,教育部对 1998 年印发的普通高等学校本科专业目录和 1999 年印发的专业设置规定进行了修订,形成了《普通高等学校本科专业目录(2012 年)》。在该版专业目录里面,医学技术正式成为一级学科。将医学技术设置为一级学科,符合学科发展的规律,根据学科的内涵和知识体系,围绕学术领域对学科进行划分;符合高等教育的规律,有利于提高人才培养质量和学位授予质量。随着临床医学的快速发展,各种高端医学仪器与专业技术在临床诊断治疗中的普遍应用,迫切需要大量有专业培训资质,能掌握专业仪器操作与技能的高级医学技术专业人才参与配合工作。从长远看,为适应新世纪对高级医学技术人才在素质、能力和知识结构上的需求,培养满足社会与行业服务需求的高级医学技术专业人才,同时有利于理学和医学学科发展,填补我国医学教育在此领域的空白,便于与国际医学教育衔接、交流。医学影像技术作为医学技术相关二级学科,专业代码为"101003"。

国内医学影像技术只有本科授予理学学位,没有理学硕士、博士学位点。期待未来形成从本科到硕士、博士的理学学位授予,以利于医学技术队伍(治疗师)的稳定和发展;满足医疗单位对医学技术专业高级人才的需求。

2017 年 3 月 30 日,国务院学位委员会根据第三十三次会议决议和《国务院学位委员会关于印发〈博士硕士学位授权审核办法〉的通知》(学位〔2017〕9 号),决定 2017 年开展博士、硕士学位授权审核工作后,学会领导也启动了医学技术类专业硕士和博士学位授权点的申报。至此,医学影像技术专业开始了学术型的博士、硕士的培养工作。

2022 年,为贯彻落实党的二十大精神,加快建设高质量研究生教育,全面提高人才自主培养质量的重要举措,在《国务院学位委员会关于对有关博士、硕士学位授权点进行对应调整的通知》(学位〔2022〕21 号)中,将医学技术一级学科的学术型学位授权点(含二级学科学位授权点)调整为专业型学位授权点。本次调整,增加了医学影像技术专业高层次人才培养的机会,更加有利于学科的发展和进步。

通过几十年的发展,随着科技的进步和管理的需求,伴随着人才知识层面的提高,放射技术职业在医学界队伍中所扮演的角色越来越重要。不再是操作员、技术员,而是有了技术职称:初级(技士和技师)、中级(主管技师)和高级(副主任技师和主任技师)。放射技术队伍人员职称的改变,也可折射出医学影像技术学科不断走向成熟!

第三节　放射技术学会的创立

放射技术学会的发展及成立相对比较滞后,比国际放射技术学会晚了 34 年。1915 年,我国成立了中华医学会。时隔 22 年后,即 1937 年 4 月 1 日在上海召开的中华医学会第十二次学术会议期间,正式成立了"中华医学会放射学会"。放射学会虽然成立,但是,全国规模性的学术活动开展得很少,基本上都是在各省市内组织的学术交流中,将放射技术融于其内。

在 20 世纪 50 年代初,上海、北京、杭州等城市都曾成立过本市的放射技术学会。虽经努力,但由于当时技术队伍人员的学历层次较低,多数的技术人员又未经过专业系统的培训,这支队伍未能独立发展起来,最后全部归属于当地的放射学会。

为发展壮大这支放射技术专业队伍,专家、学者们意识到,必须从专业学历教育入手。于 20 世纪 50 年代末,全国各医学院校、卫生学校先后开设了"X 光技士专业",学制 3 年,为中等专业学历。1966 年,正当这批年富力强的放射技术专业人员踏上工作岗位初展才华之时,由于特殊的历史原因,我国放射学界的发展受到了严重破坏,处于停滞状态,1953 年创刊的《中华放射学杂志》被迫停刊,教学、科研受到较大的影响。1978 年,《中华放射学杂志》复刊,这标志着科研工作和学会的学术交流活动重生。中华放射学会与《中华放射学杂志》编辑部开始联手,在全国有优势的省市开展各种专题学术会议。放射技术学界随之活跃起来,针对影像技术队伍人员知识结构不完善的现状,各省市医院从业多年的影像技术界的前辈们,重整旗鼓,又带头办起了各种类型的学习班、提高班、专题讲习班、函授班等,自编、自译、自印教材。与此同时,各卫生专科学校亦加大了放射技术专业教学的力度。

1979 年 10 月,由范焱倡议,在山东省放射医学研究所连世海所长的支持下,在山东省泰安市举办了山东及部分省市 X 线技术经验交流会,即"山东省 X 线摄影技术经验交流会",20 个省市共 89 人出席了大会。放射技术界老专家范焱、果宏垣、冯大通、费登珊、孟代英、朱宝鹏等也出席了会议。这是我国放射技术学界的首次大型聚会,会议讨论酝酿成立放射技术学组。

1981 年,在郑州召开的第三届全国放射学学术会议上,放射技术工作者派代表参加了会议,并进行学术交流,会上还就促进放射学科的发展问题进行了协商,建立了放射技术学组,推荐陈玉人、范焱、陶叔巍、曾祥阶和张廉苏等 5 人为放射技术学组的领导成员,放射技术队伍取得了应有的学术地位。

从此,以放射技术学组的名义组织各种学术活动,推动了我国放射技术力量的发展。由于技术学组的不懈努力,技术队伍的素质与理论水平不断提高,影响日益增强,开始受到放射学界的重视。

1983 年 6 月,放射技术学组在天津召开了"中华医学会全国 X 线技术专题学术会议",规模盛大,学术内容及演讲水平都达到了一定的水准,我国放射技术队伍已经具备了自行组建学会的条件。天津学术会议不久,作为我国放射技术学界的代表,范焱应邀参加了 1983 年 9 月 19—26 日在日本横滨举行的第四次亚澳地区国际放射技术会议(ISRRT)。他在会议上介绍了我国放射技术的发展状况,代表我国放射技术界第一次参加国际性放射技术会议,增进了与国际放射技术界的交往和友谊,加强了联系。

1985 年起,放射技术学组开始酝酿申报成立影像技术学专科分会。在范焱、陶叔巍等前辈的努力下,得到众多有识之士的支持,历经 8 年时间,终于得到了上级有关部门的批准。1992 年 6 月 17 日,经中华医学会第二十届常务理事会第十三次会议审议通过,同意成立"中华医学会影像技术协会"。

最终,在 1993 年 7 月 15 日,"中华医学会影像技术协会"在北京宣告成立,并选举了第一届委员会,第一届主任委员是范焱教授。"中华医学会影像技术协会"的成立凝聚着老一辈技术人员的艰辛与奉献,标志着学会开始踏上了一个新的发展里程,掀开了我国放射技术学史的新篇章。

1996 年,根据民政部下发的文件精神,中华医学会所属的各专科学(协)会改为专科分会,故"中华医学会影像技术协会"改名为"中华医学会影像技术分会"。

虽然我国学会的成立比国际放射技师协会（International Society of Radiographers and Radiological Technologists, ISRRT）晚了34年，但我国影像技术学界的同仁们为了融入ISRRT大家庭之中做了大量工作，取得了一定的成绩，经过十几年的奋斗拼搏，与国际放射技术界的差距明显缩短。

第四节　中华医学会影像技术分会

中华医学会影像技术分会是中华医学会89个专科分会之一，在中华医学会领导下开展工作，属于二级学会，与省、直辖市医学会（属二级）不同，专科分会不具有法人社团资格，没有自己的办公场所及专职人员。

自1993年6月22日"中华医学会影像技术分会"成立至今，中华医学会影像技术分会委员会已换任九届。

（一）中华医学会影像技术分会第一届委员会

1993年7月15日，中华医学会影像技术协（分）会在北京市成立，同时举办了全国医学影像技术学术交流大会，并将此次大会定名为第一届全国影像技术学术会议。

第一届委员会（1993年7月到1997年10月）的成立，标志着学会开始踏上了一个新的发展里程，掀开了我国放射技术学史的新篇章。从此，"中华影像技术人"有了自己的组织和行业管理的平台。

（二）中华医学会影像技术分会第二届委员会

1997年10月15日，中华医学会第二次全国影像技术学术会议在河南省郑州市举行。主任委员范焱作了第一届中华医学会影像技术分会工作总结。会议收到论文619篇，与会代表393人。香港特区放射技师学会代表团一行26人在香港回归后首次参与了全国性放射技术学术会议，其中2名代表在大会上作了演讲。

第二届委员会（1997年10月至2001年9月）增补了7名中青年委员，建立了"海峡两岸暨香港、澳门交流区"构想。

（三）中华医学会影像技术分会第三届委员会

2001年9月3日，中华医学会影像技术分会第三届委员会成立。第三届委员会（2001年9月至2005年9月）在组织发展上有两个重要举措：建立中青年委员组织机构（从7名扩展到14名）；成立了三个专业学组。

（四）中华医学会影像技术分会第四届委员会

2005年10月13日，中华医学会影像技术分会进行了换届选举，产生了由50名委员组成的第四届委员会。

第四届委员会（2005年10月至2008年9月）拓展了学会网站建设、杂志创办、对外联络交流、聘请港澳台委员等活动，进一步扩大了学会专业影响力。

（五）中华医学会影像技术分会第五届委员会

2008年9月，中华医学会影像技术分会完成了委员会的换届改选工作，成立了第五届委员会。

第五届委员会（2008年9月至2011年11月）学科建设和学会发展理念是"荣誉与职责同在""学会是我家，发展靠大家"，委员会相应制定了委员守则、青委守则和学组委员守则。在往届中青年委员的基础上，首次新建成立了青年委员会，新增设专业学组3个，即教育学组、PACS学组和乳腺学组，加上原成立的学组，学会专业学组的规模扩大到了7个。

（六）中华医学会影像技术分会第六届委员会

2011年11月9日，中华医学会影像技术分会进行了换届选举会议，产生了第六届委员会，由60名委员组成。

　　第六届委员会(2011年11月至2014年9月)倡导的理念:影像精准,技术先行;设备交给技师,影像交给医师;管理事情,领导人心。理念主导思维,理念提升尊严,理念是纲,以纲带目,纲举目张。

(七) 中华医学会影像技术分会第七届委员会

　　2014年9月,中华医学会影像技术分会第七届委员会成立。第七届委员会共有委员63人。

　　第七届委员会(2014年9月至2018年1月)工作宗旨是创新求实,规范树人。发展理念是传承创新,开拓进取,脚踏实地,勇于担当,厚德载物,求真务实,严谨治学,规范安全,聚精谋事,一心发展,梯队建设,举贤任能。第七届委员会积极参与影像技术国家规划教材的编写,在2016年年底,完成了8本国家"十三五"规划教材的纸质、数字、学习指导与习题集和实验教程的立体教材的编写工作。

(八) 中华医学会影像技术分会第八届委员会

　　2018年1月19日,中华医学会影像技术分会第八届委员会第一次常委会会议召开。第八届委员会以全国委员会及青年委员会为学会核心,以专业委员会及其青委会、专业协作联盟、亚专业学组以及多中心研究工作委员会为学科战队,稳步实现年会注册参会达到3 000余人。通过各个专业委员会的建设,以及亚专业学组的创新与定义,凝练学科发展方向,促进学科内涵初步完善。

　　第八届委员会(2018年1月至2021年3月)启动中国高级放射技师教育(China Advanced Radiographers Education)项目(即CARE 100),并建立学会的核心价值观、愿景、使命、专业誓词。

(九) 中华医学会影像技术分会第九届工作委员会

　　2021年3月末,中华医学会影像技术分会顺利完成换届工作,成立中华医学会影像技术分会第九届委员会。2021年5月15日,中华医学会影像技术分会第九届工作委员会第一次常委会成功召开。

　　第九届委员会(2021年3月至今)以人为本,推进学会文化建设;将"三中心一平台",即"检查规范化、影像同质化、应用创新化"三个中心,以及"搭建一个科研创新平台"的建设工作作为本届学会的中心任务,达到建一个"学习型"学会,育一批"德才兼备"精英,围绕影像同质化与技师诊断化的目标,实现"个人获提升,学会获发展"。

附录 拓展阅读

(郁仁强　吕发金)

推 荐 阅 读

［1］余建明 . 医学影像技术学进展 (2015—2017)[M]. 北京 : 中华医学电子音像出版社 , 2018.

［2］钟红珊 , 徐克 . 中国介入医学发展的亮点、痛点与焦点 [J]. 介入放射学杂志 , 2019, 28 (5): 407-410.

［3］刘红 , 徐辉雄 . 超声设备及检查技术 [M]. 上海 : 同济大学出版社 , 2020.

［4］ELKHUNOVICH M A, KANG T L. 儿科急诊超声简明手册 [M]. 许云峰 , 胡慧勇 , 译 . 北京 : 中国科学技术出版社 , 2022.

［5］牛延涛 , 李真林 , 余建明 . 我国医学技术学科发展现状与展望 [J]. 中华放射医学与防护杂志 , 2022, 42 (8): 572-576.

［6］胡婷 , 黄静君 . 医学影像技术专业岗位需求及培养对策 [J]. 中国高等医学教育 , 2017 (5): 51-52.

［7］李欣 , 邵剑波 , 宁刚 , 等 . 儿科磁共振成像机遇和挑战 : 中国十年来发展成果及展望 [J]. 磁共振成像 , 2022, 13 (10): 5-17.

［8］余建明 . 实用医学影像技术 [M]. 北京 : 人民卫生出版社 , 2015.

［9］JEFFREY R B, MANASTER B J, OSBORN A G, et al. 急诊影像诊断学 [M]. 2 版 . 刘士远 , 严福华 , 译 . 北京 : 人民卫生出版社 , 2018.

中英文名词对照索引